Standl/Mehnert

Das große TRIAS-Handbuch für Diabetiker

Die Autoren des Buches

Prof. Dr. med. Eberhard Standl
Chefarzt der 3. Med. Abteilung
Akadem. Lehrkrankenhaus München-Schwabing,
Stellv. Vorstand der Forschergruppe Diabetes, München
Chefredakteur von »Diabetes und Stoffwechsel«,
»Schulungsprofi Diabetes« und »Diabetes-Journal«
Präsident der Federation Internationaler Diabetessymposien

Prof. Dr. med. Hellmut Mehnert
Ehrenpräsident der Deutschen Diabetes-Union
Geschäftsf. Vorstand der Forschergruppe Diabetes, München
Chefredakteur von »Diabetes-Journal«

Das Buch entstand in Zusammenarbeit mit dem
gesamten »Schwabinger Schulungsteam«:

Elke Joswig, Diabetesberaterin DDG
Maria Loser, Diabetesberaterin DDG
Caroline Möhring, Diabetesberaterin DDG
Christina Moser, Diabetesberaterin DDG
Gabriele Müller, Diabetesberaterin DDG
Beate Niebsch, Dipl.-Ernährungswissenschaftlerin und Diabetesberaterin
Theresa Obermeier, Diabetesberaterin DDG
Hedwig Rauch, Leitende Diabetesberaterin DDG
Marion Reimann, Diabetes- und Hypertonieberaterin
Priv.-Doz. Dr. med. Ludwig Schaaf
Priv.-Doz. Dr. med. Oliver Schnell

Prof. Dr. med. Eberhard Standl
Prof. Dr. med. Hellmut Mehnert

Das große TRIAS-Handbuch für Diabetiker

Wie Sie unbeschwert und aktiv
mit Diabetes leben

TRIAS

Die Deutsche Bibliothek –
CIP-Einheitsaufnahme
Ein Titeldatensatz für diese Publikation ist bei Der Deutschen Bibliothek erhältlich.

Leserservice:

Wenn Sie Fragen oder Anregungen zu diesem Buch haben, schreiben Sie uns:
TRIAS Verlag
Postfach 30 11 07
70451 Stuttgart
Oder besuchen Sie uns im Internet:
www.trias-gesundheit.de

Programmplanung:
Dr. Dierk Suhr

Redaktion:
Karl Quadt

Umschlaggestaltung:
Cyclus · Visuelle Kommunikation, Stuttgart

Textzeichnungen:
Friedrich Hartmann, Nagold

Bildnachweis:
S. 183: Raimund Mayer, Schorndorf
MEV: S. 17, 46, 60, 73, 208, 237, 274, 277, 278, 286, 289, 299, 307, 313, 316, 319
PhotoAlto: S. 66, PhotoDisc: S. 83
Umschlag vorn: Fridhelm Volk; hinten: MEV

Wichtiger Hinweis:
Wie jede Wissenschaft ist die Medizin ständigen Entwicklungen unterworfen. Forschung und klinische Erfahrung erweitern unsere Erkenntnisse, insbesondere was Behandlung und medikamentöse Therapie anbelangt. Soweit in diesem Werk eine Dosierung oder eine Applikation erwähnt wird, darf der Leser zwar darauf vertrauen, dass Autoren und Verlag große Sorgfalt darauf verwandt haben, dass diese Angabe **dem Wissensstand bei Fertigstellung des Werkes** entspricht.
Für Angaben über Dosierungsanweisungen und Applikationsformen kann vom Verlag jedoch keine Gewähr übernommen werden. **Jeder Benutzer ist angehalten,** durch sorgfältige Prüfung der Beipackzettel der verwendeten Präparate und gegebenenfalls nach Konsultation eines Spezialisten festzustellen, ob die dort gegebene Empfehlung für Dosierungen oder die Beachtung von Kontraindikationen gegenüber der Angabe in diesem Buch abweicht. Eine solche Prüfung ist besonders wichtig bei selten verwendeten Präparaten oder solchen, die neu auf den Markt gebracht worden sind. **Jede Dosierung oder Anwendung erfolgt auf eigene Gefahr des Benutzers.** Autoren und Verlag appellieren an jeden Benutzer, ihm etwa auffallende Ungenauigkeiten dem Verlag mitzuteilen.

Dieses Buch wurde in der neuen deutschen Rechtschreibung verfasst.

Gedruckt auf chlorfrei gebleichtem Papier

7., überarbeitete und erweiterte Auflage

Rüdigerstraße 14, D-70469 Stuttgart
Printed in Germany
Satz: Fotosatz H. Buck, Kumhausen
Druck: Westermann Druck, Zwickau

ISBN 3-89373-640-9 1 2 3 4 5 6

Zu diesem Buch 15

Für wen ist dieses Buch geschrieben? 17

Typ-1-Diabetiker, der »intensiviert« Insulin spritzt 18

Typ-2-Diabetiker ohne Insulinbehandlung 19

Typ-2-Diabetiker mit Insulinbehandlung 19

Der Diabetes – eine Volkskrankheit 20

Ursachen und Entstehung des Diabetes 22

Die Rolle der Vererbung 22

- MODY-Diabetes – eine genetische Sonderform 23

Einflüsse des Immunsystems bei Typ-1-Diabetes 24

- Antikörpertests können den Weg weisen 26

Typ-2-Diabetiker sind meistens übergewichtig 27

- Wenn der Muskel nicht mehr auf Insulin reagiert 27

Das metabolische Syndrom und seine Folgen 28

- Metabolisches Syndrom = Risikokonstellation für Gefäßschäden und Typ-2-Diabetes 28

Der Einfluss von Infektionen 29

Wenn die Krankheit während der Schwangerschaft beginnt 30

Medikamente als Auslöser des Diabetes 30

Diabetes als Folge anderer Erkrankungen 31

Was ist Diabetes? 32

Absoluter oder relativer Insulinmangel? 32

Welche Aufgaben hat Insulin? 36

Die Unterschiede zwischenTyp-1- und Typ-2-Diabetes 37

Wie wird der Diabetes festgestellt? 39

- Sind Sie ein Diabetiker oder ein Zuckerkranker? 40

Ist der Diabetes heilbar? 40

Auch die Seele ist betroffen 43

Die ersten Tage wie in Trance 43

Den Diabetes akzeptieren – wie geht das? 45

Selbsthilfe: Akzeptieren Sie den Diabetes – Schritt für Schritt 46

Vom Nutzen einer guten Diabeteseinstellung 48

Was sagt der HbA_{1c}-Wert aus? 48

Der Anreiz zum Mitmachen 51

Gesunde Ernährung auch bei Diabetes 54

Nahrung dient zum Aufbau und Betrieb unseres Körpers 56

Was sind Kohlenhydrate? 57

- Wirkung dieser verschiedenen Kohlenhydrate auf den Blutzucker 57

Tabelle: Kohlenhydrat-Austauschtabelle 62

Nahrungsfett 65

Tabelle: Fett-Austauschtabelle 67

Nährstoff Eiweiß: ein lebensnotwendiger Aufbaustoff 70

Ballaststoffe – günstig für den Blutzucker 71

Vitamine, Mineralstoffe, Antioxidanzien und Wasser 72

Sind Sie ideal-, normal- oder übergewichtig? 74

Sind mehrere kleine Mahlzeiten über den Tag verteilt heute noch erforderlich? 76

Süßen mit Zucker und Honig oder wie bisher mit Zuckeraustauschstoffen und Süßstoff? 79

Auswahl der richtigen Getränke 81

Die Behandlung mit Tabletten 84

Alpha-Glukosidasehemmer (z.B. Glucobay) bremsen die Verdauung von Kohlenhydraten 85

Das Biguanid Metformin – Wirkungen außerhalb der Bauchspeicheldrüse 86

Mehr Insulin durch Sulfonylharnstoffe 87

Völlig neu: die Insulinsensitizer 90

Die Kombination verschiedener Behandlungen 91

- Der Einstieg in die Insulintherapie 93

Merkblatt: Wann sollen die Tabletten geschluckt werden? 94

Das Wundermittel Insulin 95

Die Entdeckung des Insulins 95

Was ist Insulin, und wie wirkt es? 96

- Welche Insuline gibt es? 99
- Den Wirkablauf verstehen 105

Der richtige Umgang mit dem Insulin 105

- Ampullen mit 40 und 100 Einheiten 105
- Insulin richtig lagern und mitnehmen 106

Die richtige Spritztechnik 108

Praxisteil: Insulin richtig aufziehen, mischen und spritzen 112

- Wo soll ich spritzen? 116

Insulin ist gut verträglich 117

Schwer einstellbare Diabetiker sind oft »überspritzt« 119

Insulin, das nicht gespritzt werden muss? 119

Die regelmäßige Selbstkontrolle 121

Die Selbstkontrolle des Blutzuckers 121

- Blutzucker-Selbstkontrolle ohne Gerät – so wird's gemacht 122

Die Selbstkontrolle des Harnzuckers 125
- Azetonbestimmung im Urin 126

Wann und wie oft den Blut- und Harnzucker testen? 127
- Müssen sowohl Typ-1- als auch Typ-2-Diabetiker Blutzucker messen? 127
- Blutzuckermessung zum Feststellen von Unterzucker 129
- So führen Sie Ihr »Diabetiker-Tagebuch« 129

Die intensivierte Insulintherapie des Typ-1-Diabetikers 131

Die intensivierte Insulintherapie mit Insulinpumpe 132

Die intensivierte Insulintherapie mit Spritzen 132

An verschiedene Voraussetzungen geknüpft 135
- Wieviel kurz wirksames Insulin pro BE? 135
- Wie hoch soll der Blutzucker vor der Spritze sein? 138
- Regeln für die Korrekturdosis 139
- Testen der Menge an Basalinsulin 142
- Zwischenmahlzeiten 143
- Der Spritz-Ess-Abstand 143
- Die Spätmahlzeit 144

Intensivierte Insulintherapie auch bei Typ-1-Patienten mit Kurzzeitdiabetes 144

Praxisteil: Analyse und Behandlung von häufigen Problemen 147

Die verschiedenen Möglichkeiten der Insulintherapie bei Typ-2-Diabetes 161
- Warum und ab wann müssen auch Typ-2-Diabetiker spritzen? 161

Kombination von Blutzucker senkenden Tabletten mit Insulin 162

Die alleinige Behandlung mit Insulin 163

- Die freie Mischung von Normal- und Verzögerungsinsulin morgens und abends 164
- Die 3-Spritzen-Therapie 165
- Die Abstimmung von Spritzen mit den Mahlzeiten 167

Die Anpassung der Insulindosis für Typ-2-Diabetiker 169

- Die Verminderung der Insulindosis 169
- Die Erhöhung der Insulindosis 170

Beispiele: So passen Sie die Insulindosis an 171

Wenn der Zucker trotzdem steigt 179

Gefährliche Stoffwechselentgleisung: Das diabetische Koma 181

Notfallplan: Richtig handeln bei einer Stoffwechselentgleisung (Ketoazidose) 184

Insulinpumpen 186

Was ist und wie funktioniert eine Insulinpumpe? 188

Was ist das Besondere an der Pumpenbehandlung? 188

Ist die Behandlung gefährlich? Welche Komplikationen können auftreten? 189

Was muss ich selbst bei einer Behandlung mit einer Pumpe tun? Was kann ich von der Behandlung erwarten? 189

Wer kommt für eine Behandlung mit Insulinpumpen in Frage? 190

Kommt für mich persönlich eine Pumpentherapie in Frage? 190

Was ist auf diesem Gebiet in naher oder ferner Zukunft an Neuerungen zu erwarten? 191

Hoffnungen auf neue Möglichkeiten der Behandlung 192

Der Traum von der künstlichen B-Zelle 192

Wunschvorstellung »Blutzuckerfühler« 192

Wie weit ist man mit der Verpflanzung von Langerhansschen Inseln? 194

Kann das Immunsystem beeinflusst werden? 195

Hypoglykämie: Wenn der Zucker zu tief absinkt 197

Blutzucker unter 50 mg%: Hypoglykämie 198

Bei Unterzucker: BE essen und Blutzucker messen 200

Hypoglykämie – wie beugt man vor? 201

Halten Sie Not-BE stets griffbereit 201

So handeln Sie als Angehöriger richtig 202

So spritzen Sie Glukagon richtig 202

Die Zuckerspritze durch den Notarzt 203

Erste Hilfe: Richtig handeln bei einer Unterzuckerung (»Hypo«) 204

Sportlich aktiv und fit 206

Sport und körperliche Bewegung 206

Sport hat Auswirkungen auf die Behandlung 207

- Muskelarbeit senkt den Blutzucker 207
- Welche Sportarten sind geeignet? 208

Was ist beim Sport zu beachten? 210

- Stoffwechselmaßnahmen vorher überlegen 210
- Verringerung der Insulindosis 212
- Körperliche Aktivität über einen längeren Zeitraum 214
- Was Sie beim Sport immer dabei haben sollten 218

Folgeschäden vermeiden und rechtzeitig behandeln 219

Makro- und Mikroangiopathie: Gefäßschäden mit Folgen 219

- Schalten Sie Ihre Risikofaktoren aus 220

- Bluthochdruck: Heute sehr gut zu behandeln 221
- Aspirin stoppt die Makroangiopathie 223
- Betablocker und Fettsenker nach Herzinfarkt 223
- Diabetische Netzhauterkrankung – wie wird behandelt? 224
- Diabetische Nierenerkrankungen: Eiweiß im Harn 225
- Vorbeugen ist wichtiger als Heilen 227

Merkblatt: Untersuchungen schützen vor Folgekrankheiten 228

Nervenstörungen und sonstige Begleiterscheinungen 229

- Verbesserte Behandlung durch gute Diabeteseinstellung 229
- Verlangsamte Magenentleerung 230
- Diabetische Blasenlähmung 230
- Erektionsstörungen 231
- Vorübergehende Muskellähmungen 231
- Häufige Gallensteine 231
- Mastfettleber verschwindet durch Gewichtsabnahme 232
- Anfällig für Hautinfektionen und Juckreiz 232
- Gestörte Sehkraft 233

Die richtige Pflege diabetischer Füße 235

Wie sich Durchblutungs- und Nervenstörungen äußern 235

Schauen Sie sich einmal täglich Ihre Füße an! 236

Wie kann man Fußverletzungen vorbeugen? 237

Praxisteil: Fußpflege – so machen Sie es richtig 239

Was Sie Ihren Füßen nicht zumuten sollten 240

Auch die Gefäße können trainiert werden 240

Exkurs: Kleine Fußgymnastik für Diabetiker – turnen Sie Ihre Füße fit 241

Der kranke Diabetiker 245

Insulin niemals weglassen – Dosis bei Krankheit anpassen 245

Beispiele: So verhalten Sie sich bei Krankheit richtig 247

Welche anderen Medikamente beeinflussen den Blutzucker? 249

Wenn man ins Krankenhaus muss 250

Exkurs: Schulung für Typ-2-Diabetiker: Wissenswertes und Praktisches in Kurzform 252

1. Schulungseinheit: Was ist Diabetes mellitus? 252

2. Schulungseinheit: Hoher Blutzucker und Stoffwechsel-Selbstkontrolle 256

3. Schulungseinheit: Diabeteskost – richtige Ernährung 260

4. Schulungseinheit: Diabetische Folgeerkrankungen und Fußpflege des Diabetikers 263

5. Schulungseinheit: Unterzucker und körperliche Bewegung 267

6. Schulungseinheit: Nur für Insulin spritzende Diabetiker 270

Kinder und Jugendliche mit Diabetes 274

Welcher Diabetestyp steht bei Kindern im Vordergrund? 275

Ersteinstellung und Schulung in der Klinik 275

Verräterischer Durst als erstes Anzeichen 276

Was und wie viel soll das Kind essen? 278

Intensivierte Insulintherapie bei Kindern 280

Behandeln Sie Ihr Kind, als wäre es gesund 282

Sommerferienlager speziell für Kinder mit Diabetes 283

Merkblatt: Kinder mit Diabetes – Merkblatt für Erzieher 284

Mutter werden trotz Diabetes 287

Ein Baby trotz Diabetes? – Heute kein Problem mehr 287

Schlechte Diabeteseinstellung: Risiken für das Kind 288

Strenge Anforderungen an die Diabeteseinstellung 288
Die Schwangerschaft planen 290
Exkurs: Gestationsdiabetes: Wenn die Krankheit erst während der Schwangerschaft auftritt 291
Der Insulinbedarf steigt meistens an 293
Überwachung durch Internist und Geburtshelfer 294
Am Geburtsvorbereitungskurs teilnehmen 294
So wird das ungeborene Baby überwacht 295
Verhalten bei vorzeitigen Wehen 295
Das Baby ist da: Blutzucker, Stillen, Rooming-in 296
Weitere Familienplanung 296

Der Alltag: Partnerschaft, Familie, Beruf 298
Gesunde Ernährung für die ganze Familie 298
Was der Partner wissen sollte 299
Den richtigen Beruf wählen 300
- Berufliche Einschränkungen für Insulin spritzende Diabetiker 301
- Regelung von Umschulungsmaßnahmen 302
- Einstellung in den Öffentlichen Dienst 302
- Betriebsdienst der Deutschen Bahn AG 303
- Grad der Behinderung – ein Widerspruch? 303

Exkurs: Richtlinien für die Einstellung von Diabetikern in den Öffentlichen Dienst 304
- Wie werden Kinder eingestuft? 306
- Verhalten am Arbeitsplatz 306
- Vorsorge bei den Kollegen und für die Mahlzeiten 307
- Rechtsanspruch nach dem Bundessozialhilfegesetz 308
- Berentung nur in Ausnahmefällen 308

Auto und Führerschein 309

Richtlinien für den diabetischen Fahrschüler 309

Drei Gefahrengruppen für eine Hypoglykämie 310

Was Sie sonst noch wissen sollten 312

Merkblatt: Regeln für Auto fahrende Diabetiker 314

Diabetiker auf Reisen 315

Insulin an die Aktivität im Urlaub anpassen 315

Wer mag: Reisen speziell für Diabetiker 316

Freude am Essen – auch im Urlaub 316

Kummer mit dem Insulin in heißen Ländern? 317

Auf Zeitverschiebung reagieren 317

Merkblatt: Checkliste für die Reise 318

Service: Übersetzungshilfe für Ihren Diabetikerausweis 320

Attest für Pumpenträger 322

Der Deutsche Diabetiker-Bund stellt sich vor 323

Ziele des Deutschen Diabetiker-Bundes e.V. 324

Die Deutsche Diabetes-Union 324

Diabetes-Journal: eine Zeitschrift für Diabetiker 324

Bücher zum Weiterlesen 327

Adressen, die weiterhelfen 330

Sachverzeichnis 333

Zu diesem Buch

»Unbeschwert und aktiv« heißt zu Beginn des 3. Jahrtausends das Motto für jedermann. »Unbeschwert und aktiv« können mittlerweile auch die von Diabetes betroffenen Menschen leben, vorausgesetzt, sie nutzen die heute sehr guten Behandlungsmöglichkeiten für diese häufige Krankheit. Früher kaum denkbare Freiheiten und Flexibilität in der Diabetesführung sind nunmehr vielfache Realität, man muss nur wissen, worauf es ankommt.

Dieses Wissen zu vermitteln und vor allem die Kraft (neudeutsch: Power), die eigenen Dinge trotz Diabetes selbst zu regeln, zu »empowern« – wie man im Fachjargon sagt –, ist das Ziel dieses Handbuches für Diabetiker, dessen Vorgängertitel bereits über 200 000-mal Eingang bei Diabetikern und deren Familien gefunden hat. Mit dieser Neuausgabe trägt »Das Handbuch« dem gewaltigen Entwicklungsschub Rechnung, der sich auf dem Gebiet der medikamentösen und technischen Möglichkeiten für die Diabetestherapie seit Jahren unvermindert fortsetzt.

Speziell neu konzipiert für diese Neuausgabe wurden die Themen »Ernährung«, »blutzuckersenkende Tabletten«, »intensivierte Insulintherapie«, »konservative Insulintherapie« und »Blutzuckerselbstkontrolle«, um nur die wichtigsten zu nennen. Daneben findet sich das Neueste über Insulin-Pens und -Pumpen, ebenso über die neuesten Blutzuckermessgeräte und Stechhilfen. Ein Abschnitt über Hypertonie-Schulung wurde ebenfalls aufgenommen, wie überhaupt das gesamte Handbuch auf den aktuellen Stand gebracht wurde.

Große Motivation kommt heute aus der mittlerweile gesicherten Erkenntnis, dass eine gute Diabeteseinstellung mit entsprechenden HbA_{1c}-Werten die Folgeschäden an Auge, Niere, Nerven, aber auch an den großen Blutgefäßen tatsächlich verhindern kann. Die amerikanische DCCT-Studie (**D**iabetes **C**ontrol and **C**omplication **T**rial) und eine Reihe weiterer internationaler Großstudien wie die UKPDS (**U**nited **K**ingdom **P**rospective **D**iabetes **S**tudy) haben das gezeigt. Im Vergleich zum ersten Erscheinen des Vorgängers dieses Ratgeber-Buches für Diabetiker 1975 hat sich damit die praktische Diabetesbehandlung revolutioniert.

Damals waren – für unsere technologieverwöhnten Augen erscheint das steinzeitlich – ein Reagenzglas zur Harnzuckerkontrolle, eine Blutzuckerpipette und ein Harnzuckerteststreifen außen auf dem Umschlag abgebildet. Das war durchaus programmatisch gemeint: Die Leser mussten erst noch gewonnen werden, aktiv und mitverantwortlich bei der Überwachung und Einstellung ihres Diabetes mitzuarbeiten. Dagegen ist für den informierten Diabetiker unserer Tage, speziell bei Anwendung der intensivierten Insulintherapie, aber auch sonst, Blutzuckerselbstkontrolle eigentlich selbstverständlich. Das größte Handicap sind in der Gegenwart die Kosten und die Kostenträger, nicht die einfache und zuverlässige Durchführung mit kleinsten Blutmengen. Natürlich ist aber auch, dass die Hoffnungen für die Zukunft auf unblutige Messmethoden gerichtet sind!

Das Buch setzt kein Wissen voraus und will auch keine strukturierten Schulungskurse ersetzen, die heute Standard sind für die verschiedenen Gruppen von Diabetikern, für die Menschen mit intensivierter Insulintherapie, mit konventioneller Insulinbehandlung, aber auch ohne die Notwendigkeit einer Verabreichung von Insulin – also für alle Diabetiker.

Es will auch nicht mit dem monatlich erscheinenden Magazin für Diabetiker, dem Diabetes-Journal, in Konkurrenz treten, das als offizielles Organ des Deutschen Diabetiker-Bundes und der Deutschen Diabetes-Union herausgegeben wird.

»Das Handbuch« möchte jedoch auch bereits »geschulte« Menschen mit Diabetes weiter fit machen; schließlich gibt es über alle Situationen Auskunft, von sozialmedizinischen Belangen über Vererbung und Schwangerschaft bis hin zu Problemen bei Reisen, im Urlaub oder bei zusätzlichen Krankheiten. In diesem Sinne kann man sowohl als »alter Hase«, der schon viel mit seinem Diabetes erlebt hat, nur mal so in dieses Buch »hineinschmökern«, wird dann aber bald feststellen, wie viel Neues es doch gibt, als auch als »Newcomer«, der möglichst schnell über seinen Diabetes Bescheid wissen will, alles von vorn bis hinten lesen.

Über all den inhaltlichen Neuerungen ist auch äußerlich ein aktuelles und modernes Buch entstanden mit vielen Merksätzen, Hinweisen, Abbildungen, Zeichnungen und Tabellen. Ein gewisser optischer Anreiz soll zum Lesen und Lernen animieren. Unverändert ist das Ziel der Autoren geblieben: Das Buch möge dazu beitragen, den Kontakt zwischen Arzt und Patient zu verstärken und den von Diabetes betroffenen Menschen helfen, aktiv und unbeschwert zu leben!

E. Standl
H. Mehnert, im Juni 2001

Für wen ist dieses Buch geschrieben?

Dieses Buch wendet sich an alle Diabetiker, speziell, wenn sie in allen Lebenslagen aktiv und fit sein wollen. Es setzt weder voraus, dass man bereits ein gewiefter »Diabetes-Experte« ist, noch erschöpft es sich andererseits als reine Anfangslektüre für diejenigen, die eben erst mit ihrem Diabetes konfrontiert worden sind.

Ist es berechtigt, »alle Diabetiker« gleichsam in einen Topf zu werfen? Bestehen nicht je nach Lebensalter und Diabetestyp unterschiedliche Probleme? Das trifft zweifellos zu, auch wenn, wie zu zeigen sein wird, viele Gemeinsamkeiten vorhanden sind, die eine einheitliche Betrachtung der Krankheit ermöglichen. Stellen wir aber zunächst drei Fälle vor, wie sie immer wieder auftreten und in denen sich die meisten Leser dieses Buches wiedererkennen können.

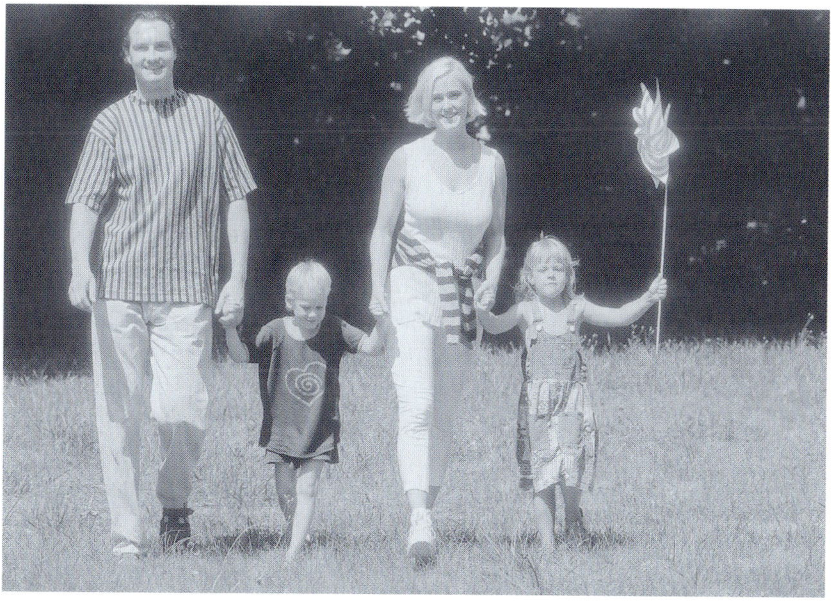

»Unbeschwert und aktiv« – so können Diabetiker heutzutage leben.

Typ-1-Diabetiker, der »intensiviert« Insulin spritzt

Diese Patienten hat man früher auch als »jugendliche Diabetiker« bezeichnet. Zwar haben viele dieser Menschen ihren Diabetes im Alter von zehn, 15 oder 20 Jahren bekommen, manche auch schon mit fünf, andere aber erst mit 40 oder 60 oder im noch höheren Lebensalter. Die Autoimmunkrankheit, die zum Typ-1-Diabetes führt (s. S. 24), kann praktisch in jedem Lebensalter auftreten, allerdings ist die Dynamik der Krankheitsentwicklung bei älteren Menschen etwas abgemildert. Oft wird auch von »LADA«-Diabetes (**L**atent **A**utoimmune **D**iabetes in the **A**dult) gesprochen, wenn der Typ-1-Diabetes nicht ganz so akut im höheren Lebensalter auftritt. Der Beginn des Diabetes mit starkem Durst, vermehrtem Wasserlassen, auffälliger Gewichtsabnahme, mitunter sogar mit einem diabetischen Koma, ist hier schwerlich zu übersehen. Zur Einstellung dieser eher leicht untergewichtigen Diabetiker auf Insulin war eine sofortige Krankenhausaufnahme notwendig. Meist ist eine so genannte intensivierte Insulintherapie mit täglich vier Spritzen Insulin plus ebenso häufigen Blutzuckerselbstkontrollen für das Erreichen einigermaßen normaler und stabiler Blutzuckerwerte erforderlich, eine Reihe von Patienten ist auf die Hilfe von Insulinpumpen angewiesen. Zur Steuerung der Einstellung sind regelmäßige Selbstkontrollen durch die Patienten – in der Regel in Form von Blutzuckerselbstmessungen – heutzutage nicht mehr wegzudenken. Erst wenn damit eine funktionelle Anpassung der Insulindosis gelingt, sind die Ziele der intensivierten Insulintherapie erreicht. Gefährdung durch Unterzuckerungen, »Hypos«, ist die Kehrseite der Medaille. Sie treten stets dann auf, wenn Mahlzeiten vergessen werden, zusätzliche körperliche Arbeit oder Alkoholgenuss nicht beachtet oder insgesamt ganz einfach zu viel Insulin gespritzt wird. Die Leute reden gerne von dem »armen Kerl« oder der »armen Frau« mit dem »schweren Diabetes«, der sogar mit Spritzen behandelt werden muss. Natürlich meinen sie, dass eine solche Frau keine Kinder bekommen kann.

Typ-2-Diabetiker ohne Insulinbehandlung

Als »milden« Erwachsenen- oder gar Altersdiabetes hat man diese Diabetesform lange bezeichnet. Tatsächlich handelt es sich meist um 50-, 60- oder 70-jährige Menschen, deren Diabetes kaum jemals vor dem 40. Lebensjahr begonnen hat. Aber »milde« und damit harmlos ist dieser Diabetes deshalb keineswegs, selbst wenn er anfänglich noch nicht einmal Beschwerden machte und man sich fast ärgert, dass der Arzt »zufällig« die Diagnose Diabetes gestellt hat. Bei anderen waren zwar Beschwerden vorhanden, nur zog sich das Ganze über mehrere Monate hin (der Durst war im Sommer gar nicht so schlimm, wie gut doch das Bier schmeckte!). Das Essen jedenfalls hat stets gut »gemundet«. In der Familie waren von jeher alle dick, natürlich auch der Patient. Blutdruck- und Blutfetterhöhungen sind oft gleichzeitig vorhanden und meistens schon Jahre bekannt. Der Arzt sagt, dass dieser Diabetes eigentlich mit Diät allein behandelt werden könnte. Mit der Gewichtsabnahme gibt es aber Schwierigkeiten. Tabletten sind verschrieben worden. Der Arzt tut dies nur widerstrebend und weist auf die Notwendigkeit der alleinigen Behandlung mit der richtigen Ernährung hin. Vielfach wollen und wollen die Blutzuckerwerte aber einfach nicht besser werden. Andere Betroffene schaffen es aber sehr gut, praktisch normale (»normnahe«) Blutzuckerwerte zu erreichen und dies auch mit Blutzuckerselbstkontrollen zu dokumentieren.

Typ-2-Diabetiker mit Insulinbehandlung

So paradox es klingt: Auch bei den eigentlich nicht insulinabhängigen Typ-2-Diabetikern kann eine Insulinbehandlung notwendig werden. Obwohl sich der Patient seit Jahren nicht mehr so recht um ein niedriges Gewicht mühte, schien es plötzlich von selbst zu gehen. Binnen eines halben Jahres war das Körperfett weitgehend dahingeschmolzen. Allerdings waren die Blut- und Harnzuckerwerte dabei exzessiv hoch; sogar Azeton wurde im Urin festgestellt. Das genaue Einhalten der Diabetesdiät brachte dann trotz der Höchstdosis der »Zuckertabletten« die Entgleisung nicht mehr zum Stillstand, nachts suchten quälende Nervenschmerzen die Beine heim. Kurzum: Auch bei Typ-2-Diabetikern kann der körpereigene Insulinmangel so weit fortschreiten, dass nurmehr eine Behandlung mit Insulin, d h. Spritzen, die vielen Probleme zu lösen vermag. Im Nachhinein bedauern nicht wenige Patienten, dass sie sich nicht schon wesentlich früher auf die Insulinbehandlung eingelassen haben, nachdem sie sich damit so viel besser fühlen. Oft kommen diese Patienten mit ein bis zwei Spritzen täglich aus – im Sinne einer »konservativen« Insulinbehandlung –, andere benötigen vier Spritzen, d.h. vor jeder Hauptmahlzeit und vor dem Schlafengehen, oder müssen intensiviert spritzen. Nicht selten erweist sich eine Kombination mit Sulfonylharnstoff-Tabletten oder/und anderen blutzuckersenkenden Tabletten als nützlich.

Haben Sie sich wiedererkannt?

Und drängen sich Ihnen nicht die gleichen Fragen auf wie diesen Patienten? Sie wollen sicher wissen, wie es überhaupt zum Diabetes kommt und warum der Schweregrad so unterschiedlich sein kann. Warum muss ich spritzen, während »die anderen« Tabletten nehmen dürfen oder gar nur eine Diät einhalten? Warum muss bei meinem Kind schon ein Diabetes auftreten, während die Großmutter ihn erst mit 70 Jahren bekommen hat? Was sind das für Gefäßerkrankungen, die der Arzt immer erwähnt, wenn er auf die Wichtigkeit einer »guten Einstellung« hinweist? Was ist überhaupt eine »gute Einstellung«, von der der Arzt spricht, wenn Blut- und Harnzuckerwerte sowie andere Untersuchungen zufriedenstellend ausgefallen sind? Warum wird so viel Wert auf das Körpergewicht gelegt? Ist es richtig, dass Diabetikerinnen heute Kinder bekommen können? Und wie steht es mit der Lebenserwartung diabetischer Kinder und mit der Möglichkeit, dass Kinder von Diabetikerinnen ebenfalls einen Diabetes bekommen? Ist man als Zuckerkranker nicht ein Mensch zweiter Klasse? Darf man Sport treiben? Welche Berufe sind unerwünscht oder verboten? Dazu die Probleme mit der Diät und dem Insulin und …

Der Diabetes – eine Volkskrankheit

Der Diabetes kommt viel häufiger vor, als manche glauben. In den letzten Jahren sind die Zahlen fast epidemieartig angestiegen. Mehr als fünf Prozent der Bevölkerung, also von den 82 Millionen der in der heutigen Bundesrepublik nach der Vereinigung Deutschlands lebenden Menschen gewiss vier Millionen, haben sich als Diabetiker mit diesen Problemen zu beschäftigen.

Etwa 200 000 Menschen in Deutschland haben einen Typ-1-Diabetes, insgesamt mehr als 800 000 Menschen müssen täglich Insulin spritzen. Noch immer gibt es eine große Zahl unentdeckter Diabetiker, deren Anteil bei etwa einem Prozent der Bevölkerung liegen dürfte. Bei Reihenuntersuchungen auf Diabetes werden viele bislang unentdeckte Patienten erfasst und der Behandlung zugeführt (»Zufallsdiabetiker«). Interessant und wichtig ist, dass wohl weitere zehn Prozent, also etwa zusätzlich acht Millionen Mitbürger, einen »versteckten Diabetes« haben, den die Ärzte »subklinisch« oder »asymptomatisch« nennen oder als »pathologische Glukosetoleranz« bezeichnen. Nicht selten handelt es sich dabei um eine Frühform des Diabetes (meist Typ-2-Diabetes), die nur mit bestimmten Tests, also z. B. mit einer Zuckerbelastungsprobe, zu entdecken ist.

Lassen Sie sich nicht entmutigen

Haben wir nicht alle einmal in der Schule Dinge lernen müssen, von denen wir zunächst glaubten, dass wir sie nie beherrschen würden? So ist es auch mit dem Wissen um den Diabetes. Beim Diabetes handelt es sich um eine Krankheit, deren wichtigste Kriterien und Behandlungsmöglichkeiten der Laie innerhalb kurzer Zeit kennen lernen kann, wenn er sich darum bemüht. Die beste Möglichkeit dazu bieten strukturierte Gruppenschulungen. Sie werden heute von vielen Schwerpunkteinrichtungen angeboten, die nach den Qualitätsrichtlinien der Deutschen Diabetes-Gesellschaft (DDG) arbeiten und speziell ausgebildete Diabetesberaterinnen DDG beschäftigen. »Das große TRIAS-Handbuch für Diabetiker« aber ist der Begleiter vor, während und nach der Schulung für alle Fragen, die mit Sicherheit immer wieder auftreten werden.

»Volkskrankheit Diabetes« – dieser Bezeichnung kann man angesichts der weiten Verbreitung der Erkrankung uneingeschränkt zustimmen. Dennoch gibt es kaum eine Krankheit, die sich bei rechtzeitiger Entdeckung so gut behandeln lässt wie gerade der Diabetes. Voraussetzung ist das Wissen um die Probleme, die sich dabei ergeben.

Und natürlich: Das Wissen allein reicht nicht – erst die richtige Anwendung bringt den Erfolg! Und die Ziele, die man sich setzt, müssen stimmen. Blutzuckerwerte nahe an der Norm sind am besten geeignet, um sich wohl zu fühlen und Folgeschäden zu vermeiden.

Ursachen und Entstehung des Diabetes

Zwar gibt es verschiedene Formen von Diabetes, praktisch bei allen aber spielen bei der Entstehung sowohl erbliche (innere) Faktoren einerseits als auch äußere Einflüsse andererseits eine wichtige Rolle.

Die Rolle der Vererbung

Warum habe gerade ich Diabetes? Unzählige Menschen hat diese Frage schon bewegt. Die Antwort, dass Diabetes eine erblich vorgegebene Stoffwechselkrankheit ist, befriedigt nur teilweise angesichts der Tatsache, dass sicherlich nicht alle Menschen mit erblichen Veranlagungen auch tatsächlich an einem Diabetes leiden. Mittlerweile kennt man mehrere Dutzend von Erbkonstellationen, die das Auftreten eines Diabetes begünstigen. Für genauere Aussagen hinsichtlich der Erblichkeit müssen die beiden Hauptformen, nämlich Typ-1- und Typ-2-Diabetes, gesondert betrachtet werden. Allerdings existieren auch gewisse Zusammenhänge zwischen diesen beiden Diabetestypen. Untersuchungen haben gezeigt, dass Kinder und Enkelkinder von Typ-2-Diabetikern auch ein erhöhtes Risiko haben, einen Typ-1-Diabetes zu entwickeln.

Der Typ-2-Diabetes ist viel stärker erblich

Typ-2-Diabetes ist viel stärker erblich als Typ-1-Diabetes. Dies fällt besonders ins Auge, wenn man eineiige, d. h. erbgleiche Zwillinge mit Diabetes betrachtet. Handelt es sich um einen Typ-2-Diabetes, dann haben praktisch immer beide Zwillinge auch den Diabetes, wohingegen bei Typ-1-Diabetes nur in jedem dritten Fall auch der zweite Zwilling vom Diabetes betroffen ist. Ähnliches gilt auch für die Verwandten ersten Grades, also die Eltern, Geschwister und Kinder eines Diabetikers. Geht man von einem Typ-1-Diabetiker aus, dann beträgt das Risiko nur etwa drei bis fünf Prozent, dass bei diesen Verwandten wiederum ein Typ-1-Diabetes auftritt, bei Kindern Typ-1-diabetischer Väter zwischen fünf und sieben Prozent. Geht man von Typ-2-Diabetikern aus, ist immerhin bei einem Drittel der Verwandten ersten Grades ebenfalls mit einem Typ-2-Diabetes zu rechnen, bei Töchtern von Typ-2-diabetischen Müttern sogar in jedem zweiten Fall. Natürlich gelten für Kinder, die von beiden Eltern erbliche Veranlagungen für Diabetes mitbekommen haben, höhere Risikozahlen, z. T. bis 60 Prozent. Alle diese Zahlenangaben sollten auch vor dem Hintergrund gesehen werden, dass Erbforscher heute von einem Diabetesrisiko von insgesamt 20 bis 25 Prozent in Deutschland ausgehen – allerdings unter der fiktiven Voraussetzung, dass alle Menschen 80 Jahre alt würden.

MODY-Diabetes – eine genetische Sonderform

Besonders hervorzuheben ist die starke Erblichkeit einer Art des Typ-2-Diabetes, wenn er bereits bei Kindern und Jugendlichen (vor dem 25. Lebensjahr) auftritt. In solchen Familien findet man zu einem sehr hohen Prozentsatz die gleiche Diabetesform in der Generation der Eltern und Großeltern, wobei nicht selten trotz des Vorliegens eines eigentlich nicht insulinabhängigen Diabetes nach einigen Jahren dennoch eine Insulinbehandlung notwendig wird. Für diese insgesamt seltene, meist aber dominant erbliche Sonderform von Diabetes hat man im angelsächsischen Sprachraum die Bezeichnung »MODY«-Diabetes (**m**aturity **o**nset **d**iabetes in **y**oung people) geprägt. Mittlerweile ist es gelungen, im Erbmaterial sechs verschiedene Genorte zu identifizieren, wo veränderte Gene zu Unterformen von MODY-Diabetes führen. Interessanterweise betrifft solch ein Gendefekt auch eine Schlüsselstelle in der Signalübertragung, mit der höhere Blutzuckerwerte eine Freisetzung von Insulin aus der Bauchspeicheldrüse bewirken (Glucokinase-Gen). Für MODY-Diabetes stehen also bereits genetische Tests zur Verfügung. Bei Typ-1- und Typ-2-Diabetikern sind jedoch diese Gene normal.

Rückschlüsse aus der Familienbelastung

Gerade bei Typ-1-Diabetes wird also oft bei Ausbruch der Zuckerkrankheit, soweit sich das verfolgen lässt, unter den Blutsverwandten noch kein weiterer Fall von Diabetes bekannt sein. Dies ändert sich allerdings nicht selten im Lauf der Jahre. Auch muss man bei der Erforschung der familiären Belastung berücksichtigen – und das gilt insbesondere für den gehäuft familiär vorkommenden Typ-2-Diabetes – , dass früher viele der »Zufallsdiabetiker« nicht entdeckt wurden oder dass diabetesbelastete Vorfahren verstorben sind, noch ehe sich die Zuckerkrankheit bis zum manifesten Stadium entwickeln konnte. In jedem Fall sollte das Auftreten eines Diabetes immer zum Anlass genommen werden, auch bei weiteren Blutsverwandten danach zu fahnden, damit die heutigen sehr guten Behandlungsmöglichkeiten frühzeitig zum Einsatz kommen können.

Einflüsse des Immunsystems bei Typ-1-Diabetes

Hinsichtlich der Entstehung des Typ-1-Diabetes haben sich im vergangenen Jahrzehnt die Hinweise sehr verdichtet, dass dabei das körpereigene Abwehrsystem, das Immunsystem, eine ganz entscheidende Rolle spielt. Man bezeichnet den Typ-1-Diabetes auch als Autoimmunkrankheit.

Aufgabe des Abwehrsystems ist es normalerweise, in den Körper eingedrungene Infektionserreger unschädlich zu machen, u.a. durch die Bildung von speziellen Abwehrstoffen, den sog. Antikörpern. Zum besseren Verständnis sei angemerkt, dass auch bei einer (aktiven) Impfung (z.B. gegen Wundstarrkrampf, Keuchhusten, Röteln) der wesentliche Vorgang die Bildung von genügend Antikörpern gegen den jeweiligen Krankheitserreger beinhaltet.

Dieses Abwehrsystem ist in seinen Reaktionsweisen von erblichen Faktoren abhängig. Bei Typ-1-Diabetikern findet man nun in 95 Prozent aller untersuchten Fälle zwei ganz bestimmte solcher erblicher Faktoren, in fast der Hälfte der Fälle sogar beide dieser Faktoren zugleich. Es handelt sich dabei um die so genannten HLA-Faktoren DR3 und DR4. Hier wird also die erbliche Komponente bei Typ-1-Diabetes sichtbar, ohne dass diese HLA-Merkmale mit den Erbfaktoren für Diabetes gleichzusetzen wären. Auch lassen sich im Einzelfall aus der Bestimmung der HLA-Merkmale keine Voraussagen treffen, ob jemand einen Typ-1-Diabetes bekommen wird oder nicht. Selbst wenn ein Jugendlicher sowohl HLA-DR 3- als auch HLA-DR 4-positiv ist, heißt das immer noch zu 90 Prozent, dass er keinen Typ-1-Diabetes entwickeln wird. Andererseits liegt sein Risiko für Typ-1-Diabetes mit ca. zehn Prozent natürlich deutlich über dem Prozentsatz von 0,2 bis 0,3 der Allgemeinbevölkerung.

Bei der Entstehung des Typ-1-Diabetes scheint etwas mit dem Immunsystem schief zu laufen. Jedenfalls lassen sich im Blut frisch erkrankter Patienten in mindestens 90 Prozent verschiedene Antikörper entdecken, die fälschlicherweise gegen körpereigene Gewebe und Substanzen gerichtet sind. Erstaunlicherweise gehören dazu sehr häufig Antikörper gegen die Insulin herstellenden Gewebe in der Bauchspeicheldrüse (sog. Inselzell-

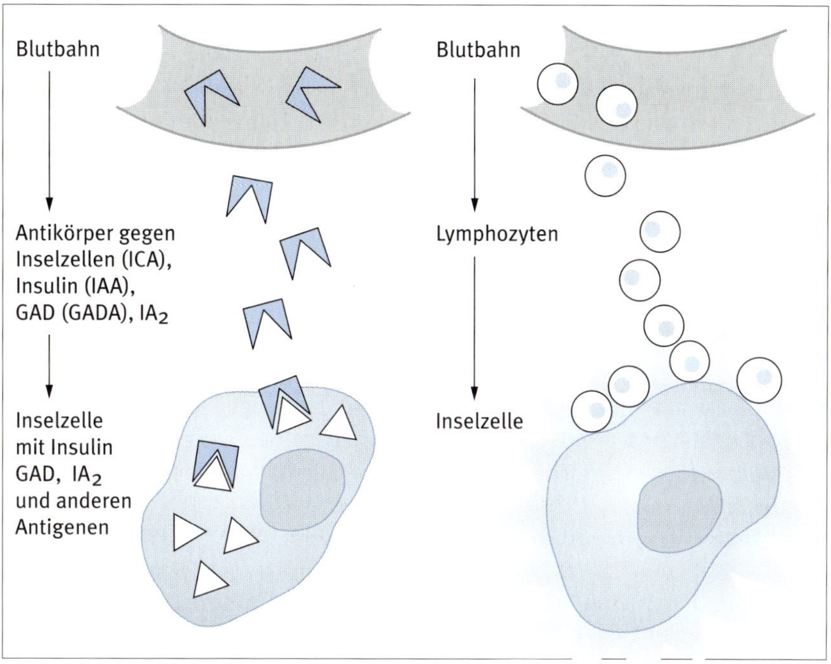

Die immunologischen Vorgänge bei der Entstehung des Typ-1-Diabetes in den Inselzellen der Bauchspeicheldrüse.

antikörper – englisch ICA) und sogar gegen das Insulin selbst (Insulinautoantikörper – IAA). Mit GAD (Glutaminsäure-Decarboxylase) und IA2 (Inselantigen 2) hat man spezifische Eiweißstrukturen in den Inseln der Bauchspeicheldrüse erkannt, gegen die Antikörper gerichtet sind; weitere müssen aber erst noch gefunden werden. Gleichzeitig zeigen die Insulin herstellenden Inseln der Bauchspeicheldrüse (s. Abbildung oben) eine (Immun-)Entzündung (Insulitis) mit aus dem Blut eingedrungenen speziellen weißen Blutkörperchen, vornehmlich (Immun-) Lymphozyten. Damit unterliegt es eigentlich keinem Zweifel mehr, dass der Typ-1-Diabetes zu den Immun-Erkrankungen gehört.

Die in die Insulin herstellenden Gewebe der Bauchspeicheldrüse eingedrungenen weißen Blutkörperchen verrichten ihr zerstörerisches Werk über Monate, z.T. über Jahre. Man kennt mittlerweile sogar Menschen, bei denen fast zehn Jahre vor dem eigentlichen Ausbruch des Typ-1-Diabetes bereits die oben erwähnten Inselzellantikörper im Blut nachweis-

Antikörpertests können den Weg weisen

Mit mittlerweile einfachen Bluttests, z.T. auch mittels eines kleinen Bluttropfens aus der Fingerbeere, kann bei Personen mit erhöhtem Risiko für Typ-1-Diabetes (Kindern und Geschwistern von Typ-1-Diabetikern, aber auch in Fällen, in denen nicht klar ist, ob es sich um Typ-1- oder Typ-2-Diabetes handelt) festgestellt werden, ob solche Antikörper gebildet werden. Mit hoher Wahrscheinlichkeit muss dann vom Auftreten eines Typ-1-Diabetes ausgegangen werden.

Anzumerken ist, dass es auch den spät einsetzenden Typ-1-Diabetes bei 50-, 60- und 70-jährigen Menschen gibt und die Antikörpertests dabei – wenn auch mit geringerer Treffsicherheit als bei jungen Menschen – eine Diagnosestellung ermöglichen. In diesem Zusammenhang wird auch von LADA-Diabetes gesprochen, abgeleitet von **L**atent **A**utoimmune **D**iabetes in the **A**dult.

bar waren. Erst wenn 80 bis 90 Prozent des Insulin herstellenden Gewebes in der Bauchspeicheldrüse vernichtet sind, kommt es zum Ausbruch des Diabetes.

Die Ursachen der Immunreaktion liegen im Dunkeln

Warum solche Inselzell- und andere Antikörper entstehen, ist heute noch eine weitgehend ungelöste Frage. Es wird vermutet, dass spezielle Infekte auf ein erblich vorgegebenes, besonders reagierendes Immunsystem treffen und dabei die bereits erwähnten Lymphozyten unter den weißen Blutkörperchen irgendwie den falschen »Befehl« erhalten, das Insulin herstellende Gewebe in der Bauchspeicheldrüse zu zerstören. Dabei sind eigentlich nicht Infekte das Problem, sondern die fehlgeleiteten Abwehrvorgänge des Körpers. Dennoch haben auch spezielle Infekte Aufmerksamkeit erregt, wie z. B. Mumps (»Ziegenpeter«), Masern und Röteln sowie Erkrankungen durch Coxsackieviren Typ B4. Allerdings ist der Prozentsatz von Diabetikern, die eine derartige Infektion durchgemacht haben, insgesamt aber wohl nicht größer als in der nicht-diabetischen Bevölkerung.

Ferner glaubt man in letzter Zeit Hinweise entdeckt zu haben, dass Typ-1-Diabetes speziell bei Menschen mit niedrigem Pigmentierungsgrad der Haut bzw. der Augen auftritt, Menschen, die überschießend auf UV-Licht reagieren und deren Immunsystem Besonderheiten aufweist.

Auffallend ist auch, dass besonders in äquatorfernen Ländern (Finnland, Schweden, Norwegen, Nordkanada) um das Fünf- bis Zehnfache mehr Typ-1-Diabetes auftritt als z. B. in Ländern des Mittelmeerraums (Ausnahme hier: Sardinien). Weitere Umweltfaktoren werden in der Ernährung (zu kurze Stilldauer nach der Geburt, zu früher Einsatz von Kuhmilch, Toxine wie Nitrosamine) vermutet.

Typ-2-Diabetiker sind meistens übergewichtig

Wie bereits angeklungen, bedeutet die erbliche Veranlagung noch nicht, unter allen Umständen zuckerkrank zu werden. In den meisten Fällen tragen äußere Faktoren ganz entscheidend zum Ausbruch eines Diabetes bei, bei Typ-2-Diabetes allen voran Übergewicht, Fettsucht und Bewegungsmangel.

Mit zunehmendem Übergewicht steigt das Risiko, einen Typ-2-Diabetes zu entwickeln, auf das Fünf- bis Zehnfache. Über 90 Prozent der Typ-2-Diabetiker sind mehr oder weniger deutlich übergewichtig.

Der springende Punkt dabei ist, dass diese Menschen zwar meist noch viel eigenes Insulin in ihrem Körper aufweisen, dieses aber erst verzögert und infolge von Fettsucht und Bewegungsmangel nur abgeschwächt zur Wirkung kommt. Das Bild trifft tatsächlich zu: Je dicker und fetthaltiger die Körpergewebe wie Muskeln und Fettgewebe werden, desto schwerer tut sich das vorhandene Insulin – auch wenn es recht viel ist – , richtig zu wirken.

Wenn der Muskel nicht mehr auf Insulin reagiert

In diesem Zusammenhang spricht man auch von Insulinresistenz, d. h. der Körper reagiert zu wenig auf das eigene Insulin. Fettgewebe und vor allem die Muskulatur sind davon betroffen. Menschen mit starker erblicher Belastung für Typ-2-Diabetes, z. B. selbst Kinder und junge Erwachsene mit zwei Typ-2-diabetischen Elternteilen, zeigen trotz völlig normaler Blutzuckerwerte bereits diese Insulinresistenz. Als Folge davon stellen sich höhere Insulinspiegel im Blut ein, die dann die normalen Blutzuckerwerte gewährleisten. Höhere Insulinspiegel im Nüchternzustand zeigen das Risiko für später auftretenden Typ-2-Diabetes bereits viele Jahre bis Jahrzehnte vorher an.

Diese erbliche Insulinresistenz findet sich auch bei völlig normalem Körpergewicht. Sie wird durch Übergewicht verstärkt, ist aber nicht nur auf das Übergewicht zurückzuführen, wie man das heute oft so vereinfachend hört. Dabei ist vor allem ein Fettansatz am Bauch ungünstig. Salopp gesagt ist Hüftspeck weniger gefährlich. Bewegungsmangel dagegen fördert die Insulinresistenz des Muskels noch weiter.

Bei Menschen mit erblicher Typ-2-Diabetes-Belastung, die bei einer Zuckerbelastungsprobe bereits krankhaft erhöhte Blutzuckerwerte aufweisen, zeigt sich zusätzlich zur Insulinresistenz ein weiterer Funktionsdefekt bei der Insulinabgabe aus der Bauchspeicheldrüse. Die normalerweise rasche Insulinabgabe auf eine akute Blutzuckererhöhung (Zuckerbelastungstest) erfolgt bei ihnen deutlich verzögert. Bei Patienten, die an einem Diabetes im eigentlichen Sinn leiden und nicht nur eine gestörte Zuckerbelastungsprobe aufweisen, ist dann aber auch die Insulinproduktion in der Bauchspeicheldrüse beträchtlich verringert, möglicherweise als ein Zeichen der Erschöpfung infolge einer jahrzehntelangen Überbeanspruchung.

Das metabolische Syndrom und seine Folgen

Von praktischer Bedeutung ist, dass diese Insulinresistenz bei »Noch-nicht-Diabetikern« mit höheren Blutdruckwerten sowie mit für die Blutgefäße ungünstigen Blutfettwerten einhergeht. Viele Menschen mit einem solchen Stoffwechsel- oder metabolischen Syndrom (s. u.) entwickeln bereits früh Störungen an den großen Blutgefäßen, z. B. am Herzen. Man muss daher bei Menschen mit starker erblicher Belastung für Typ-2-Diabetes, z. B. mit einem diabetischen Geschwister- oder Elternteil, aber auch bei Menschen aus Familien mit hohem Blutdruck, regelmäßig nach Gefäßkomplikationen sowie dem Vorhandensein eines Typ-2-Diabetes fahnden.

Metabolisches Syndrom = Risikokonstellation für Gefäßschäden und Typ-2-Diabetes

- Erbanlage
- Übergewicht
- körperliche Inaktivität
- Bluthochdruck
- Fettstoffwechselstörung

Die verschiedenen Möglichkeiten der Vorbeugung

Zur Vorbeugung kann man viel tun. Solche Menschen sollten möglichst ein normales Körpergewicht anstreben und halten, wobei der »Bauch« besonders zu trimmen ist. Auch regelmäßige körperliche Bewegung bzw. Sport ist ganz wichtig. Ferner sollte bei so Belasteten auf zusätzliche Risiken wie Blutdruckerhöhungen oder Blutfettveränderungen geachtet und ggf. entsprechende Behandlungen eingeleitet werden. Darüber hinaus wird derzeit in mehreren Großstudien versucht, dem Typ-2-Diabetes bei besonders gefährdeten Personen durch zusätzlichen Einsatz von Tabletten wie Acarbose, Metformin oder Glitazonen (siehe Kapitel »Die Behandlung mit Tabletten«) entgegenzuwirken.

Im Sinne der Vorbeugung könnten vor allem die Typ-2-diabetischen Familienmitglieder für ihre Verwandten aktiv werden. Wenn man so will, bestätigt sich der alte Satz, wonach der Diabetiker in einer Familie nicht als Sonderfall gesehen werden sollte, sondern die vernünftige Lebens- und Ernährungsweise eigentlich für alle Familienmitglieder zuträglich ist.

Der Einfluss von Infektionen

Dass ein Infekt unabhängig von den eben geschilderten Reaktionen des Immunsystems direkt zur Entstehung eines Diabetes führt, wird heute als weitgehend unwahrscheinlich angesehen. Wie erfahrene Diabetiker sicherlich schon wissen, verschlechtert aber jeder Infekt im Allgemeinen vorübergehend die Stoffwechsellage; ein noch »versteckter« Diabetes kann durch den gleichen Mechanismus in das volle Krankheitsbild übergehen. In diesem Sinne kann ein Infekt das Auslösen eines Diabetes – sowohl vom Typ 1 als auch vom Typ 2 – gerade zu diesem bestimmten Zeitpunkt begünstigen. Umgekehrt fördert eine schlechte Diabeteseinstellung mit hohen Blutzuckerwerten das »Angehen« von Infekten jeglicher Art.

Insgesamt ist es deshalb nicht überraschend, dass bei zehn bis 20 Prozent aller Patienten bei Ausbruch des Diabetes gleichzeitig auch ein schwerer Infekt besteht.

Wenn die Krankheit während der Schwangerschaft beginnt

Veränderungen im Hormonhaushalt können der Entwicklung einer diabetischen Stoffwechsellage Vorschub leisten. Als praktisch wichtiges Beispiel ist die Schwangerschaft zu nennen, während der es bei ungefähr zwei bis drei Prozent aller bis dahin gesunden Frauen zum ersten Auftreten eines Diabetes kommt. Dieser Schwangerschaftsdiabetes (Gestationsdiabetes) ist durchaus ernst zu nehmen und macht nicht selten eine Behandlung mit Insulin notwendig, weil sich sonst Komplikationen für den normalen Schwangerschaftsverlauf bzw. das Kind ergeben. Zwar verschwinden die Symptome des Diabetes oft nach dem Ende der Schwangerschaft, aber innerhalb von zehn Jahren erkrankt etwa die Hälfte dieser Frauen an einer manifesten Zuckerkrankheit. Dieser Diabetes wäre wohl auch ohne vorangegangene Schwangerschaft früher oder später aufgetreten, kann aber durch die hormonellen Umstellungen während der Schwangerschaft schon Jahre vorher erkannt werden. Solche Frauen haben dann die Möglichkeit, durch vorbeugende Maßnahmen (Vermeidung von Übergewicht) den endgültigen Ausbruch der Zuckerkrankheit hinauszuschieben oder womöglich zu verhindern.

In etwa zehn Prozent aller Fälle von Gestationsdiabetes sind gleichzeitig die auf Typ-1-Diabetes hinweisenden Antikörper positiv. Diese Frauen sollten auch nach der Schwangerschaft engmaschig überwacht werden, weil oft frühzeitig eine Insulintherapie angezeigt ist. Generell können auch die Kinder von Gestationsdiabetikerinnen schon in den ersten Lebensjahren diese Antikörper entwickeln. Drei Jahre nach der Geburt haben ca. fünf bis zehn Prozent dieser Kinder Antikörper.

Medikamente als Auslöser des Diabetes

Auch Medikamente können zum Auftreten eines Diabetes beitragen. An erster Stelle müssen hier das Cortison und seine Abkömmlinge erwähnt werden; das sind Wirksubstanzen, die den Nebennierenrindenhormonen entsprechen. Man wird diese Medikamente nur nach sorgfältigem Abwägen aller Gesichtspunkte einsetzen. Die örtliche Anwendung von Cortison, z.B. in Form einer Salbe, spielt allerdings für den Zuckerhaushalt keine Rolle. Weniger ausgeprägt, aber noch deutlich nachweisbar ist die nachteilige Wirkung mancher harntreibenden bzw. blutdrucksenkenden

Mittel (Thiazide und Betablocker, siehe Abschnitt »Bluthochdruck«) sowie der sog. Ovulationshemmer bzw. Antikontrazeptiva, die in der Umgangssprache als Antibabypille bezeichnet werden. Auch sie können zu einer vorzeitigen Diabetesmanifestation führen oder eine bestehende diabetische Stoffwechsellage verschlechtern.

Diabetes als Folge anderer Erkrankungen

Als weitere Unterform von Diabetes werden Fälle klassifiziert, die im Zusammenhang mit Krankheiten der Bauchspeicheldrüse (z. B. Pankreatitis, d. h. Entzündung der Bauchspeicheldrüse) oder der Leber (chronische Hepatitis, d. h. Leberentzündung, und Leberzirrhose = bindegewebiger, knotiger Umbau der Leber) auftreten. Viele dieser Patienten brauchen eine Insulintherapie, können insulinempfindlich sein, aber auch insulinresistent. Zur Diagnostik ist dafür eine orientierende Ultraschalluntersuchung der Oberbauchorgane wichtig.

Auch bei Mukoviszidosekranken, die dank der modernen Medizin heute viele Jahrzehnte leben können, aber auch an Veränderungen der Bauchspeicheldrüse leiden, kommt es im Erwachsenenalter nicht selten zu einem dem Typ-1-Diabetes ähnlichen Krankheitsbild.

Die familiär vorkommende Eisenspeicherkrankheit Hämochromatose befällt u. a. Leber und Bauchspeicheldrüse und führt häufig zu einem insulinbedürftigen Diabetes mit ausgeprägter Insulinresistenz.

Eine Reihe von seltenen erblichen Krankheiten, insbesondere mit Defekten im Nervensystem, ist mit verschiedenen Formen von Diabetes gekoppelt. Zum Teil sind die entsprechenden Gen-Veränderungen bekannt. Aber auch viele Hormonkrankheiten (der Hirnanhangdrüse, der Schilddrüse, der Nebenschilddrüse, der Nebenniere und der Eierstöcke) sind mit Diabetes und seinen Vorstufen vergesellschaftet. Die wichtigsten Hormongegenspieler von Insulin sind Cortisol (s. o.), Wachstumshormon, das Hormon des Nebennierenmarks Adrenalin und das ebenfalls in der Bauchspeicheldrüse produzierte Glucagon. Letzteres wird ja auch bei der notfallmäßigen Behandlung von Unterzuckerungen eingesetzt, Adrenalin ist für eine Reihe von Erscheinungen bei Unterzuckerungen verantwortlich, wie Blässe, Herzklopfen und Schwitzen.

Was ist Diabetes?

Die in der Sprache der Ärzte für die Zuckerkrankheit geläufige Bezeichnung Diabetes mellitus bedeutet »honigsüßes Hindurchfließen«. Gemeint ist damit die Zuckerausscheidung im Urin. Dieses Krankheitssymptom ist schon seit Jahrhunderten bekannt. Aber erst Ende des 19. und Anfang des 20. Jahrhunderts begann man zu verstehen, wodurch diese Erscheinung hervorgerufen wird.

Absoluter oder relativer Insulinmangel?

Heute weiß man, dass die Stoffwechselkrankheit Diabetes mellitus auf einem absoluten oder relativen Mangel an Insulin beruht, jenem Hormon der Bauchspeicheldrüse also, das in den B-Zellen der Langerhansschen Inseln in der Bauchspeicheldrüse gebildet wird (s. Abbildung auf der nächsten Seite). Für den Typ-1-Diabetes trifft – abgesehen von der Anfangsphase – der absolute Insulinmangel zu, für den Typ-2-Diabetes der relative Mangel. Der Orthopäde Frederick Banting und der Medizinstudent Charles Best isolierten das Insulin 1921 aus den Bauchspeicheldrüsen von Hunden. Bereits ein Jahr später konnte das für viele Patienten lebensrettende Medikament Insulin in der Behandlung der Zuckerkrankheit eingesetzt werden (s. auch S. 95 f.).

Blutzucker hat jeder Mensch

»Habe ich nun eigentlich Blutzucker oder Harnzucker?« haben schon viele frisch entdeckte Diabetiker ihren Arzt gefragt.

Blutzucker hat jeder Mensch. Zucker im Urin scheidet man nur aus, wenn der Blutzucker eine bestimmte Höhe bzw. Schwelle überschreitet, die sog. Nierenschwelle.

Die Abbildung auf Seite 35 zeigt am Beispiel eines Diabetikers, wie der Blutzuckerspiegel im Tagesverlauf, vor allem nach den Mahlzeiten, die Nierenschwelle übersteigt und dabei Zucker in den Harn übertritt (in der Regel ab einem Blutzucker von 180 mg/100 ml bzw. 10 mmol/l). Zucker im Blut muss jeder Mensch haben. Viele Körperorgane, allen voran das

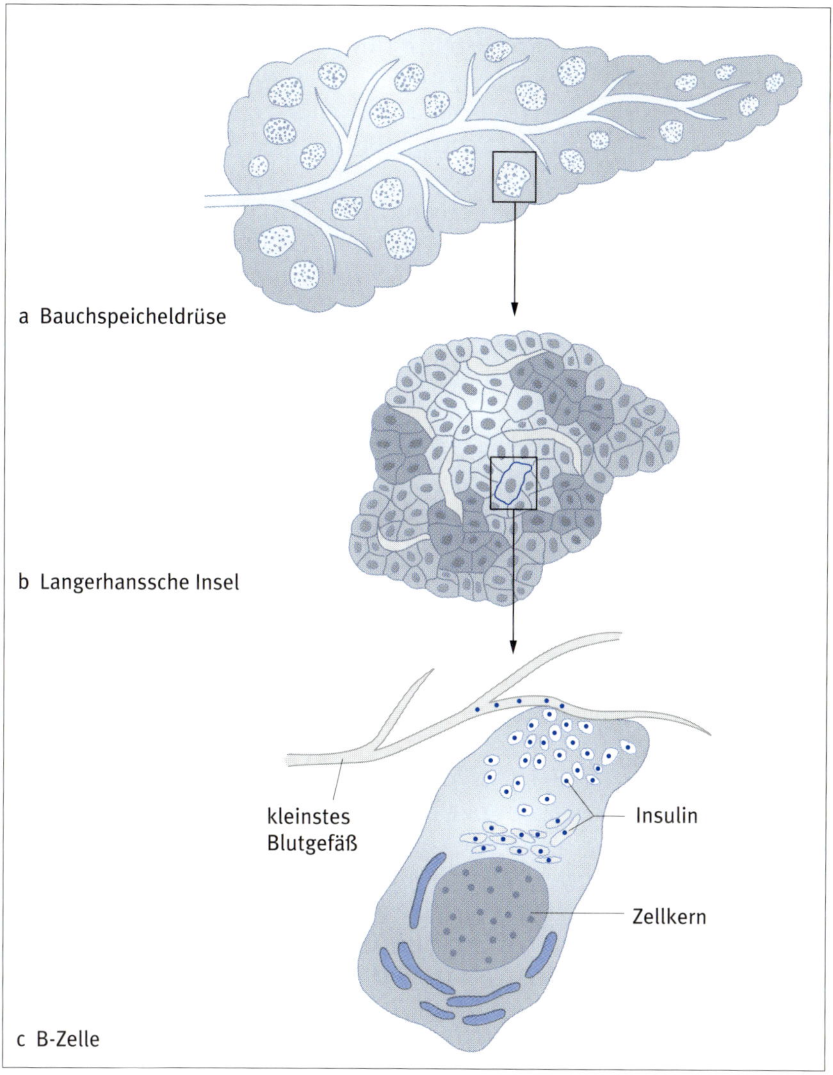

a Die Langerhansschen Inseln in der Bauchspeicheldrüse.
b Eine Langerhanssche Insel mit verschiedenen Zellen (einschließlich der Insulin produzierenden B-Zellen, auch Beta-Zellen genannt) unter dem Mikroskop.
c Eine so genannte B- oder Beta-Zelle in einer Langerhansschen Insel (etwa 10 000fach vergrößert). In den langgezogenen Schläuchen im Bild unten wird das Insulin hergestellt, in den zusammenhängenden Bläschen oberhalb des Zellkerns wird es verpackt und in den Bläschen im Bild ganz oben gespeichert. Von dort wird es bei Bedarf in die Blutbahn abgegeben.

Zentralnervensystem, aber auch die Blutzellen sowie zum Teil Muskel- und Fettgewebe, Leber und Niere, um nur die wichtigsten zu nennen, sind auf den Zucker, genauer gesagt den Traubenzucker (Glukose), als Energiespender angewiesen, der mit dem Blut herangeführt wird. Der Körper haushaltet für gewöhnlich sehr sorgsam mit dem Treibstoff Glukose. Nur etwa 1 Gramm Traubenzucker pro Liter Blut zirkuliert unter normalen Umständen in der Blutbahn. Medizinisch fachgerechter ausgedrückt heißt das, dass der Blutzucker beim Stoffwechselgesunden im Nüchternzustand nicht unter 60 mg (Milligramm) pro 100 ml (Milliliter) Blut – kurz 60 mg% – absinkt, vor dem Essen zwischen 80 und 100 mg% liegt und nach dem Essen nicht über 140 mg% ansteigt. (Die Tabelle 1 auf Seite 36 zeigt Ihnen die Umrechnung von mg% in mmol/l.) Diese feine Regulierung wird hauptsächlich durch das Insulin gewährleistet, das von der Bauchspeicheldrüse je nach Bedarf, also nach der Höhe des Blutzuckers, ausgeschüttet wird.

Zucker im Urin, wenn die Nierenschwelle überschritten ist

Beim Diabetiker ist dieses thermostatähnliche Wechselspiel gestört, das Insulin fehlt entweder ganz (Typ-1-Diabetes) oder teilweise (Typ-2-Diabetes). Letzteres kann auch darauf beruhen, dass der Organismus des Patienten nicht ausreichend auf das an sich in genügenden Mengen vorhandene Insulin anspricht (»relativer Insulinmangel«). Der Blutzucker beginnt anzusteigen, besonders wenn die Zucker bildenden Stoffe, die sog. Kohlenhydrate, aus der Nahrung über den Darm ins Blut gelangen. Dabei muss nicht unbedingt gleichzeitig auch Zucker im Urin erscheinen. Dies geschieht erst, wenn die schon erwähnte Nierenschwelle erreicht ist (s. Abbildung nächste Seite). Sie liegt beim Erwachsenen bei einer Blutzuckerhöhe von 160–180 mg%, in der Schwangerschaft und bei Kindern auch niedriger. Es gibt durchaus Diabetiker, die trotz eindeutig erhöhter Blutzuckerwerte keinen oder – besser gesagt – noch keinen Zucker im Urin ausscheiden. Solche Patienten mit erhöhter Nierenschwelle sollten für die Selbstkontrolle unbedingt den Blutzucker messen. Entscheidend für die Diagnose eines Diabetes ist die Höhe des Blutzuckers.

Blutzucker in »Millimol pro Liter«?

Es muss an dieser Stelle erwähnt werden, dass die Höhe des Blutzuckers auch in einer anderen Maßeinheit angegeben werden kann, d.h. nicht nur in mg pro 100 ml (mg%), sondern in Anzahl der Blutzuckerteilchen,

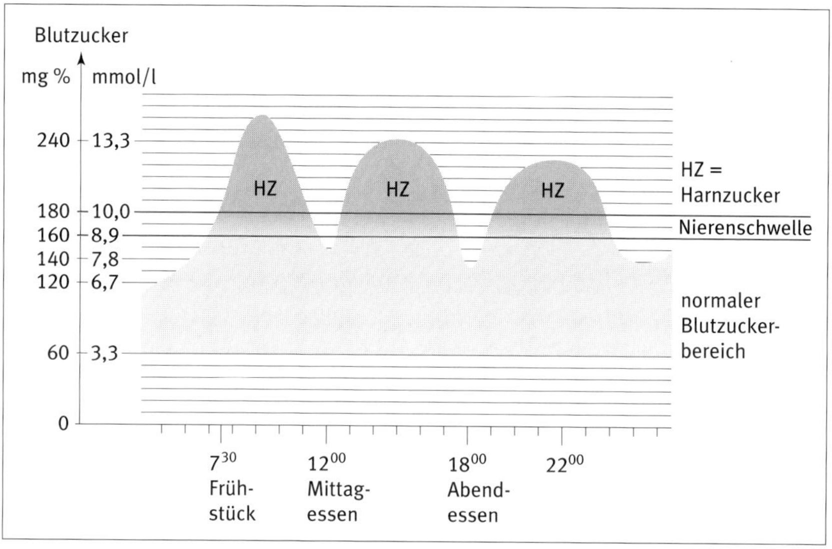

Die Nierenschwelle beim Diabetiker: Übersteigt der Blutzucker die Nierenschwelle (etwa bei 180 mg%), tritt Zucker in den Harn über.

also Moleküle pro Liter (mmol/l, sprich »Millimol pro Liter«). So weit ist die Sache leicht verständlich und einfach. Allerdings ergeben sich dadurch gänzlich andere Zahlen, die nicht zu Verwechslungen führen dürfen. Zur besseren Übersicht sind mg % und mmol/l Blutzucker in der Abbildung zur Nierenschwelle auf dieser Seite gegenübergestellt, und Tabelle 1 zeigt Ihnen die Umrechnung von mg % in mmol/l und zurück.

Tab. 1: Umrechnung für Blutzuckerwerte von mg pro 100 ml (mg%) in Millimol pro Liter (mmol/l)

mg% entsprechen	mmol/l	mg% entsprechen	mmol/l
20	1,11	220	12,22
40	2,22	240	13,34
60	3,34	260	14,45
80	4,45	280	15,56
100	5,56	300	16,67
120	6,67	320	17,78
140	7,78	340	18,89
160	8,89	360	20,00
180	10,00	380	21,11
200	11,11	400	22,22

Welche Aufgaben hat Insulin?

Mangel an Insulin steht also im Mittelpunkt der Krankheit Diabetes mellitus. Was macht Insulin, wie wirkt es? Insulin versieht im Körper verschiedene Funktionen.

Einfluss auf den Kohlenhydratstoffwechsel

Am bekanntesten ist sicherlich, dass Insulin den Blutzucker senkt: Es regt einmal die Aufnahme des Traubenzuckers in das Muskel- und Fettgewebe an, zum anderen hemmt es die Glukosefreisetzung aus der Leber. Der aufgenommene Zucker wird entweder zur Energiegewinnung verbrannt oder als Reservezucker im Muskel (als Muskelstärke = Muskelglykogen) und in der Leber (als Leberstärke = Leberglykogen) gespeichert. Die Speichermöglichkeiten sind aber begrenzt, die Leber hat beispielsweise nur für höchstens 75 g Stärke Platz. Mit der Nahrung zugeführte größere Mengen an Kohlenhydraten werden im Körper zu Fett umgewandelt und im Fettgewebe abgelagert: Man setzt Fett an.

Einfluss auf den Fettstoffwechsel

Insulin greift auch in den Fettstoffwechsel ein. Es begünstigt die Bildung von Fett und unterdrückt gleichzeitig den Fettabbau. Allerdings sind mit wachsender Menge an Körperfett immer höhere Insulinspiegel notwendig. Auf die Dauer kann dadurch die Insulin bildende Bauchspeicheldrüse bei entsprechender Erbanlage überbeansprucht werden, es kommt zu einem relativen Insulinmangel, kurz, es entsteht ein Diabetes mellitus. Glücklicherweise kann sich dieser Diabetes durch diätetische Maßnahmen rückbilden, zumindest teilweise.

Für viele übergewichtige Diabetiker besteht daher die Chance, durch eine drastische Verringerung ihres Fettgewebes, d. h. durch eine Gewichtsabnahme, ihre Zuckerkrankheit günstig zu beeinflussen und diese sogar wieder in ein Vorstadium zurückzudrängen. Die Devise muss also heißen: Langsame, aber beständige Gewichtsabnahme durch richtige Ernährung und Steigerung der körperlichen Aktivität.

Die Unterschiede zwischenTyp-1- und Typ-2-Diabetes

Mangel an Insulin: Das trifft für die kindlichen und jugendlichen Diabetiker (Typ-1-Diabetiker) im absoluten, für die Erwachsenendiabetiker (Typ-2-Diabetiker) im relativen Ausmaß zu. Die Unterschiede zwischen beiden Diabetestypen kamen in diesem Buch bereits mehrmals zum Ausdruck. Auf Seite 18 wurde der typische Typ-1-Diabetiker bereits charakterisiert: in der Regel von schlankem Körperwuchs, unbedingt – aufgrund seines absoluten Insulinmangels – auf die Insulinspritze angewiesen, mit labiler Stoffwechsellage und meist mit akutem Krankheitsbeginn vor dem 40. Lebensjahr. Natürlich gibt es hinsichtlich des Krankheitsbeginns Überlappungen mit den Erwachsenendiabetikern. Wie bereits dargestellt, kommen die Extremfälle »Erwachsenendiabetes im Kindesalter« und »Jugendlichendiabetes im Greisenalter« durchaus vor. Deshalb haben sich im medizinischen Sprachgebrauch die Bezeichnungen »Typ-1-Diabetes« (Jugendlichendiabetes) und »Typ-2-Diabetes« (Erwachsenendiabetes) eingebürgert, während sich die englischen Abkürzungen IDDM (**i**nsulin **d**ependent **d**iabetes **m**ellitus) und NIDDM (**n**on **i**nsulin **d**ependent **d**iabetes **m**ellitus) nicht durchsetzen konnten. Auf einen Diabetiker vom jugendlichen Typ entfallen etwa 20 Typ-2-Diabetiker. Sehr häufig können diese übergewichtigen Patienten mit der richtigen Ernährung allein oder aber in einer Kombination mit Tabletten behandelt werden. Bei zunehmender Krankheitsdauer müssen allerdings auch Typ-2-Diabetiker mit einem Fortschreiten des Insulinmangels rechnen, so dass dann der veränderte Stoffwechsel ebenfalls mit Insulin zu korrigieren ist.

Die Hauptmerkmale der beiden Diabetes-Typen sind in Tabelle 2 auf der nächsten Seite nochmals gegenübergestellt.

Tab. 2: Charakteristische Unterschiede zwischen Typ-1- und Typ-2-Diabetes

	Typ-1-Diabetes (insulinabhängiger Diabetes)	Typ-2-Diabetes (nicht insulinabhängiger Diabetes)
Beginn	zumeist im Kindes- und Jugendalter	zumeist nach dem 40. Lebensjahr
Durchschlagskraft der Erbanlagen	gering	stark
Körpergewicht	zumeist Ideal- bis Normalgewicht	zumeist Übergewicht (Typ-2b) Unter- oder Normalgewicht (Typ-2a)
Kohlenhydrat-stoffwechsel	• instabil • Neigung zu Ketose • nicht selten Ketoazidose bei Entdeckung	• stabil • Ketoazidose bei Entdeckung sehr selten
Krankheits-entstehung	• Autoimmunerkrankung • relativ rasches Fortschreiten zum absoluten Insulinmangel	• Insulinresistenz • Insulinsekretionsstörung • relativer Insulinmangel • kombiniert mit Hypertonie, Fettstoffwechselstörungen, Übergewicht (Adipositas) • Makroangiopathie (Arteriosklerose der großen Blutgefäße) und diabetesspezifische Komplikationen häufig bei Diabetesdiagnose bereits vorhanden
Therapie	immer Insulin	kann insulinpflichtig werden

In der Regel sind diese Merkmale für den jeweiligen Diabetestyp so charakteristisch, dass weitere Untersuchungen wie HLA-Typisierung, Insulin- und C-Peptid-Analysen sowie die Bestimmung der Insulinauto-, Inselzell- bzw. GAD-Antikörper nicht erforderlich sind.

Wie wird der Diabetes festgestellt?

Wie bei allen Krankheiten geht es zunächst um die richtige Diagnose. Bei Diabetes müssen dazu die Blutzuckerwerte mit einer zuverlässigen und genauen Labormethode bestimmt werden.

Erhöhter Blutzucker nüchtern und nach dem Essen

Die Diagnose eines manifesten Diabetes mit spontan erhöhten Blutzuckerwerten ist bei entsprechenden Untersuchungen nicht zu verfehlen. Blutzuckerspiegel nach dem Essen über 160 mg% (bezüglich der Umrechnung in mmol/l s. Tab. 1, S. 36) sind dringend diabetesverdächtig. Nüchternblutzuckerwerte (eindeutig im diabetischen Bereich bei Werten über 125 mg% im venösen Plasma bzw. ab 110 mg% im Kapillarblut der Fingerbeere) werden neuerdings bevorzugt zur Diagnostik herangezogen, weil weltweit einfach zu handhaben. Ergeben sich bei den Voruntersuchungen irgendwelche Zweifel, wird eine orale Glukosebelastung durchgeführt – was man darunter versteht, wird gleich erklärt. Nicht geeignet, das Vorliegen einer Zuckerkrankheit endgültig festzustellen oder auszuschließen, ist die alleinige Untersuchung des Harns auf Glukose, so wertvoll dieser Test für die Voruntersuchung oder für Reihenuntersuchungen ist, oder auch der HbA_{1c}-Wert (s. S. 48 ff.).

Die orale Glukosebelastung

Bei der oralen Glukosebelastung erhält der nüchterne Patient, der vorher drei Tage lang kohlenhydratreich gegessen haben soll, 75 g Traubenzucker in 400 ml Wasser oder Tee gelöst oder ein dieser Glukosemenge entsprechendes standardisiertes Zuckergemisch, das käuflich erhältlich ist. Wenn dabei der 2-Stunden-Wert mehr als 140 mg% Blutzucker (zur Umrechnung in mmol/l s. Tab. 1, S. 36) beträgt, besteht eine sog. gestörte Glukosetoleranz; 2-Stunden-Werte über 200 mg% sprechen eindeutig für einen manifesten Diabetes.

Sind Sie ein Diabetiker oder ein Zuckerkranker?

Handelt es sich bei dieser Überschrift um einen Schreibfehler? Diabetiker und Zuckerkranke – ist das nicht ein und dasselbe? Ja und nein! Natürlich bedeutet Diabetes Zuckerkrankheit, und sicherlich kann man einen Menschen mit dieser Krankheit ebenso als Diabetiker wie als Zuckerkranken bezeichnen. Dennoch wollen wir hier einen Unterschied machen.

In dem Wort »Zuckerkrankheit« steckt eher etwas Pessimistisches, wenn auch für manche Diabetiker Zutreffendes, nämlich die Beschreibung einer fortwährenden Erkrankung mit all ihren Folgen. Ganz bewusst wird in diesem Buch vorwiegend vom »Diabetes« und nur selten von der »Zuckerkrankheit« gesprochen, weil wir dem Diabetiker nicht das Gefühl geben wollen, eine andauernde chronische »Krankheit« zu haben.

Wohl ist der Diabetes nicht heilbar. Andererseits kann man aber aus der Zuckerkrankheit einen Diabetes machen, mit dem der Patient voll leistungsfähig bleibt und ein langes, erfülltes Leben führen kann. Das ist natürlich nicht einfach und bedarf der Mitarbeit des Patienten. Es bedeutet für ihn, sich Tag für Tag aufs Neue mit den Problemen auseinander zu setzen. Und manchmal meistert er sie, manchmal möchte er resignieren.

Ein alter Diabetesarzt hat einmal das Wort von der »bedingten Gesundheit« des Diabetikers geprägt, die erreichbar ist, wenn eine gute Einstellung des Stoffwechsels vorliegt. Welche Wege dazu führen, wird in diesem Buch gezeigt. Es soll dazu beitragen, dass aus »Zuckerkranken« Diabetiker werden. Der Weg zur »bedingten Gesundheit« ist damit für jeden Patienten offen.

Ist der Diabetes heilbar?

Natürlich drängt sich die Frage auf: »Kann man den Diabetes nicht heilen?« Angesichts der Vererbung der Anlage zum Diabetes muss man die Frage nach der Heilbarkeit jedoch verneinen.

Entscheidende Besserung des Diabetes durch Gewichtsabnahme

Viele übergewichtige Typ-2-Diabetiker könnten ihre Krankheit wieder in ein Vorstadium zurückführen, wenn sie Ernst machen würden mit dem sicher schon oft gefassten Vorsatz, ein normales Körpergewicht zu erreichen. Dass das nicht so einfach ist, sei gleich im Nachsatz zugegeben. Auch für erblich mit Diabetes belastete Menschen und subklinische Diabetiker lohnt es sich, normalgewichtig zu sein und zu bleiben. Der Ausbruch eines manifesten Diabetes könnte damit in vielen Fällen verhindert werden. So könnte im besten Sinne »aktiv und fit« vorbeugende Medizin betrieben werden.

Phasen mit Normalwerten sind nur kurzfristig

Gibt es aber nicht auch bei Typ-1-Diabetikern einen Lebensabschnitt, in dem sich nach dem anfänglich stürmischen Beginn der Zuckerkrankheit unter der Insulinbehandlung trotz ständiger Verringerung der Insulindosis die Blutzuckerwerte wieder normalisieren? So etwas kommt in mehr oder weniger ausgeprägter Form zweifellos vor, nämlich bei knapp 30 Prozent aller insulinbedürftigen jugendlichen Diabetiker. Man spricht dann von einer Remission. Allerdings muss man wissen, dass diese sog. Remissionsphase in allen Fällen – meist schon nach wenigen Wochen oder Monaten – wieder in das gewohnte Bild der Zuckerkrankheit mit einem schließlich absoluten Insulinmangel übergeht. (Einen Überblick über die zeitliche Entwicklung des Typ-1-Diabetes gibt die folgende Abbildung.) Man muss sich also darauf einrichten, mit dem Diabetes ein Leben lang zu leben.

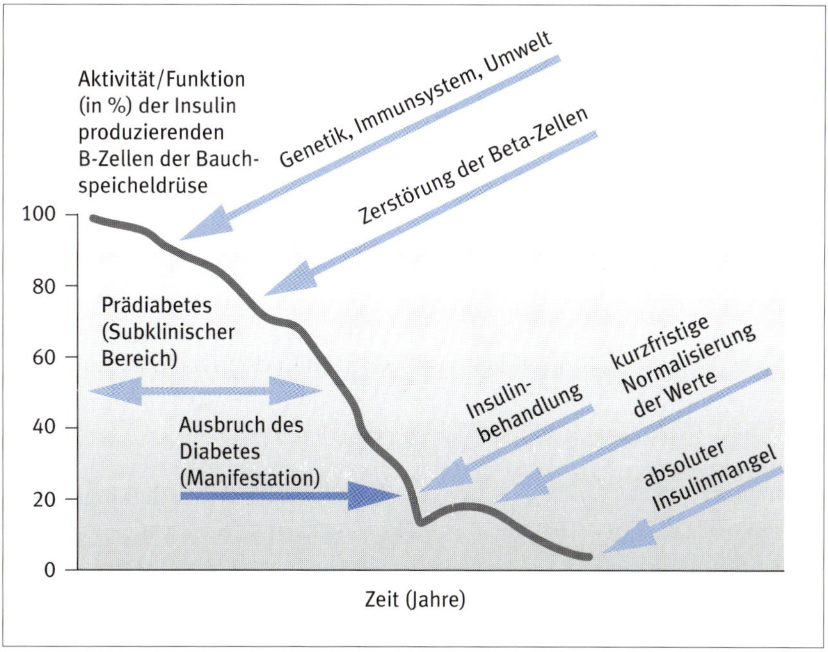

Die zeitliche Entwicklung des Typ-1-Diabetes.

Patient und Arzt sollen zuallererst darum ringen, dass die Feststellung »lebenslanger Diabetes« vom Patienten angenommen wird (s. auch Kapitel »Auch die Seele ist betroffen«). Nur wenn der Diabetes mit seinen Problemen in der Alltagsplanung berücksichtigt wird, kann sich der Patient im Leben zurechtfinden. Die Selbstkontrolle zu Hause (s. S. 121 ff.) und die Überprüfung beim Arzt sind Hilfsmittel, die einen ausgeglichenen Stoffwechsel und damit eine gute Leistungsfähigkeit ermöglichen.

Die Folgekrankheiten – das zweite Gesicht des Diabetes

Es muss hier zur Sprache gebracht werden, was man als das »zweite Gesicht« der Stoffwechselkrankheit Diabetes mellitus bezeichnen könnte: die Folgekrankheiten. Nach den überragenden Erfolgen in der Diabetesbehandlung mit dem lebensrettenden Insulin seit den 20er Jahren des 20. Jahrhunderts musste man lernen, dass die Zuckerkrankheit sich nach längerem Bestehen vor allem auf die Blutgefäße und Nerven nachteilig auswirkt. Auf die Zusammenhänge mit dem metabolischen Syndrom bei Typ-2-Diabetes wurde bereits hingewiesen. Heutzutage steht aber eindeutig fest, dass sich eine gute und gleichmäßige Stoffwechselführung mit HbA_{1c}-Werten nahe am Normbereich auf die Dauer auszahlt. Natürlich geht es gleichzeitig auch um eine mögliche Normalisierung des Blutdrucks und der Blutfette (und die Einstellung des Rauchens). Dennoch soll hier nicht behauptet werden, der Patient allein habe es in der Hand, durch eine gute, regelmäßige Diabeteskontrolle die Folgeschäden zu verhindern. Aber: Eine exakte Diabeteseinstellung vermag zumindest das Auftreten der Veränderungen an den Gefäßen und Nerven hinauszuzögern und abzuschwächen.

Auch die Seele ist betroffen

Erinnern Sie sich noch an den Moment, als Ihnen die Diagnose »Diabetes mellitus« mitgeteilt wurde? Denken Sie manchmal noch an die Gefühle, die Sie dabei bewegten? Sind es vielleicht Gefühle, die Sie – ob insulinpflichtig oder nicht – nie verloren haben?

Die ersten Tage wie in Trance

Wohl die meisten von Ihnen wird eine lähmende Angst beschlichen haben mit dem gleichzeitig bestehenden sehnlichsten Wunsch, es möge sich nur um einen Albtraum, um einen kolossalen Irrtum handeln. Das Gefühl, in einen Abgrund zu fallen, den Boden unter den Füßen zu verlieren, mag Sie möglicherweise überfallen haben. Das Empfinden großer Niedergeschlagenheit und Trauer sowie Ratlosigkeit, gepaart mit innerer Unruhe und Angespanntheit, könnten Sie erlebt haben. Mag sein, dass Sie die Einweisung in die Klinik und die ersten Tage dort wie in einem Trancezustand erlebten. Vielleicht haben Sie, auch wenn Sie schon jahrelang mit dem Diabetes leben, immer wieder Zeiten, in denen Sie diese Gefühle der ersten Tage wieder verspüren.

Eine chronische Krankheit bedeutet für den Menschen einerseits den Verlust der Gesundheit als auch eine Bedrohung und die Mahnung an die Endlichkeit des Lebens. Sie bedeutet für jeden Menschen eine Konfliktreaktion, eine Krise in seiner Lebensgeschichte, auf die er mit Trauer und Angst, mit einem Gefühl trüber Stimmung des Verlorenseins, mit Anfällen von stillem Kummer und Gram, aber auch von Reizbarkeit und Wut reagieren kann, ja dass er sogar den Wunsch zum Sterben hat. Die Gedanken kreisen um die verlorene Gesundheit und um die Möglichkeit, diese wieder zu erlangen.

Wie ein Mensch auf seine Krankheit reagiert und wie er sie erlebt, hängt sicher davon ab, welche Bedeutung er ihr in gesunden Tagen beigemessen hatte, welche innere Einstellung und Haltung er zum Leben und zu seiner Umwelt vorher besaß, welche Erlebnisse und Erfahrungen er in seinem bisherigen Leben mit Kranken und Krankheit hatte. Betrachtete er beispielsweise Krankheit als eine Herausforderung, so wird er relativ flexibel und anpassungsfähig sein, er wird versuchen, die Krankheit verstandesmäßig zu durchdringen und sich Strategien zu ihrer Bewältigung zurechtlegen. Bedeutete Krankheit für ihn Schwäche, so wird ihn ein Gefühl der Scham und Minderwertigkeit ergreifen, was zu einer Verleugnung der Krankheit und zur persönlichen Kränkung führen kann. War Krankheit für ihn stets ein Feind, so wird er ihr nun erst recht mit Feindseligkeit gegenüberstehen.

Abwehrhaltung und Angst

Als erste Reaktion versucht sich der Mensch zu wehren, indem er die Tatsache nicht glauben will, was sich in Worten wie »Aber das gibt's doch nicht!«, »Das kann doch nicht wahr sein!« äußert. Die Ursache der Abwehrhaltung ist die Angst; die Abwehr stellt den Vorgang dar, wie sich der denkende Mensch – »das Ich« – mit unerträglichen Vorstellungen und Gemütsbewegungen auseinander setzt. Angst stellt das Gefahrensignal dar, das eine äußere oder innere Bedrohung bewusst macht und notwendige Abwehrmaßnahmen auslöst.

Je stärker und bedrohlicher der Mensch seine Krankheit erlebt, umso mehr kann er in seinen Fähigkeiten, sich anzupassen, überfordert werden. Dies kann sich in Gefühlen der Hoffnungslosigkeit und Hilflosigkeit ausdrücken. »Es ist mir alles zu viel«, »Das schaffe ich nicht mehr«, »Es nützt alles nichts«, »Ich halte das nicht mehr aus«, »Ich gebe auf« sind Worte, die dies veranschaulichen. Der Mensch erlebt sich selbst nicht mehr intakt, als nicht mehr leistungsfähig, als nicht mehr selbstständig. Die menschlichen Beziehungen werden zuweilen abgebrochen, als nicht mehr ausreichend sicher und befriedigend empfunden, er fühlt sich von der Umwelt aufgegeben, oder er gibt sich selbst auf. Er kann nicht mehr mit Hoffnung und Vertrauen in die Zukunft blicken.

Die Gefahren, die dem Diabetiker erwachsen, wenn er sich in einer solchen abwehrenden oder resignierenden Haltung befindet – die sicher fast jeder in einer mehr oder minder starken Form wohl erlebt hat – sind:

- absolute Leugnung der Krankheit,
- Hang zu übertriebener Tüchtigkeit, um dem permanenten Minderwertigkeitsgefühl entgegenzutreten,
- falsche Hoffnungen auf Heilung und damit Inkaufnahme falscher Behandlungsmethoden,
- schließlich Depressionen und Resignation, die in einer Unfähigkeit zum Handeln münden.

Am besten verfahren Sie nach der Devise:

»Ich packe mein Leben mit Diabetes neu an«

Nachdem man durch Schulung und Beratung gelernt hat, worauf es ankommt, sollte man konsequent einen Neubeginn im Leben setzen, z. B. wie jener übergewichtige 44-jährige Busfahrer mit Typ-2-Diabetes, der wegen seiner schlechten Stoffwechsellage drauf und dran war, seinen Job zu verlieren. Dieser Mann hat es inzwischen geschafft, sein Gewicht zu normalisieren und damit seine Blutzuckerwerte so zu verbessern, dass er seinen Arbeitsplatz behalten konnte.

Den Diabetes akzeptieren – wie geht das?

Lieber Leser, Sie als Diabetiker wissen, welche zahlreichen Anforderungen Schule, Beruf, Haushalt, Familie usw. an Sie stellen. Wenn Sie allen gerecht werden und damit auch Ihre Stoffwechselführung nicht aus dem Auge verlieren wollen, dann werden Sie erkennen, dass die Verleugnung des Diabetes nicht die günstigste Möglichkeit der Anpassung an die Krankheit ist. (Für manche anderen Erkrankungen, z. B. eine schwere Krebserkrankung, kann das durchaus nötig und dem Patienten hilfreich sein.) Menschen mit Diabetes hingegen sollte es gelingen, die Krankheit als Tatsache zu akzeptieren und als einen unabänderlichen Bestandteil des Lebens anzuerkennen. Zu wissen, dass man nur nach Kenntnis der Regeln und Gesetzmäßigkeit der Krankheit dieser begegnen kann, wird einem helfen, Depressionen und Selbstmitleid zu überwinden.

Wie macht man das?

Nun werden Sie vielleicht mit Recht fragen, wie macht man das? Sind das nicht alles schöne Worte, doch wo bleibt die praktische Anweisung? Welches ist der Weg, auf dem man zu diesem Ziel gelangt? Leider gibt es kein allgemein gültiges Rezept dafür, wie man das Leben lebt. Es gibt nicht die globale Anweisung: Man nehme ein Pfund guten Willen, die gleiche Menge Energie, mische es mit einer guten Portion Humor und Gleichmut und gebe nur eine Prise Tränen gleichsam als Salz dazu. Leider kann Ihnen niemand mit einer solchen Anweisung dienen, dazu sind die Menschen zu verschieden. Einige Ratschläge seien Ihnen aber gegeben, die hilfreich sein können.

Akzeptieren Sie den Diabetes – Schritt für Schritt

- Fangen Sie immer wieder neu an! Leben bedeutet, immer wieder Neues zu erlernen, anzunehmen und umzudenken.
- Gleich zu Beginn des Diabetes ist es für Sie wichtig, an einer strukturierten Diabetikerschulung teilzunehmen. Hier erlernen Sie alles, was Sie für ein Leben mit Diabetes wissen und beachten sollten, um auf Dauer trotz Diabetes ein nahezu normales Leben führen zu können.
- Das moderne Konzept solcher Schulungskurse für Menschen mit Diabetes zielt darauf ab – Stichwort »Empowerment« –, dass der Einzelne stark (»Power«) und fit gemacht und in die Lage versetzt wird, sein Leben mit Diabetes selbst aktiv zu regeln, zu entscheiden, die Richtung vorzugeben. Dadurch wird von Ihnen heute natürlich auch mehr Eigeninitiative und Eigenverantwortung erwartet als früher. Denn nur mit Ihrer Mitarbeit wird eine gute Stoffwechseleinstellung langfristig erfolgreich möglich sein.
- Teilen Sie Ihrem Behandlungsteam (Arzt, Diabetesberaterin und Diätassistentin) Ihre Wünsche, Ziele und Erwartungen mit, die Sie bezüglich Ihrer Diabeteseinstellung im Alltag haben. Nur dann kann Ihr Behandlungsteam mit Ihnen gemeinsam auch das richtige Therapiekonzept auswählen. Mit den heutigen modernen Behandlungsmethoden können Sie körperlich und geistig genauso leistungsfähig sein wie jeder andere auch. **Sie müssen entscheiden, welche Ziele Sie bei Ihrem Diabetes erreichen wollen.**
- Sicher können Sie sich auch zusätzlich über spezielle Fachbücher (siehe Seite 327 f.) und Zeitschriften (z. B. Diabetes-Journal) oder auch über ein geeignetes Call-Center oder das Internet informieren. Man kann sich für den Umgang mit dem Diabetes vieles allein erarbeiten. Dennoch ist es erforderlich, sein Wissen und die praktischen Fähigkeiten für das Leben mit dem Diabetes in einer strukturierten Diabetesschulung in einer Gruppe gemeinsam zu erarbeiten und zu vertiefen.
- Informiertsein und die Motivation, den richtigen und sicheren Umgang mit der Erkrankung gefunden zu haben, gibt Ihnen mehr Selbstwertgefühl und Lebensfreude.
- Wenn dann doch irgendwann negative Emotionen und Gefühle bei Ihnen aufkommen, suchen Sie das Gespräch mit anderen, den Erfahrungsaustausch. Die Möglichkeit haben Sie z. B. in den Schulungskursen oder auch in Selbsthilfegruppen des Deutschen Diabetiker-Bundes. Die Erkenntnis, dass andere in der gleichen Situation sind wie Sie, vielleicht auch die gleichen Probleme haben, wird Ihnen sicher helfen.

Wie die Konfrontation mit dem Leben selbst

Wer meint, dass Diabetiker in ihrem Wohlbefinden besonders eingeschränkt seien, irrt sich – Gott sei Dank. Jedenfalls geben Diabetiker bei entsprechenden Befragungen keine generell hohe Belastung an. Allerdings berichten drei Viertel aller Patienten von Ängsten hinsichtlich Folge- und Spätschäden, gefolgt von Klagen über eine eingeschränkte Lebensqualität durch die Erfordernisse der Ernährung und der regelmäßigen Stoffwechselführung. Insulinbedürftige Typ-2-Diabetiker erweisen sich von allen Patienten als die am stärksten belastete Gruppe.

Die Konfrontation mit dem Diabetes ist wie die Konfrontation mit dem Leben selbst, eine Chance, vorhandene Grenzen und Schwierigkeiten akzeptieren zu lernen und die vielfältigen Möglichkeiten des Lebens, die bleiben, sinnvoll und verantwortlich zu gestalten. Nur so haben Sie Lebensqualität, Lebensperspektive und – Lebenserwartung!

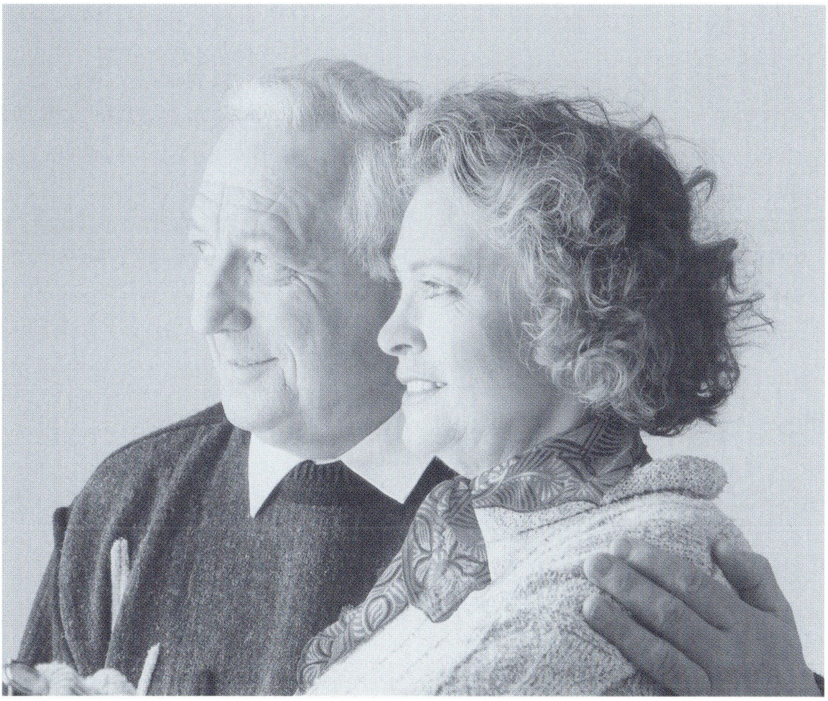

Auch mit Diabetes kann man optimistisch in die Zukunft blicken.

Vom Nutzen einer guten Diabeteseinstellung

Drei Ziele sind es vor allem, für deren Erreichen eine gute Diabeteseinstellung sehr hilfreich ist:

- Lebensqualität
- Lebensperspektive
- Lebenserwartung

Die überragende Bedeutung einer guten Diabeteseinstellung für normale Lebensaussichten gilt heute als endgültig gesichert. Für das Erreichen dieses Ziels müssen die Blutzucker- und Blutfettwerte (und einiges mehr) weitgehend normalisiert werden. Tab. 3 auf Seite 50 gibt über solche Richtwerte Auskunft. Im Einzelnen sollten aber die individuellen Therapieziele und -wünsche mit dem Arzt besprochen und im Diabetiker-Ausweis bzw. -Pass schriftlich festgehalten werden. Das Auftreten schwerer Unterzuckerungen kann das Anheben der Blutzuckerziele erforderlich machen, ganz besonders, wenn die Hypoglykämien kaum oder nicht wahrgenommen werden. Gleiches gilt für das Vorliegen einer schweren Herzkrankheit oder fortgeschrittener Augenhintergrunds-Veränderungen. In der Schwangerschaft müssen Blutzucker- und HbA_{1c}-Werte niedriger sein.

Was sagt der HbA_{1c}-Wert aus?

Heutzutage wird der Gehalt an »Zuckerhämoglobin« HbA_{1c} im Blut als der entscheidende Messwert zur Beurteilung der Diabeteseinstellung herangezogen.

Der rote Blutfarbstoff Hämoglobin geht nämlich in Abhängigkeit von der Blutzuckerhöhe mit dem Traubenzucker (Blutzucker) eine dauerhafte Verbindung ein. Nachdem die roten Blutkörperchen in der Regel drei bis vier Monate im menschlichen Organismus zirkulieren, kann man im Verlauf der letzten zwei bis sechs Wochen vor der Untersuchung die Höhe des Zuckerhämoglobins als eine Art durchschnittlichen Blutzuckerspie-

Was sagt der HbA_{1c} aus?

Unter 6 %:	es liegt kein Diabetes vor oder der Patient ist hervorragend eingestellt
6 bis 7,5 %:	der Diabetes ist gut bis ausreichend eingestellt
7,5 bis 10 %:	der Diabetes ist mäßig bis schlecht eingestellt
über 10 %:	der Diabetes ist sehr schlecht eingestellt

gel ansehen. Meist wird dieses Zuckerhämoglobin als HbA_{1c} gemessen. Stoffwechselgesunde überschreiten dabei den Wert von sechs Prozent des gesamten Hämoglobins nicht. Schlecht eingestellte Diabetiker können Werte von 15 Prozent und höher aufweisen. Von einer guten Diabeteseinstellung kann man bei Werten unter 7,5 Prozent sprechen. (Wird anstelle von HbA_{1c} noch der veraltete HbA_1-Wert bestimmt, muss man bei den angegebenen Richtwerten jeweils ca. 1,5 Prozentpunkte hinzuzählen. Eine gute Einstellung wäre dann gleichbedeutend mit einem HbA_1-Wert unter neun Prozent.)

In Ergänzung zum HbA_{1c}-Wert kann neuerdings auch die Messung der verzuckerten Eiweiße (Fructosamin-Test) herangezogen werden. Dieser Wert reagiert auf Veränderungen der Diabeteseinstellung schneller und spiegelt in etwa die durchschnittlichen Blutzuckerwerte der letzten acht Tage wider.

Als Langzeitwert ist aber der HbA_{1c}-Wert für die vielen Patienten, die regelmäßig ihre Stoffwechselselbstkontrolle durchführen, als der entscheidende Standardwert besonders interessant. Sie kennen ja bereits, vor allem wenn Sie Ihren Blutzucker selbst messen, Ihre täglichen Zuckerwerte. Welche Langzeitergebnisse Sie aber damit erreichen und ob diese gut genug zur Verhinderung der Blutgefäßschäden sind, kann Ihnen nur der Arzt mit dem HbA_{1c}-Wert sagen. Ein bis zwei Messungen genügen im Allgemeinen für Typ-1-Diabetiker pro Quartal, für Typ-2-Diabetiker mit ihrer meist stabileren Stoffwechsellage pro (Halb-)Jahr.

Tab. 3: So sieht eine gute Stoffwechseleinstellung bei Typ-2- und Typ-1-Diabetikern aus

Typ-2-Diabetiker, ohne und mit Insulinbehandlung

HbA_{1c}-Wert	unter 7,5 %, besser unter 6,5 %	
Blutzucker vor dem Essen	100–130 mg%	5,56–7,22 mmol/l
Blutzucker nach dem Essen	unter 180 mg%	10,00 mmol/l
Azeton im Urin	negativ	
Harnzuckerausscheidung in 24 Stunden	negativ	
Cholesterin im Serum*	unter 200 mg%	5,20 mmol/l
Neutralfette (Triglyzeride) im Serum	unter 150 mg%	1,65 mmol/l
Mikroalbuminurie (Albumin im Urin)	negativ	

Für ältere Typ-2-Diabetiker gelten oftmals besondere Therapieziele. So kann das Erreichen von »Harnzuckerfreiheit« zur Beseitigung diabetesspezifischer Symptome ausreichend sein.

Typ-1-Diabetiker

HbA_{1c}-Wert	unter 7,5 %**	
Blutzucker vor dem Essen	100–130 mg%	5,56–7,22 mmol/l
Blutzucker nach dem Essen	unter 180 mg%	10,00 mmol/l
Azeton im Urin	negativ	
Schwere Unterzuckerungen	keine	
Cholesterin im Serum*	unter 200 mg%	5,20 mmol/l
Neutralfette (Triglyzeride) im Serum	unter 150 mg%	1,65 mmol/l
Mikroalbuminurie	negativ	

Für beide Typen gilt: Ohne ein normales Körpergewicht gibt es keine gute Einstellung! **Der Blutdruck sollte unter 140/85 mmHg liegen!**

* Die Cholesterinwerte richten sich nach bereits eingetretenen Gefäßkomplikationen und sind in bestimmten Grenzen vom Lebensalter abhängig

** unter Vermeidung von schweren Unterzuckerungen

Der Anreiz zum Mitmachen

Zu Recht räumt man heute der Psychologie und ihren Erkenntnissen eine wichtige Stelle in der Medizin ein. Es ist zweifellos richtig, dass ich nur dann zum Anwenden und Durchhalten der gewiss nicht immer angenehmen Spielregeln bereit bin, wenn sie für mich Sinn machen, mir etwas geben. Sofort spürbare Lebensqualität will ich damit erreichen. Nur auf weit in der Zukunft liegende Dinge ausgerichtet zu leben, fällt schwer, die Zukunft ist ohnehin im Dunkeln und scheint noch so fern. Auch weiß man, dass die alleinige Drohung mit den Folgen einer ungenügenden Diabeteseinstellung, also die Voraussage von sonst unabwendbaren Komplikationen, nicht jeden Menschen in gleicher Weise beeindruckt. Viele Menschen – Diabetiker und Nichtdiabetiker – stehen auf dem Standpunkt: »Lieber jetzt ›richtig‹ leben und dafür eher sterben, als ein längeres Leben ohne Freuden führen müssen«. Allerdings ist gerade dieser Standpunkt für Menschen mit Diabetes in mehrfacher Hinsicht falsch. Das sog. »richtige« Leben endet nämlich bei gefährdeten Patienten durchaus nicht wunschgemäß schnell und ohne Leiden, sondern meist in einem langen Siechtum. Mit einer guten Diabeteseinstellung aber fühle ich mich wohl, und die notwendige Disziplin ist durchaus mit einem lebenswerten Leben zu vereinbaren.

Letzten Endes muss jeder ganz persönlich entscheiden, was er erreichen will. Mitmenschen, Diabetesberater und Ärzte können ihn bei der Verwirklichung dieser Ziele bestenfalls unterstützen.

Akute Gefahren und Beschwerden lassen sich vermeiden

Was haben wir doch gelesen? Für den Diabetiker wird es gefährlich, wenn eine akute Stoffwechselentgleisung mit sehr hohen Blut- und Harnzuckerwerten sowie mit einem Anstieg der sauren Azetonvorstufen vorliegt. Die daraus folgende »Säurevergiftung«, das diabetische Koma, ist nach wie vor die gefährlichste Komplikation der Zuckerkrankheit. Um diesen Zustand zu verhindern, muss eine gute Diabeteseinstellung angestrebt werden. Dem Patienten bringt es aber auch andere unmittelbare Vorteile, wenn die akute Stoffwechselentgleisung verhindert wird. Denn zweifellos ist der Zustand der Harnzuckerfreiheit infolge normaler Blutzuckerwerte angenehmer als das Gegenteil.

Erscheinungen wie Nervenschmerzen, Potenzstörungen, Hautinfektionen, Beeinträchtigungen des Sehvermögens oder eine ausgeprägte Konzentrationsschwäche, die durch die akute Stoffwechselentgleisung auftreten können, verschwinden in der Regel rasch. Kein Durst, kein vermehrtes Wasserlassen, kein Juckreiz quält den Patienten, der nun voll leistungsfähig ist.

Hypoglykämien sind vermeidbar

Der Nutzen einer guten Diabetesbehandlung bezieht sich aber auch auf die Vermeidung des »Gegenteils« eines diabetischen Komas, nämlich auf die Verhinderung schwerer Unterzuckererscheinungen, sog. Hypoglykämien. Auf den Seiten 197ff. wird hierüber ausführlich informiert. Das Zusammenspiel von Nahrungszufuhr, eingenommenen oder gespritzten Medikamenten sowie geleisteter körperlicher Arbeit bestimmt die Höhe des Blutzuckers. Auch Menschen, die keinen Diabetes haben, sind irgendwann einmal mehr oder weniger hypoglykämisch gewesen, haben also niedrige Blutzuckerwerte aufgewiesen. Wohl niemand wird behaupten, dies sei ein angenehmer Zustand, zumal für viele Menschen Erinnerungen an Jahre des Hungers und der Entbehrung wach werden. Diese Beschwerden sind aber bei der durch Medikamente bedingten Unterzuckerung noch wesentlich ausgeprägter und stärker. Der Nutzen einer exakten Diabetesbehandlung liegt also auch darin, Hypoglykämien zu verhindern und Lebensbedingungen zu schaffen, die für den Patienten wesentlich erstrebenswerter sind als ein durch fortwährende Unterzuckerung bedrohter Alltag.

Schutz vor Folgekrankheiten

Der Nutzen einer sorgfältigen Langzeitbehandlung, mit der diabetische Folgekrankheiten vermieden oder abgeschwächt werden können, ist heute allgemein anerkannt. Diabetiker weisen leider im Laufe der Erkrankung und insbesondere bei schlechter Stoffwechselführung vermehrt Störungen an den kleinen und großen Blutgefäßen auf. Diese Schäden können im schlimmsten Fall zu einer Erblindung, zum Nierenversagen, zum Herzinfarkt, zum Schlaganfall und zum diabetischen Brand an den Füßen, der sog. Gangrän, führen.

Sie sollten jedoch wissen, dass diese Schäden zum weitaus größten Teil vermeidbar sind.

Durch eine gute Diabeteseinstellung (und dazu sind HbA_{1c}-Werte dauerhaft unter 7,5 Prozent erforderlich), durch richtige Ernährung und die Beseitigung weiterer Risikofaktoren, wie Rauchen, hoher Blutdruck und hohe Blutfette, sowie durch häufige Stoffwechselkontrollen – insbesondere durch den Patienten selbst – ist eine hinlängliche Garantie gegeben, dass solche Blutgefäßschäden entweder überhaupt nicht oder doch nur verzögert bzw. abgeschwächt auftreten. Das Leben des Diabetikers wird also in erster Linie durch diese Komplikationen bedroht. Natürlich muss dabei bedacht werden, dass manche Gefäßschäden im Sinne der Veränderung an den großen Blutgefäßen (Arteriosklerose oder Arterienverkalkung s. S. 219ff.) auch zur wichtigsten Todesursache für Menschen *ohne* Diabetes geworden sind. Nur sind eben Zuckerkranke besonders gefährdet, solche Schäden häufiger und in früheren Jahren zu erleiden als andere Menschen.

Eine gute Einstellung spart Insulin und Tabletten

Ein weiterer Nutzen der guten Diabeteseinstellung und zugleich eine besondere Annehmlichkeit für den Patienten liegt darin, dass bei anhaltender Besserung der Stoffwechselsituation – insbesondere infolge Gewichtsabnahme bei Übergewichtigen – die Injektion oder Einnahme von Medikamenten oft aufgegeben werden kann. Es gibt fettsüchtige, insulinspritzende Typ-2-Diabetiker, die nach starker Gewichtsabnahme nicht nur ohne Insulin, sondern ohne alle Medikamente – also auch ohne Tabletten – auskommen. Die Tatsache, dass vier Fünftel aller Diabetiker übergewichtig sind, unterstreicht die Forderung nach dem Vorrang der richtigen und gesunden Ernährung in der Behandlung des Diabetes. Liegt nicht in dem Ziel, womöglich nicht mehr spritzen oder keine Tabletten einnehmen zu müssen, ein besonderer Anreiz für übergewichtige Diabetiker, mit einer vernünftigen Ernährung das Körpergewicht auf ein erträgliches Maß zu senken?

Und sollte es nicht normalgewichtige Diabetiker anspornen, Übergewicht schon deshalb zu vermeiden, weil sonst die Stoffwechsellage sich verschlechtert und erstmals eine Tabletten- oder Insulinbehandlung nötig wird bzw. die täglich erforderliche Zahl der Tabletten oder der Insulininjektionen zunimmt?

Zusammenfassend darf man sagen, dass eine gute Diabetesbehandlung sowohl die akuten Gefahren (diabetisches Koma, Unterzuckerung) als auch chronische Schäden, insbesondere an den Blutgefäßen, verhindern oder abschwächen kann. Darüber hinaus erlebt der gut eingestellte, d.h. richtig geführte und womöglich ohne Medikamente behandelte Diabetiker täglich das positive Gefühl der vollen geistigen, körperlichen und seelischen Kraft, die einen guten Gesundheitszustand auszeichnet.

Gesunde Ernährung auch bei Diabetes

Die richtige, gesunde Ernährung stellt die Grundlage aller Behandlungsformen des Diabetes dar. Sie ist zugleich die wichtigste und am längsten bekannte Art der Behandlung.

Man könnte sicherlich einen Großteil aller Menschen mit Typ-2-Diabetes zu Beginn der Erkrankung allein durch eine Umstellung auf gesunde, kaloriengerechte Ernährung und Steigerung der täglichen Bewegung behandeln.

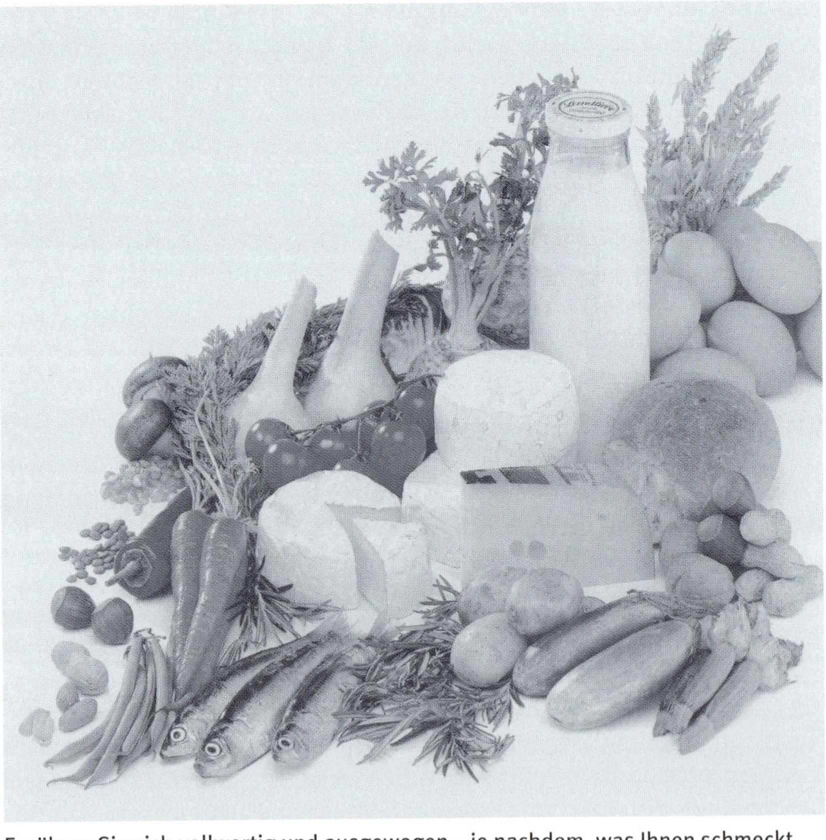

Ernähren Sie sich vollwertig und ausgewogen – je nachdem, was Ihnen schmeckt.

Die Empfehlungen für die Ernährung eines Menschen mit Diabetes entsprechen einer gesunden, vollwertigen, kaloriengerechten Mischkost, wie sie auch jedem Gesunden empfohlen wird. Der tägliche Bedarf an Energie (sprich Kalorien) hängt von Körpergröße, Körpergewicht und Leistung ab. Deshalb sollte jeder Mensch seinen individuellen Energieverbrauch kennen. Gewichts-Tabellen erleichtern Ihnen und Ihrem behandelnden Arzt, diesen herauszufinden.

Die Körperwaage, regelmäßig benützt, wird Ihnen das bestätigen.

Die Ernährung bei Typ-1- oder Typ-2-Diabetes hat jeweils dieselben Grundregeln, jedoch unterschiedliche Schwerpunkte.

Sie werden auf den folgenden Seiten ausführlich behandelt.

Eine ausführliche Ernährungsberatung im Rahmen einer Schulung ist sehr wichtig!

Nach wie vor ist die richtige Ernährung die Grundlage einer jeden erfolgreichen Diabetestherapie. Nur auf dieser Basis kommen die heute sehr guten Möglichkeiten der Diabetesbehandlung voll zum Tragen. Das gilt selbst für die intensivierte Insulintherapie, die neuen, superschnell wirksamen Insuline sowie die Pumpenbehandlung.

Selbstverständlich bilden ein gutes Ernährungswissen und die Abstimmung der Ernährung auf die jeweilige Therapie, plus vermehrte Bewegung, das A und O des Erfolges.

Deshalb gilt:
Lernen Sie den Umgang mit unseren Nahrungsmitteln!

- Wie sind diese einzuschätzen?
- Wie viel Energie liefern sie dem Körper?
- Wie ist die Wirkung der Nahrungsmittel auf den Blutzucker und das Körpergewicht?
- Und wie kann ich aus der vorherigen Berechnung und dem Abwiegen das richtige Augenmaß für den Alltag erlernen?

Eine Erkenntnis von Konrad Lorenz schildert das treffend:

Gesagt ist nicht gehört!
Gehört ist nicht verstanden!
Verstanden ist nicht einverstanden!
Einverstanden ist nicht angewendet!
Angewendet ist noch lange nicht ein Leben lang beibehalten!

Nahrung dient zum Aufbau und Betrieb unseres Körpers

Der Körper holt sich aus der täglich zugeführten Nahrung das, was er zum Aufbau und Betrieb oder, besser gesagt, zur Energiegewinnung braucht. Mit Hilfe dieser Energie aus den verschiedenen Nährstoffen ist Leben erst möglich.

Die drei Grundnährstoffe sind in entsprechender Aufteilung im Ernährungskreis dargestellt:

Kohlenhydrate: sind Energiespender Nr. 1, also reichlich essen, ca. 50 bis 55 %,
Fett: dient als Reserve- und Speicherstoff, deshalb nur 30–35 %,
Eiweiß: zum Aufbau der Zellen, nur 10–15 % der Gesamtmenge nötig.

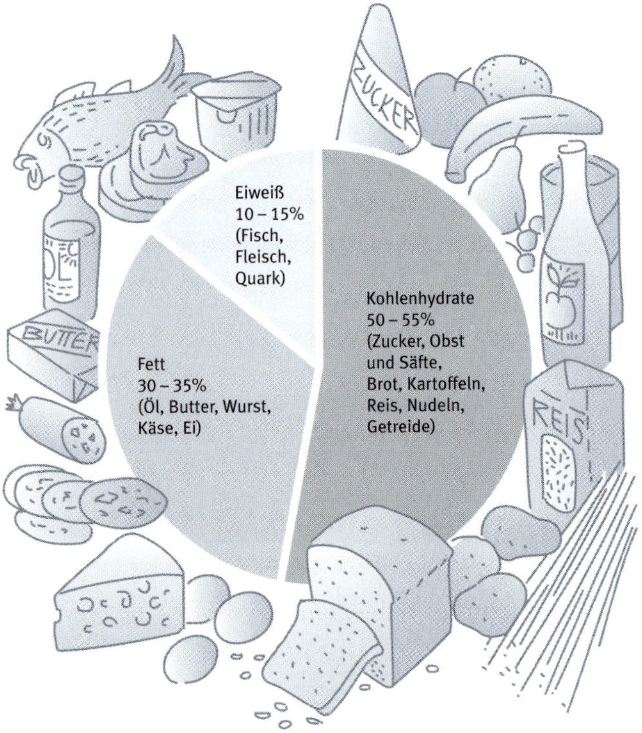

Kaloriengehalt der einzelnen Nährstoffe:

1g Kohlenhydrat	ca. 4 kcal.	1g Eiweiß	ca. 4 kcal.
1g Fett	ca. 9 kcal.	1g Alkohol	ca. 7 kcal

Da Kohlenhydrate die notwendige Energie zur Leistung liefern, sollten wir alle reichlich Kohlenhydrate essen, aber die richtige Auswahl treffen.

Fett ist ein Reservestoff, dessen übermäßige Zufuhr in Form von Depotfett im Körper gespeichert wird.

Außerdem enthält Fett die lebensnotwendigen, fettlöslichen Vitamine.

Fett ist zusätzlich Geschmacksträger, der unser Essen aufwertet, aber auch doppelt so viel Energie (Kalorien) liefert als die anderen Nährstoffe und dadurch die Gewichtszunahme fördert.

Fett im Übermaß genossen macht f e t t!

Leider ist das in unserer Wohlstandsgesellschaft mit oft wenig Bewegung zu wenig beachtet worden.

Eiweiß setzt sich aus Aminosäuren zusammen, baut die Zellen und die Muskulatur auf, ist also lebensnotwendig. Und trotzdem reichen dafür 10–15 % der Gesamtenergiemenge aus.

Wir essen alle zu viel Eiweiß und Fett, aber zu wenig Kohlenhydrate!

Die Energie, die wir aus diesen Nährstoffen gewinnen, berechnen wir als Kilokalorien (kcal). Der Begriff Joule (kJ) ist zwar auf jedem Fertigprodukt neben den kcal angegeben, hat sich aber im Berechnungsalltag nicht durchgesetzt.

1 kcal entspricht ca. 4 kJ.

Fazit: Wer mit einem zu hohen Körpergewicht zu kämpfen hat, sollte vor allem Fett und Alkohol reduzieren; das bringt den ersehnten Erfolg!

Was sind Kohlenhydrate?

Wie schon erwähnt, dienen die Kohlenhydrate, die vorwiegend durch pflanzliche Nahrungsmittel aufgenommen werden, dem Körper als Energielieferant Nr. 1.

Kohlenhydrate werden über die Verdauung zu Traubenzuckerbausteinen abgebaut, gelangen so in die Blutbahn und erhöhen den Blutzucker.

Die gesunde Bauchspeicheldrüse schickt immer rechtzeitig und ausreichend Insulin, mit dessen Hilfe die Traubenzuckerbausteine in die Zelle

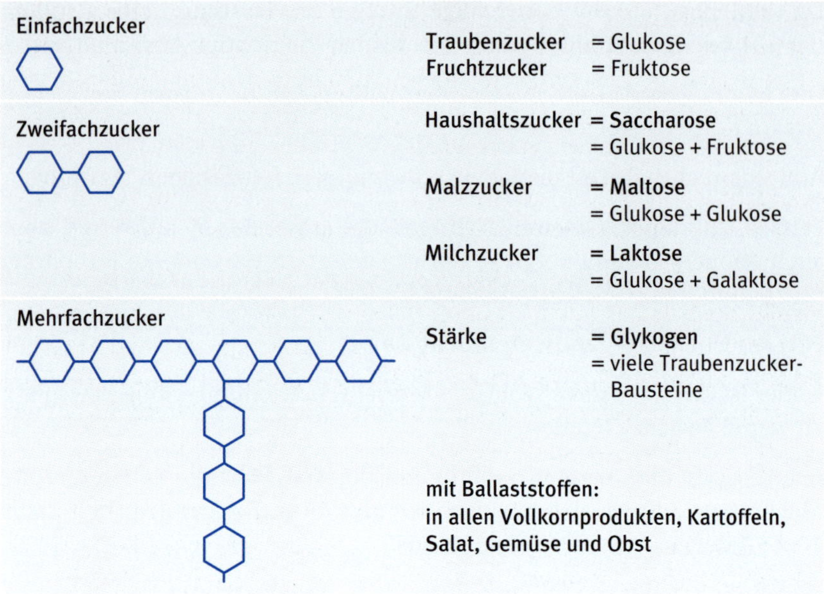

Struktur der Kohlenhydrate.

gelangen und dort in Energie umgewandelt werden. Dadurch reguliert sich beim Gesunden der Zuckergehalt im Blut.

Es gibt verschiedene Arten von Kohlenhydraten mit unterschiedlicher Wirkung auf den Blutzucker.

Wirkung dieser verschiedenen Kohlenhydrate auf den Blutzucker

Blutzucker erhöhend sind:

- **Traubenzucker:** erhöht sofort den Blutzucker, da er ohne Verdauungsarbeit ins Blut übergeht. Nur bei Unterzuckerung zu empfehlen, dort sogar notwendig und lebensrettend.
- **Fruchtzucker:** vorwiegend im Obst oder als Zuckeraustauschstoff bekannt, geht langsam ins Blut.
- **Haushaltszucker,** Honig und alle damit gesüßten Getränke erhöhen den Blutzucker rasch und sind in dieser Form nicht zu empfehlen. Wird dieser Zucker oder Honig nicht pur, sondern verpackt in Fett, Eiweiß oder gar Ballaststoffen, wie z.B. Schokolade, Sahneeis oder mit

Vollkornprodukten gegessen, dann gehen diese mit normalem Zucker gesüßten Lebensmittel langsam ins Blut. Deswegen können diese Leckereien in kleinen Mengen, mit Berechnung, statt anderer Zwischenmahlzeiten gegessen werden. Diabetikerprodukte dieser Art bringen keinen wesentlichen Vorteil.

Wichtig: Den Genuss von Zucker auf das Minimum von 10 % der Gesamtkalorien reduzieren. Dies ist für jedermann sinnvoll.

- **Obst** enthält mehrere Zuckerarten, die anzurechnen sind. Besonders süße Sorten, die auch Traubenzucker enthalten, wie z.B. Bananen, Weintrauben, Kirschen, Zwetschgen oder Trockenobst, sind eher bei Sport zu empfehlen, da diese den Blutzucker rasch erhöhen. Da Obst wichtige, wasserlösliche Vitamine und Ballaststoffe enthält, sollten täglich mindestens 2–3 Obstportionen gegessen werden.
- **Malzzucker** in flüssiger Form im Bier erhöht rasch den Blutzucker. Da Bier aber auch den „Gegenspieler Alkohol" enthält, gleicht sich diese Wirkung bei einer Flasche Bier pro Tag wieder aus (siehe Seite 82: Alkohol). Deshalb ist süßes, alkoholfreies Bier nicht zu empfehlen!

Merke: Bei alkoholhaltigen Getränken ist wegen der blutzuckersenkenden Wirkung keine BE-Berechnung erforderlich.

- **Milchzucker** in Milchprodukten bedeutet, der Zucker ist in Fett und Eiweiß eingepackt. Deswegen kommt es zu keiner raschen Blutzuckererhöhung. Erst ab ¼ l Milchprodukt ist 1 BE zu berechnen. Bei Quark und Käse ist keine Bt-Berechnung vorzunehmen, da die Molke (die den Milchzucker enthält) bei der Herstellung zum Großteil entfernt wird.
- **Zuckeraustauschstoffe und Fruchtzucker** können wie bisher in der Diabeteskost zum Kuchenbacken und Marmeladeeinkochen verwendet werden. In kleinen Mengen ohne BE-Anrechnung. Es besteht jedoch keine Notwendigkeit, diese speziellen Süßungsmittel zu verwenden (siehe Seite 79/80).
- **Stärke und Ballaststoffe** erhöhen nur langsam den Blutzucker und sind daher günstig. Sie müssen durch die Verdauung erst in einzelne Traubenzuckerbausteine gespalten werden, um dann ins Blut zu gelangen. Sie sollten also den Großteil Ihrer Kohlenhydrate aus diesen Nahrungsmitteln wählen. Wenn diese stärkehaltigen Nahrungsmittel auch noch reichlich Ballaststoffe enthalten, wie z. B. in allen Vollkornprodukten, Kartoffeln, ungeschältem Reis, Frischkorn-Müsli, wirken sie eher glättend auf den Blutzuckerspiegel.

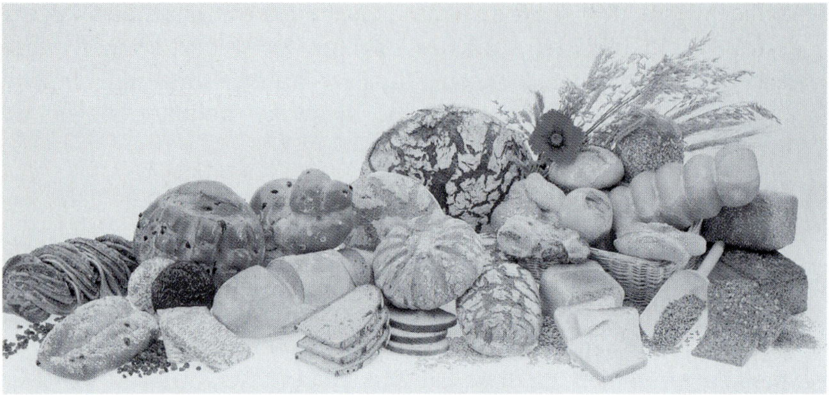

Wählen Sie aus dem großen Angebot der Bäckereien die verschiedenen Brotsorten aus, am besten Vollkornbrote oder Vollkornkleingebäck, die aus dem vollen Korn verarbeitet wurden. Weißbrot enthält weniger Ballaststoffe, kaum Vitamine und Mineralstoffe und sättigt dadurch weniger.

Nicht Blutzucker erhöhend sind alle Salate, Rohkost und Gemüse, mit wenigen Ausnahmen. Das heißt also: Essen Sie möglichst viel Salat und Gemüse. Sie werden dadurch schneller satt, führen sich Vitamine und Mineralstoffe zu und regeln durch die Ballaststoffe auch die Verdauung.

Ausnahme: **Hülsenfrüchte** enthalten Stärke, lassen aber durch den hohen Ballaststoffanteil den Blutzucker kaum ansteigen. Hülsenfrüchte in normalen Portionsgrößen brauchen nicht in die BE-Berechnung mit einbezogen zu werden. Bei größeren Mengen bitte austesten.

Beispiel: Hülsenfrüchte ohne Speck sind ein gutes vegetarisches Essen!

Das Schlagwort zum Abnehmen heißt nicht FDH, sondern: Iss das Richtige!

- Wer mit Fett und Alkohol sparsam umgeht, wird leichter abnehmen.
- Essen Sie dafür reichlich Kohlenhydrate: Vollkornprodukte, Kartoffeln, Salat, Gemüse und Obst. Kohlenhydrate ohne Fett machen nicht dick.
- Auf Zucker pur und gezuckerte Getränke verzichten Sie lieber, dafür sind Süßstoffe jeder Art und damit gesüßte Light-Getränke zu empfehlen.
- Auch mal ein Stück Kuchen, Schokolade oder Eis statt anderer Zwischenmahlzeiten.
- Schmecken Sie Ihr Essen mit viel frischen Kräutern und Gewürzen ab.

Praxistipp

Kohlenhydrate (KH) in Schätzeinheiten austauschen, als BE oder Kohlenhydratportion (1 BE = 10–12 g KH) berechnen, in Küchenmaßen oder Gramm abmessen

Kohlenhydrat-Austausch mit folgender Tabelle

Da es viele verschiedene kohlenhydrathaltige Nahrungsmittel gibt, können Sie selber austauschen. Über die entsprechenden Mengen geben unsere Austauschtabellen in Küchenmaßen oder Gramm Auskunft. Es ist sinnvoll, erst einmal mit einer Küchenwaage alles abzuwiegen, um dann das Augenmaß im Abschätzen zu schulen.

Wer nie abgewogen hat, schätzt meist schlecht!

Die Kohlenhydrat-Tabelle ist in Gruppen unterteilt.

Die Gruppen sind:

A Nährmittel, Getreide
B verschiedene Brotsorten
C Milch und Milchprodukte
D Kartoffeln, Gemüse und Hülsenfrüchte (mit Berechnung); Gemüse und Salate (ohne Berechnung)
E Obst
F Obst- und Gemüsesäfte
G Nüsse

Da man bei verschiedenen Tabellen unterschiedliche Angaben finden kann, ist es gut, sich immer an eine Vorlage zu halten. Außerdem können sich die Angaben durch Reifegrad und Verarbeitung der Nahrungsmittel noch einmal verändern, so dass es letztendlich nicht auf zwei Gramm genau ankommt.

Deshalb gilt: zuerst wiegen!
Für den Alltag das Abschätzen mit den Augen lernen, Küchenmaße ersetzen dann die Waage.

Küchenmaße sind Tee- oder Esslöffel, Tassen, Schöpfkellen, Scheiben, Stück, groß, klein, mittelgroß oder auch mal die eigene Hand zum Portionieren. Bei der Angabe „bitte wiegen“ ist das genaue Abwiegen wichtig.

Übung macht den Meister!

Kohlenhydrat-Austauschtabelle

1 BE-Schätzwert entspricht 10–12 g Kohlenhydrate (1 Portion Kohlenhydrate)

		Küchenmaß	1 BE	Kalorien
A	**Nährmittel, Getreide**			
	Buchweizen	1 gehäufter EL	20 g	60
	Cornflakes	3 EL	15 g	60
	Graupen, Grieß	1 gehäufter EL	20 g	60
	Grünkern, Schrot oder ganzes Korn	2 EL	20 g	60
	Haferflocken	2 gehäufte EL	20 g	60
	Hirse	1 gehäufter EL	15 g	60
	Kartoffelpüree, Knödelmehl	1 gehäufter EL	15 g	50
	Paniermehl	1 gehäufter EL	15 g	60
	Puddingpulver	1 gehäufter EL	15 g	50
	Reis, roh	1 gehäufter EL	15 g	60
	Reis, gekocht	2 gehäufte EL	45 g	60
	Sago, Stärkemehl (Mais-, Reis-, Kartoffelstärke)	1 gehäufter EL	15 g	50
	Teigwaren, roh	bitte wiegen	20 g	70
	Teigwaren, gekocht	bitte wiegen	60 g	70
	Vollkornmehl (Weizen, Roggen)	2 EL	20 g	60
	Weizenmehl, Type 405 (Auszugsmehl)	1 gehäufter EL	15 g	60
B	**Brot**			
	Brötchen, Laugenbrezel	1/2 Stück	25 g	60
	Toast (Weizen, Roggen)	1 Scheibe	25 g	60
	Weizenmischbrot	1/2 Scheibe	25 g	60
	Graham-Roggenmischbrot	1 dünne Scheibe	30 g	60
	Vollkornbrot (Weizen, Roggen, Leinsamen)	1 kleine Scheibe	30 g	60
	Knäckebrot, Zwieback	2 Stück	20 g	70
C	**Milch und Milchprodukte**			
	Voll-, Dickmilch, Joghurt, Kefir (alles 3,5 %)	2 Tassen	1/4 l	170
	Milch, Sauermilch, Joghurt, Kefir (alles 1,5 %)	2 Tassen	1/4 l	120
	Buttermilch, Molke, Magerjoghurt	2 Tassen	1/4 l	90

Fortsetzung

1 BE-Schätzwert entspricht 10–12 g Kohlenhydrate (1 Portion Kohlenhydrate)

		Küchenmaß	1 BE	Kalorien
D	**Kartoffeln, Hülsenfrüchte, Gemüse**	Küchenmaß	1 BE	Kalorien
	Kartoffeln	1 mittelgroße	80 g	50
	Kartoffelknödel, gekocht	1/2 Knödel	50 g	60
	Kartoffelbrei, verzehrsfertig	2 gehäufte EL	100 g	80
	Pommes frites, verzehrsfertig	1/2 Tasse	35 g	110
	Maiskörner, Zuckermais aus der Dose	4 EL	80 g	70
	Maiskolben	1 mittelgroßer	170 g	70
	Rote Bete (Glas)	1 Schälchen	140 g	70
	Alle Hülsenfrüchte wie: Erbsen, dicke Bohnen, Linsen gekocht enthalten Stärke und etwas Zucker, aber so viel Ballaststoffe, dass eine Portion nicht als BE berechnet werden muss. Größere Mengen austesten!	ca. 3 EL	80–100 g	70

Gemüse und Salatpflanzen, deren geringer Kohlenhydratgehalt nicht berücksichtigt werden muss, sind: Auberginen, grüne Bohnen, Brokkoli, Blumenkohl, Champignons, Chicorée, Chinakohl, Eisberg-, Endivien-, Feldsalat, Fenchel, Grünkohl, Gurken, Karotten, Kohlrabi, Kopfsalat, Kürbis, Lauch, Paprikaschoten, Pilze, Radicchio, Radieschen, Rettich, Rosenkohl, Rotkohl, Rhabarber, Sauerkraut, Schwarzwurzeln, Sellerie, Spargel, Spinat, Tomaten, Weißkohl, Wirsing, Zucchini, Zwiebel.
Eine Portion dieser Gemüse von 200 g enthält ca. 40 kcal.

E	**Obst** (frisch oder als Kompott ohne Saft)	Küchenmaß	1 BE	Kalorien
	Ananas	1 große Scheibe	90 g	50
	Apfel	1 mittelgroßer	100 g	50
	Aprikose ohne Stein (120 g mit Stein)	2 Stück	130 g	50
	Apfelsine ohne Schale (130 g mit Schale)	1 mittelgroße	180 g	50
	Banane ohne Schale (60 g mit Schale)	1/2 mittelgroße	90 g	50
	Birne	1 kleine	120 g	60
	Brombeeren	9 EL	170 g	50
	Erdbeeren	15 mittelgroße	200 g	50
	Grapefruit ohne Schale (130 g mit Schale)	1/2 Stück	200 g	50

Fortsetzung

E	**Obst** (frisch oder als Kompott ohne Saft)	Küchenmaß	1 BE	Kalorien
	Heidelbeeren	8 EL	170 g	50
	Himbeeren	12 EL	200 g	50
	Holunderbeeren	6 EL	170 g	50
	Honigmelone mit Schale	1/12 Stück	130 g	60
	Johannisbeeren, rot	10 EL	200 g	50
	Johannisbeeren, schwarz	9 EL	180 g	50
	Kirschen, sauer	12 Stück	110 g	50
	Kirschen, süß	10 Stück	100 g	60
	Kiwi	1 mittelgroße	120 g	50
	Mandarine ohne Schale (120 g mit Schale)	2 Stück	160 g	50
	Nektarine mit Stein	1 Stück	110 g	60
	Pfirsich ohne Stein (130 g mit Stein)	1 Stück	140 g	60
	Pflaumen ohne Stein (110 g mit Stein)	4 kleine Stück	120 g	50
	Stachelbeeren	20 Stück	150 g	50
	Trockenobst	bitte wiegen	20 g	50
	Wassermelone mit Schale	1/8 Stück	250 g	60
	Weintrauben	10 mittelgroße	80 g	60
F	**Obst- und Gemüsesäfte** (ohne Zuckerzusatz)			
	Apfelsaft	1 kleines Glas	1/8 l	60
	Grapefruitsaft	1 kleines Glas	1/8 l	50
	Karottensaft	1 Glas	1/4 l	50
	Orangensaft	1 kleines Glas	1/8 l	60
G	**Nüsse und Hartschalenobst** (ohne Schale)			
	Kastanien	5 Stück	30 g	60
	Erdnüsse, Haselnüsse, Kokosnüsse, Mandeln, Paranüsse, Walnüsse, Cashewnüsse enthalten nur geringe Kohlenhydratmengen, die unberücksichtigt bleiben können; sie enthalten jedoch **reichlich Fett!**			

Nahrungsfett

Das im Essen zugeführte Fett

- dient dem Körper als Speicher- und Reservestoff
- ist beteiligt am Zellaufbau
- enthält, löst und transportiert die fettlöslichen Vitamine
- ist Geschmacksträger

Aber: Fett im Übermaß genossen macht fett!

- Es liefert doppelt so viel Energie (Kalorien) wie Eiweiß und Kohlenhydrate und wird im Depotfett gespeichert.
- Täglich zu viel Fett und wenig Bewegung leistet unseren Wohlstandserkrankungen an Herz und Gefäßen enormen Vorschub!

Wir unterscheiden:

Tierisches Fett (überwiegend gesättigte Fettsäuren): in Butter, Schmalz, Speck, Sahneprodukten und

Verstecktes tierisches Fett: vor allem in Wurst- und Wurstwaren, fetten Fleisch- und Fleischwaren, allen Vollmilchprodukten, Käse (über 45% i. Tr.), Eigelb. Diese Produkte sollten im gesunden, kalorienbewussten Essen nicht im Vordergrund stehen.

Pflanzliche Fette mit einfach und mehrfach ungesättigten Fettsäuren bieten dagegen unseren Gefäßen Schutz vor Arteriosklerose und sind daher günstiger als tierisches Fett.

Einfach ungesättigte Fettsäuren sind in Oliven-, Raps- und Soja- oder Erdnussöl, mehrfach ungesättigte Fettsäuren in Sonnenblumen-, Maiskeim-, Kürbiskern-, Distel-, und Leinöl enthalten. Gute Reformmargarine kann zum Streichen verwendet werden.

Verstecktes Pflanzenfett: bis zu 60% in Nüssen und Avocados, die lebensnotwendige Vitamine enthalten. Dagegen sind die versteckten Fette in manchen Schokoladenprodukten, in Fast Food wie z.B. in Chips, in Fett gebackenen Knabbereien und Ähnlichem nicht zu empfehlen. Sie enthalten eine Menge an unvermuteten Kalorien. Diese Produkte, die oft bei geselligen Anlässen in Verbindung mit Alkohol unkontrolliert gegessen werden, verursachen die unerwünschten Kilos auf der Waage.

Positiv zu bewerten ist **Fischfett** in Seefischen, wie zum Beispiel Heringe, Makrelen, Lachs. Es enthält Omega-3-Fettsäuren, die zu empfehlen sind.

Fazit

- Mehr Fisch statt Fleisch und Wurst!
- Kochen Sie mit o. g. Öl, wie in der mediterranen Küche.
- Butter ist etwas Köstliches, aber unter Wurst oder Käse kein Streichfett.
- Fettarme Zubereitungsarten, wenig Sahne, Crème fraîche oder Schmand in der Soße helfen, Fett zu sparen.

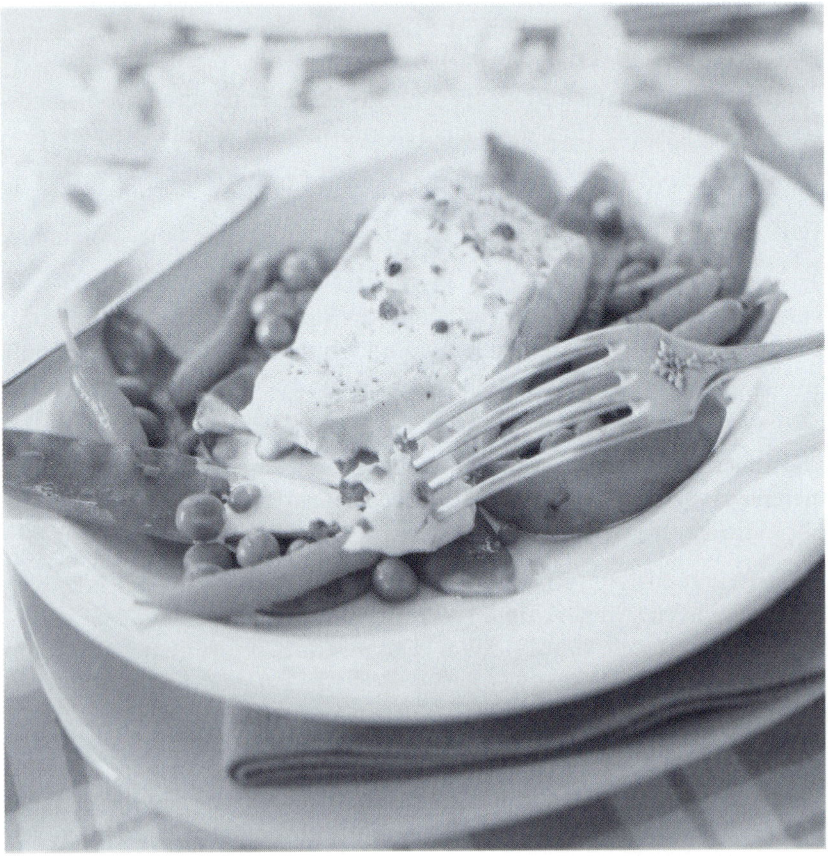

Gedünsteter Fisch mit Frühlingsgemüse ist eine leichte, köstliche Mahlzeit.

Fett-Austauschtabelle

Die in Gramm angegebenen Nahrungsmittel enthalten 10 g Fett

			Portion	Kalorien
A	**Streichfette, Kochfette, Eier**		Portion	Kalorien
	Butter, Margarine, Mayonnaise		10 g	75
	Milchhalbfett, Margarine halbfett		25 g	90
	Pflanzenöle, Butterschmalz, Kokosfett		10 g	90
	ca. 1½ Hühnerei (Gew.-Kl. 4)		70 g	125
B	**Milch, Milchprodukte, Käse**			
	Trink-, Dickmilch, Joghurt, Kefir	3,5 % Fett	280 g	180
	fettarme Milch, Joghurt	1,5 % Fett	625 g	345
	Saure Sahne, Sahnejoghurt	10 % Fett	100 g	120
	Süße Sahne, Schlagsahne	30 % Fett	30 g	90
	Crème fraîche	40 % Fett	25 g	90
	Camembert	30 % Fett i. Tr.	75 g	170
	Camembert	45 % Fett i. Tr.	50 g	150
	Edamer, Tilsiter	30 % Fett i. Tr.	60 g	150
	Edamer, Tilsiter	40 % Fett i. Tr.	40 g	130
	Emmentaler, Gouda	45 % Fett i. Tr.	35 g	130
	Chesterkäse, Edelpilzkäse	50 % i. Tr.	30 g	120
	Schmelzkäse	45 % i. Tr.	45 g	120
	Quark, Hüttenkäse	20 % Fett i. Tr.	200 g	220
	Mozzarella, Schafskäse	40 % Fett i. Tr.	65 g	150
	Bei Magermilch, Buttermilch, Speisequark (mager) wird kein Fett berechnet. Kalorien in 100 g: ca. 80 kcal.			
C	**Fleisch**			
	Hackfleisch, gemischt (Rind, Schwein)		50 g	130
	Hammelfleisch, Keule (Schlegel)		55 g	130
	Kalbfleisch, Bug, Schulter, Kotelett		380 g	420
	Kalbfleisch, Keule, Schlegel, Haxe		280 g	310
	Kalbsschnitzel		550 g	550
	Kalbsherz		195 g	230
	Kalbsleber		245 g	320
	Kalbszunge		160 g	210

Fortsetzung

Die in Gramm angegebenen Nahrungsmittel enthalten 10 g Fett

		Portion	Kalorien
C	**Fleisch**		
	Lammkotelett, Filet	70 g	140
	Rindfleisch, Lende, Roastbeef	220 g	290
	Rindfleisch, Brust	70 g	130
	Rindfleisch, Bug, Schulter, Rostbraten	130 g	200
	Rindfleisch, Filet	250 g	300
	Rindfleisch, Keule, Schlegel, Fehlrippe	150 g	230
	Rinderleber	325 g	370
	Rinderzunge	60 g	130
	Schweinefleisch, Bug, Keule, Haxe, Kotelett	100 g	180
	Schweinefleisch, Filet, Schnitzel	120 g	160
	Schweineleber	175 g	140
	Schweineherz	210 g	220
	Schweinezunge	55 g	230
D	**Wild und Geflügel**		
	Hase (im Durchschnitt)	330 g	400
	Hirsch (im Durchschnitt)	300 g	360
	Reh, Keule, Schlegel	800 g	780
	Rehrücken	310 g	400
	Ente (ganzes Tier)	60 g	140
	Gans (ganzes Tier)	30 g	110
	Brathuhn (ganzes Tier)	180 g	250
	Hühnerbrust ohne Fettberechnung	in 100 g	110
	Suppenhuhn	50 g	130
	Hühnerleber	215 g	300
	Truthahn, Puter (ganzes Tier)	70 g	150
	Truthahn, Keule	280 g	340
	Truthahn, Brust ohne Fettberechnung	in 100 g	110

Fortsetzung

Die in Gramm angegebenen Nahrungsmittel enthalten 10 g Fett

		Portion	Kalorien
E	**Wurstwaren und Fleischerzeugnisse**		
	Speck, durchwachsen	15 g	90
	Mettwurst, Plockwurst, Salami	20 g	100
	Göttinger, Leber- und Blutwurst, Teewurst, Schweinsbratwurst, Gelbwurst, Mortadella	25 g	100
	Pressack, Schinken, roh geräuchert	30 g	110
	Leberkäse, Leberpastete, Lyoner	35 g	110
	Kalbsbratwurst, Fleischwurst, Weißwurst	40 g	120
	Bierschinken, Wiener Würstel	50 g	120
	Kasseler Rippchen	60 g	150
	Schweineschinken, gekocht/mager	80 g	170
	Bündner Fleisch, Rinderschinken	105 g	260
	Corned beef, deutsch	175 g	260
	Geflügelwurst, fettarm	200 g	220
	Lachsschinken, ohne Fettrand	250 g	380
	Tatar	300 g	340
F	**Fische**		
	Forelle, Renke, Felchen (ganzer Fisch)	350 g	370
	Goldbarsch, Heilbutt	300 g	330
	Karpfen (ganzer Fisch)	210 g	250
	Makrele, Lachs, Hering	70 g	150
	Brathering, Bückling, Makrele geräuchert	65 g	150
	Hering in Gelee	80 g	140
	Matjesfilet, Thunfisch in Öl	45 g	120
	Aal, Schillerlocken geräuchert	35 g	200
	Bei Seelachs, Schellfisch, Kabeljau, Hecht, Scholle, Zander, Seezunge, Tintenfischen und Schalentieren wird kein Fett berechnet. Kalorien in 100 g: ca. 80 kcal.		
G	**Sonstiges**		
	Kartoffelchips und -sticks	30 g	150
	Pommes frites	70 g	200

Nährstoff Eiweiß: ein lebensnotwendiger Aufbaustoff!

Eiweiß setzt sich aus verschiedenen Aminosäuren zusammen und ist für unseren Körper ein lebensnotwendiger Zell-Aufbaustoff. Aber: Wir essen alle zu viel Eiweiß! Das wurde in früheren Jahren leider auch in der Diabetikerschulung unzutreffend dargestellt, so wurde z. B. argumentiert: »Eiweiß erhöht den Blutzucker nicht, es braucht nicht als BE berechnet zu werden, macht nicht dick, also kann ich da wenigstens viel essen …« Uns alle hat inzwischen die Erfahrung etwas anderes gelehrt:

Viel Eiweiß essen bedeutet auch immer viel Arbeit für die Niere. Dies lässt bestehende Nierenerkrankungen schneller fortschreiten.

Deshalb sind auf jeden Fall, wie für jeden Nichtdiabetiker, auch nur 10–15 % der Gesamtmenge der Energie in Form von Eiweiß zu empfehlen. Anders ausgedrückt: nur 0,8 g bis maximal 1 g Eiweiß pro Kilogramm Sollgewicht. Bei Kindern, Heranwachsenden, Schwangeren, Hochleistungs-Sportlern oder Schwerarbeitern liegt der Bedarf etwas höher.

Dagegen führt zu wenig Eiweiß, d. h. weniger als 0,6 g pro Kilogramm Körpergewicht, zu Mangelerscheinungen.

Dies ist uns aus Not- und Kriegszeiten oder aus Ländern mit Unterernährung bekannt. Also auch hier ist das richtige Maß sinnvoll. Eine tägliche Eiweißberechnung ist nicht erforderlich. Genaue Angaben können Sie aus jeder Nährwert-Tabelle entnehmen. Für Langzeit-Diabetiker kann eine Berechnung zur Überprüfung sehr sinnvoll sein.

Eiweißeinteilung in

Tierisches Eiweiß: vorwiegend in allen mageren Fisch- und Fleischsorten, Milchprodukten, vor allem Quark, Eiklar enthalten.

Pflanzliches Eiweiß: vorwiegend in Getreideprodukten, Kartoffeln, Hülsenfrüchten und Sojaprodukten enthalten; wegen der geringen Menge muss es für die Eiweißberechnung nicht berücksichtigt werden.

Empfehlungen

- 2- bis 3-mal pro Woche Fisch oder Fleisch, kleinere Portionen als bisher.
- Mehr vegetarische Gerichte.
- ½ – ¾ l Milch bzw. Milchprodukte pro Tag reichen aus.
- Merke: Milch ist Nahrung, nicht zum Durstlöschen geeignet.

Zur Info
In 100 g magerem Fleisch oder Fisch ca. 20–25 g Eiweiß
In 100 g magerem Quark, Milchprodukte, Wurst, Käse ca. 10 g Eiweiß
In 1/4 l Milch, Buttermilch, Joghurt, Dickmilch oder 1 Ei ca. 7–8 g Eiweiß

Ballaststoffe – günstig für den Blutzucker

Es muss insgesamt viel mehr danach gestrebt werden, die Ernährung genügend ballaststoffhaltig zu gestalten. Ballaststoffe sind Nahrungsbestandteile, die chemisch zu den Kohlenhydraten gehören: Pflanzenbestandteile wie Zellulose und Quellstoffe wie Pektine zählen dazu. Sie können nicht (wie z. B. Stärke) im Darm aufgespalten, verdaut und vom Körper verwertet werden.

Durch ihre Quellwirkung und Unverdaulichkeit haben Ballaststoffe eine günstige Wirkung auf den Blutzuckerverlauf, da sie zu einem langsamen Anstieg des Blutzuckers führen. Außerdem sind Ballaststoffe verdauungsfördernd, sie sättigen, füllen, haben fast keine Energie und senken auch die Blutfettwerte.

Diabetiker sollten demnach reichlich ballaststoffreiche Nahrungsmittel in ihren Kostplan aufnehmen. Dazu gehören vor allem Getreidevollkornprodukte, Salate, Rohkost, Gemüse, Hülsenfrüchte und Beerenobst, Nüsse und Leinsamen, also alles, was man heute zur »Vollwertkost« rechnet. Damit die Quellfähigkeit voll ausgenutzt werden kann, muss reichlich Flüssigkeit zugeführt werden.

Die täglich empfohlene Ballaststoffmenge beträgt ca. 30 g.

Beispiel

So decken Sie Ihren täglichen Bedarf an Ballaststoffen von 30 g.

Essen Sie z.B.:	entspricht BE	aufgenommene Menge an Ballaststoffen in g
1 Brötchen	2	1,4
90 g Vollkornbrot	3	7,2
100 g Apfel	1	2,0
160 g Beeren	1	5,0
200 g Kartoffeln	3	6,0

	entspricht BE	aufgenommene Menge an Ballaststoffen in g
200 g Gemüse (Porree, Brokkoli, Bohnen)	–	6,0
100 g Rettich	–	3,0
	10	30,6

Hinsichtlich der Stoffwechseleinstellung hat man bei Diabetikern sogar Versuche unternommen, durch Zusatz von Ballast- und Quellstoffen zur Ernährung günstigere Werte zu erreichen. Guar ist ein solcher Quellballaststoff, der vor den Hauptmahlzeiten mit reichlich Flüssigkeit (¼ l) zugeführt werden muss, aber keine große praktische Bedeutung in der Therapie erreicht hat. Viel wichtiger ist die medikamentöse Hemmung von bestimmten Enzymen, die im Darm die Kohlenhydrate aufschließen. Die einschlägigen Präparate sind im Kapitel »Behandlung mit Tabletten« dargestellt.

Vitamine, Mineralstoffe, Antioxidanzien und Wasser

Zu einer gesunden, vollwertigen Ernährung gehören auch die lebensnotwendigen Wirkstoffe der Vitamine, Mineralstoffe und Antioxidantien (früher Spurenelemente).

Sie sind maßgeblich an sämtlichen Körperfunktionen beteiligt. Sie
- unterstützen den Aufbau von Zellen und Gewebe,
- regeln Stoffwechselfunktionen und Wachstum.

Die ausreichende Zufuhr in der täglichen Nahrung ist deshalb Voraussetzung.

Vitamine:
A, B1, B2, Niacin, B6, Folsäure, B12, Pantothensäure, Biotin, C, D, E und K.

Mineralstoffe:
Calcium, Kalium, Natrium, Magnesium, Phosphor, Eisen, Fluor, Jod, Selen und Zink.

Bioaktive Substanzen der Antioxidanzien:
In einer abwechslungsreichen Frischkost, sprich vollwertigen Ernährung, sind diese Stoffe ausreichend vorhanden.

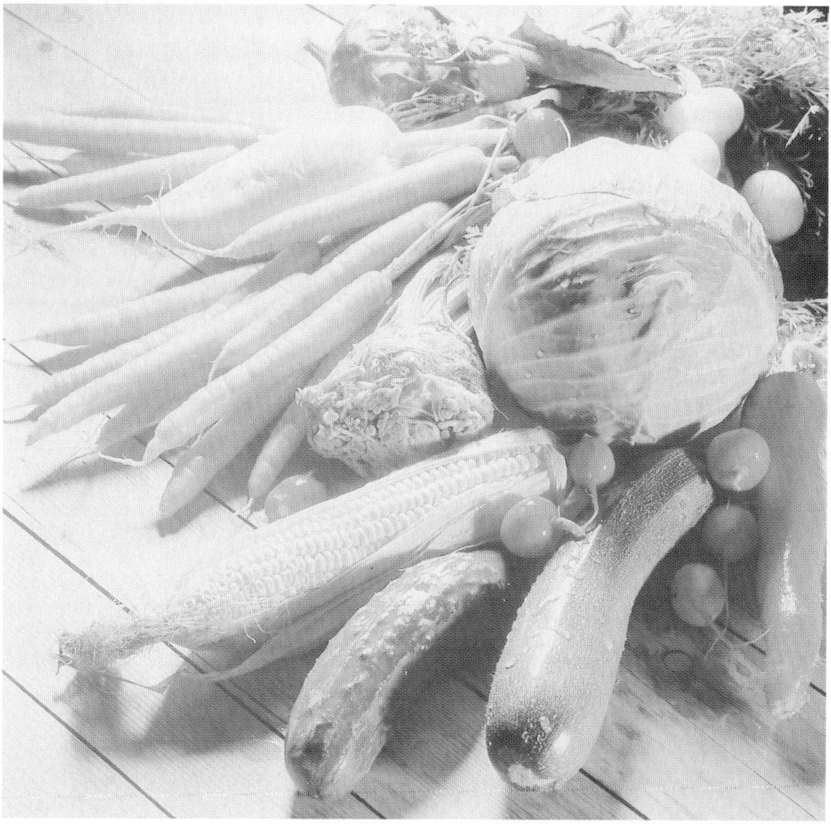

Gemüse ist, wie Getreideprodukte auch, ein wichtiger Lieferant für Ballaststoffe. Die Kohlenhydrate sind »günstig«, da sie den Blutzucker nur langsam erhöhen.

Ob unser Bedarf auch in Großkantinen, Fast-Food-Restaurants und Schnellimbissen gedeckt wird, ist eher anzuzweifeln. Da allen verarbeiteten Lebensmitteln und Fertigprodukten relativ viel Salz zugegeben wird, ist der Salzverbrauch in der Bevölkerung sehr hoch. Da zu viel Salz wiederum Wasser im Körper bindet, ist bei manchen Erkrankungen auf jeden Fall ein normaler Salzverbrauch anzuraten.

Täglich 5 g Salz ist ausreichend. 3- bis 4-mal mehr wird laut Erhebungen gegessen.

Wenn Sie also gezwungen sind, tagsüber auswärts zu essen, sollten Sie das Zuviel oder Zuwenig der einzelnen Stoffe zu Hause ausgleichen.

Bei extremen Abmagerungskuren oder sog. Außenseiterdiäten mit ungenügender Nährstoffverteilung, die also nicht vollwertig sind, können über längere Zeit Mangelerscheinungen auftreten. Dass damit anhaltende Gewichtsreduktionen nicht möglich sind, ist hoffentlich inzwischen allen bewusst.

Da unser Körper zu 60 % aus Wasser besteht und fast alle Vorgänge im Körper nur in Verbindung mit Flüssigkeit möglich sind, sollten Sie immer auf ausreichende Flüssigkeitszufuhr achten. Täglich mindestens 1½ bis 2 Liter, möglichst alkoholfrei, zu trinken ist lebensnotwendig. In Extremsituationen oder bei bestimmten Erkrankungen liegt der Bedarf noch höher. (Welche Getränke für Sie in Frage kommen, wird ausführlich auf Seite 81 besprochen.)

Sind Sie ideal-, normal- oder übergewichtig?

Oder haben Sie, wie in der modernen Ernährungsberatung und von Ärzten gesprochen, Ihr **Wohlfühl-Gewicht**?

Berechnen lässt sich das normale, anzustrebende Gewicht eines Menschen mithilfe der

Broca-Formel, das heißt zum Beispiel:

Körpergröße 170 cm–100 = 70 Kilogramm, entspricht Normalgewicht.
Plus oder minus 10 % kann man noch als akzeptablen Bereich bezeichnen.

Das Normalgewicht minus 10 % wird auch als Idealgewicht bezeichnet.

Für die genauere und mehr erfassendere Berechnung gilt heute der

Body-Mass-Index

$$\text{BMI} = \frac{\text{Körpergewicht in Kilogramm}}{\text{geteilt durch Körpergröße in } m^2}$$

Ein akzeptabler BMI oder Gewichtsbereich liegt

bei Frauen zwischen 19–24
bei Männern zwischen 20–25

Leistungsfähigkeit und Wohlbefinden eines Menschen hängen von der richtigen Energiezufuhr ab. Der Energiebedarf jedes Einzelnen wird durch sein Alter, Geschlecht, Körpergröße, Körpergewicht, Arbeitsleistung und/oder sportliche Aktivität bestimmt. Er setzt sich aus Grundumsatz und Leistungsumsatz zusammen.

Energiebedarf eines Erwachsenen bei leichter Arbeit

(z. B. vorwiegend am Schreibtisch) errechnet sich so:
Normalgewicht 70 Kilogramm × Faktor 30 ergibt ca. 2100 kcal.

Energiebedarf bei schwerer körperlicher Arbeit oder Leistungssport

Normalgewicht 70 Kilogramm × Faktor 40 ergibt ca. 2800 kcal.

Bei Schwerstarbeit oder Hochleistungssport wird mit Faktor x 50 gerechnet.

Sollten Sie mehr als 20% über dem normalen Gewicht auf die Waage bringen, sind vom oben errechneten normalen Energiebedarf täglich mindestens 500 kcal. abzuziehen.

Nur wenn Sie weniger essen, als Sie an Energie verbrauchen, verringern Sie auf Dauer Ihre Fettdepots im Körper. Um 1 Kilogramm Fettgewebe abzubauen, sind ca. 7000 kcal. einzusparen.

Tagesbeispiel Reduktionskost mit ca. 1200 Kalorien

1. Frühstück: (ca. 250 kcal. enthalten ca. 2 Kohlenhydrat-Portionen)

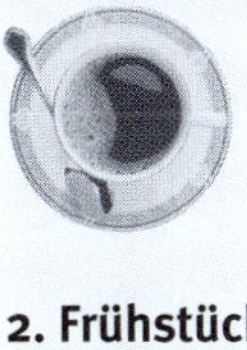

- Tee oder Kaffee mit Süßstoff
- 1 große Scheibe Vollkornbrot oder -brötchen (60 g)
- 10 g Butter oder Margarine
- dazu 2 Tl. kalorienreduzierte Marmelade (oder Gemüse)

2. Frühstück: (ca. 50–100 kcal. enthält ca. 1 Kohlenhydrat-Portion)

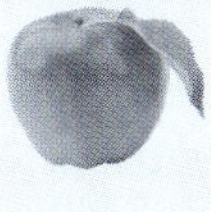

- 1 Stück Obst nach Jahreszeit oder 1 Milchprodukt

Mittagessen: (ca. 400 kcal. enthalten 3 Kohledydrat-Portionen)

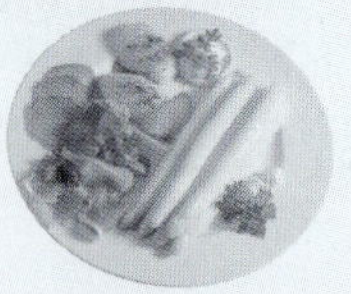

- als Getränk Wasser oder ein Light-Getränk mit Zitronensaft.
- 1 große Portion Gemüse und/oder Salat je nach Jahreszeit mit 1 Tl. Öl, Gemüsebrühe und frischen Kräutern und Gewürzen zubereitet (ohne Mehl)
- 3 mittelgroße Kartoffeln (ca. 240 g) oder 3 Essl. gekochten Naturreis (ca. 150 g) oder 1 kleine Port. gekochte Nudeln (ca. 180 g) oder 1 großer Kartoffel- oder 1 Semmelknödel und entweder 1 kleine Scheibe Fisch oder Fleisch (ca. 100 g), in 1 Tl. Öl gebraten; **alternativ vegetarisch essen**

Kaffeezeit: (ca. 50–100 kcal. enthalten ca. 1 Kohlehydrat-Portion)

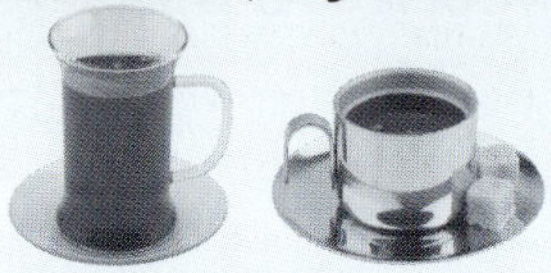

- nach Belieben Kaffee/Tee und 2 Vollkornkekse
- oder 1 Stück Obst oder 1 Milchprodukt

Abendessen: (ca. 400 kcal enthalten ca. 3 Kohlehydrat-Portionen). Mittag- und Abendessen können gegeneinander ausgetauscht werden

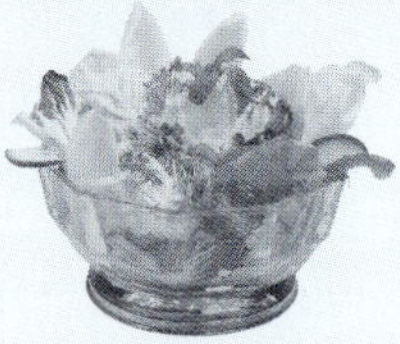

- Tee/Mineralwasser/Light-Getränk
- 1 große Schüssel gemischten Salat mit 1 Essl. Öl + Marinade
- 1 große Scheibe Vollkornbrot oder 1 Kornspitz
- 1 Scheibe Schinken (mager)
- 1 Scheibe Käse oder 2 Essl. Kräuterquarkzubereitung

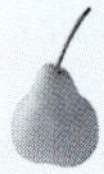

später noch 1 Stück Obst oder 2 Kräcker zum Knabbern

Guten Appetit und durchhalten!

Sind mehrere kleine Mahlzeiten über den Tag verteilt heute noch erforderlich?

Diese Frage ist nicht mehr generell mit Ja zu beantworten. Ausschlaggebend ist auch nicht mehr Typ-1- oder Typ-2-Diabetes, sondern stets die jeweilige Therapie.

Insulin- oder Tablettenwirkung bedürfen einer entsprechenden Anzahl von Mahlzeiten!

Typ-2-Diabetes ohne Medikamente

Zu Beginn stehen in jedem Fall richtige Ernährung und mehr Bewegung im Vordergrund. Mehrere kleine Mahlzeiten über den Tag verteilt sind bekömmlicher und lassen weniger Heißhunger entstehen. Diese Art von Ernährung schont die Bauchspeicheldrüse eher als 2–3 große Mahlzeiten.

Typ-2-Diabetes mit Tabletten

Benötigt der Betroffene zur besseren Einstellung des Diabetes aber zusätzlich Tabletten, sind bei der Gabe von Sulfonylharnstoffen 5–6 kleinere Mahlzeiten zur Vermeidung von Unterzuckerungen angezeigt. Auch bei der zusätzlichen Insulintherapie mit Verzögerungs- oder Depotinsulinen sind 5–6 Mahlzeiten aus demselben Grund wichtig. Mit den Gliniden (s. Kapitel »Die Behandlung mit Tabletten«) lässt sich auch eine flexible Ernährung mit 2 bis 4 Mahlzeiten pro Tag durchführen.

»Konventionelle« Insulintherapie

Bei einer Ein- oder Zwei-Spritzentherapie, z. B. mit fixen Kombinationen von schnell wirksamem und Verzögerungsinsulin, sind in der Regel auch Haupt- und Zwischenmahlzeiten notwendig.

Behandlung mit schnellen Insulin-Analogen

Bei den superschnell wirksamen oder Sprintinsulinen sind in der Regel keine Zwischenmahlzeiten notwendig, d. h. ich brauche nur 2- oder 3-mal am Tag zu essen. Ausnahme: Bei mehr Bewegung oder körperlicher Leistung oder größeren Insulindosen kann auch eine kleine 1-BE-Zwischenmahlzeit notwendig werden.

Wenn zu den sonst üblichen 3 Mahlzeiten eine extra Zwischenmahlzeit, wie zum Beispiel am Nachmittag ein Stück Kuchen oder Snack, gewünscht wird, bedarf es einer zusätzlichen Spritze. (Nährwert-Tabellen, z. B. »Kalorien mundgerecht«, helfen beim Ausrechnen der BE-Menge.)

Das Ziel der modernen, flexiblen Behandlungsform sind aber weder streng vorgeschriebene BE-Mengen noch eine bestimmte Mahlzeitenfolge. Bei entsprechendem Wissen über die Wirkung der verschiedenen Insuline und gezielter Dosisanpassung sind Sie selbst in der Lage, Tagesablauf und Mahlzeiteneinteilung zu bestimmen. Deshalb ist es so wichtig, dass jeder Diabetiker seine optimale, für ihn und seine Bedürfnisse angepasste Therapie bekommt.

So bestimmt nicht der Diabetes, sondern Sie selber Ihr Leben!

Ernährung für schlanke Typ-1-Diabetiker

Tagesbeispiel mit Haupt- und Zwischenmahlzeiten mit ca. 2500 Kalorien

Diese Kalorien setzen sich zusammen aus:

- 24 Broteinheiten, insgesamt ca. 300 g Kohlenhydrate
- ca. 80 g Gesamtfett
- ca. 90 g Eiweiß

Sie verteilen sich auf:

1. Frühstück:	BE 6	zwischen	7.00– 8.00 Uhr
2. Frühstück:	BE 2	zwischen	9.00–10.00 Uhr
Mittagessen:	BE 6	zwischen	12.00–13.00 Uhr
Nachmittag:	BE 2	zwischen	14.00–15.00 Uhr
Abendessen:	BE 6	zwischen	18.00–19.00 Uhr
später:	BE 2	zwischen	20.00–21.00 Uhr

Zwischenmahlzeiten sollten in der Regel im Abstand von 2 Stunden nach der Hauptmahlzeit gegessen werden, da nach dieser Zeit die Wirkung des schnellen Insulins nachlässt. Spätere Mahlzeiten lassen den Blutzucker oft wieder ansteigen.

Ernährung für Typ-2-Diabetiker mit Gewichtsproblemen

Tagesbeispiel für Reduktionskost mit Haupt- und Zwischenmahlzeiten mit ca. 1400–1500 Kalorien

Diese Kalorien setzen sich zusammen aus:

- 12 Broteinheiten, insgesamt ca. 144 g Kohlenhydrate
- ca. 50 g Gesamtfett
- ca. 60 g Eiweiß

Sie verteilen sich auf:

1. Frühstück:	BE 2	zwischen	7.00– 8.00 Uhr
2. Frühstück:	BE 1–2	zwischen	9.00–10.00 Uhr
Mittagessen:	BE 3	zwischen	12.00–13.00 Uhr
Nachmittag:	BE 1–2	zwischen	14.00–15.00 Uhr
Abendessen:	BE 3	zwischen	18.00–19.00 Uhr
später:	BE 1	zwischen	20.00–21.00 Uhr

Die Zwischenmahlzeiten können etwas variiert werden.

Süßen mit Zucker und Honig oder wie bisher mit Zuckeraustauschstoffen und Süßstoff?

Wie schon eingangs dargestellt, sollte der Zuckerverbrauch beim Gesunden nicht über 10 % der Gesamtenergie liegen. Gleiches gilt bei Diabetes! Da Zucker und Honig pur den Blutzucker rasch erhöhen, ist bei der Verwendung von Zucker auf die richtige, nämlich nicht so rasch blutzuckererhöhende Verpackung zu achten.

Mit Zucker gesüßte Getränke sind nach wie vor nicht zu empfehlen! (Es sei denn vor zusätzlicher Bewegung oder schon im Unterzucker, wo die rasche Blutzuckererhöhung entscheidend ist.)

Zucker oder Honig verpackt in Fett oder Eiweiß, wie z. B. in Schokolade, Eis, Kuchen, oder in Verbindung mit Ballaststoffen in Vollkornprodukten lassen den Blutzucker langsamer ansteigen.

So brauchen Sie auch nicht auf normal gesüßte Leckereien verzichten. Ab und zu was Süßes, mit Berechnung der BE und entsprechendem Insulin, wird Ihren Blutzucker nicht wesentlich in die Höhe treiben. Wer kein Insulin spritzt, sollte diese Süßigkeiten immer nur anstatt anderer Mahlzeiten, also nicht noch zusätzlich, essen. Dass Leckereien, die süß und fett sind, eine ganze Menge an Kalorien enthalten, darf nicht vergessen werden. (Nährwerttabellen, wie z. B. »Kalorien mundgerecht« geben über Kohlenhydrat-, Fettgehalt und Energiemenge Auskunft.)

Zuckeraustauschstoffe wie Sorbit (Diabetikersüße), Xylit, Isomalt und Maltit sind nach wie vor noch im Handel. Sie liefern weniger Kalorien als Zucker, können aber bei größerem Verbrauch zu unangenehmen Blähungen und Magen-Darm-Beschwerden führen.

Fruchtzucker enthält Kalorien wie Zucker, aber größere Süßkraft, deshalb sollte die Menge immer reduziert werden. Er kann teilweise insulinabhängig vom Körper verarbeitet werden, also erhöht er auch den Blutzucker etwas langsamer. Kleinere Mengen können daher ohne BE-Berechnung verwendet werden. Wir empfehlen aus diesem Grund nach wie vor die **kalorienreduzierte Fruchtzuckermarmelade**. Ob Sie mit Fruchtzucker backen wollen, ist Ihnen überlassen.

Zum Süßen aller Getränke ist nur Süßstoff zu empfehlen!

Süßstoffe sind kalorien- und kohlenhydratfrei, deshalb ist auch keine Blutzuckererhöhung möglich. In normalem Maß ist Süßstoff auch nicht gesundheitsgefährdend! Zur Verwendung kommen meist Süßstoffmischungen, weil diese besseren Geschmack und angenehmere Süßkraft bringen.

Saccharin und Cyclamat als Mischung gibt es in Form von Tabletten oder als Flüssigkeit in der Flasche. Beide Formen sind koch- und backfest und daher sehr gut in der Küche einzusetzen. Laut ADI sollten täglich aber nicht mehr als 21 Tabletten verwendet werden.

Aspartame, Acesulfam-K, Thaumatin und Neohesperidin, zum Teil aus Eiweißbausteinen hergestellt, sind in vielen kalorienarmen Lightgetränken, Süßigkeiten und Fertigprodukten enthalten. Hier darf der tägliche Verbrauch wesentlich höher liegen.

Aspartame zerfällt in sauren Lösungen und durch Hitzeeinwirkung und ist daher zum Kochen und Backen weniger geeignet. (Haltbarkeitsdatum beachten!) Auch die im Handel befindlichen doppelsüßen, daher Kalorien einsparenden Streusüßen können verwendet werden.

Sind spezielle Diabetikerprodukte noch notwendig und sinnvoll?

Die mit der Aufschrift »Geeignet zur besonderen Ernährung bei Diabetes mellitus im Rahmen eines Diätplanes« im Handel befindlichen sog. Diätprodukte bringen keinen wesentlichen Vorteil. Im Gegenteil, sie enthalten meist reichlich Fett und Kalorien.

Lightprodukte, bei denen tatsächlich der Energie- und Fettgehalt reduziert wurde, können Sie verwenden. Oft ist es aber so, dass im Glauben, »es sei ja weniger enthalten«, mehr und reichlich davon gegessen wird. Zusätzliche Konservierungsstoffe und den gleichen Preis nehmen Sie auf jeden Fall dafür in Kauf. Verwenden Sie die normalen Lebensmittel in vernünftigem Maß, dann kann man sich all diese Produkte sparen.

Zutatenliste und Nährwertberechnung auf den verpackten Lebensmitteln

Um wirklich über den Inhalt eines verpackten Lebensmittels Bescheid zu wissen, ist es immer gut, sich die vorgeschriebene Zutatenliste und Nährwertberechnung genau anzuschauen. Die Zutaten sind der Reihenfolge nach aufgezählt. Was am meisten enthalten ist, steht ganz oben. Wenn Sie die Angabe »Zucker« ganz oben an erster oder zweiter Stelle finden, ist der Zucker zu beachten. Zucker oder Ähnliches an fünfter oder weiterer Stelle, meist nach den Gewürzen, kann man vernachlässigen.

Den genauen Anteil von Zucker und Kohlenhydraten können Sie allerdings nur aus einer exakten Nährwertberechnung erfahren, und zwar jeweils für 100 g Nahrungsmittel angegeben. Im Rahmen des neuen Verbraucherschutzes werden diese Angaben wohl in Zukunft auf allen in den Handel kommenden Produkten angegeben werden müssen. Auf das »Kleingedruckte« zu achten, war schon immer wichtig.

Auswahl der richtigen Getränke

Trinken Sie täglich mindestens 1 ½ bis 2 Liter, möglichst alkoholfrei!

Das ist lebenswichtig, denn ohne Essen kann der Mensch eine Weile überleben, nicht aber ohne Trinken.

Getränke, die den Blutzucker nicht erhöhen:

- alle Arten von Wasser und Mineralwasser (Zitronensaft erfrischt den Geschmack)
- alle Sorten von Tees (außer Zucker zugesetzte Instant-Tees)
- Kaffee, Cappucino frisch und Malz- oder Carokaffee, gesüßt mit Süßstoff (Kaffeepulver wie z. B. Cappucino in allen Geschmacksrichtungen enthalten Zucker)
- kalorienarme, vorwiegend mit Süßstoff gesüßte Light-Getränke (wie z. B. Cola- oder Limonade-light und Ähnliches (nicht aber Fruchtsäfte light)

Getränke, die den Blutzucker rasch erhöhen:

- alle frisch gepressten Fruchtsäfte
- Säfte aus 100 % Konzentrat, auch wenn kein Zucker zugesetzt wurde
- Fruchtsaftgetränke, Nektar und auch Diätfruchtsäfte
- alle mit Zucker gesüßten Cola- und Limonadengetränke
- mit Zucker oder Honig versetzte Gemüsesäfte (z. B. Karottensaft)
- Malzbier und alkoholfreies Bier mit reichlich Malzzucker

Milch und Milchgetränke, auch Buttermilch und Kefir enthalten Milchzucker. Sie erhöhen zwar nur langsam den Blutzucker, müssen aber je ¼ l als BE angerechnet werden. (Fertige Milchmixgetränke oder Schokoladenpulver und Ovomaltine enthalten viel Zucker.)

◆ **Merke:** Milch ist nicht zum Durstlöschen gedacht, sondern vollwertige Nahrung! Trotzdem sollten Sie Milch- oder Milchprodukte (½ bis ¾ l täglich) in Ihre Kost einbauen, damit Sie ausreichend Kalzium für Ihre

Knochen bekommen. Milch ist auch ein wichtiger Eiweißträger, der den verminderten Genuss von Fleisch vollwertig ersetzt.

Alkohol und Diabetes?

Der Alkoholkonsum hat in unserer Gesellschaft enorm zugenommen. Grundsätzlich gilt für alle die Devise: Ein wenig Akohol trägt zur Lebensfreude bei, täglich mehr ist schädlich!

Da Alkohol die Gefäße, Nerven und Leber belastet, können schon kleine Mengen eine bestehende Erkrankung verschlechtern.

Deshalb keinen Alkohol bei

- diabetischen Nervenschädigungen
- Erkrankungen der Leber und der Bauchspeicheldrüse
- Fettstoffwechselstörungen
- erhöhter Neigung zu Unterzuckerungen

Zu viele Kilos auf der Waage lassen sich mit kalorienreichem Alkohol kaum nach unten bewegen. Fachleute empfehlen:

- Frauen täglich nicht mehr als 10 g Alkohol
- Männer täglich nicht mehr als 20 g Alkohol

Eine Flasche Bier oder 2 kleine Gläser Wein enthalten schon ca. 20 g Alkohol! Deshalb pro Tag höchstens 1–2 kleine Gläser alkoholhaltiges Getränk zum Essen!

Die meisten Biere enthalten reichlich Malzzucker und Alkohol. Malzzucker in flüssiger Form erhöht schnell den Blutzucker, der »Gegenspieler« Alkohol gleicht dies etwas aus. Light-Bier enthält nur halb soviel Malzzucker, Alkohol und Kalorien. Es ist zu empfehlen, wenn der Durst doch etwas größer ist. **Diätbier** enthält zwar weniger Zucker, dafür mehr Alkohol. Es wird von uns nicht speziell empfohlen. Ein gutes Glas trockenen Wein oder Sekt (rot oder weiß nur in Verbindung mit Essen) erhöht bei vielen Menschen die Lebensfreude. Jeden Abend die ganze Flasche ist entschieden zu viel! Branntweine wie klare Schnäpse, Cognac, Whisky oder Ähnliches enthalten zwar keinen Zucker, dafür hochprozentigen Alkohol. Liköre, Aperitifs und sehr süße Weine sind ebenfalls nicht zu empfehlen. Radler- oder Russenmaß enthalten immer viel gezuckerte Limonade.

Warnung vor der Kombination Alkohol bei Sport und Insulintherapie bzw. ungewohnter Arbeit

Alkohol blockiert die Arbeit der Leber. Sie kann dann keinen neuen Zucker bilden und bei eventueller Unterzuckerung auch nicht gegenregulieren. Außerdem sind durch die Mehrbewegung die Zuckervorräte im Körper aufgebraucht. Eine nächtliche oder sogar in den Morgenstunden auftretende schwere Unterzuckerung ist vorprogrammiert. Das in diesem Fall gespritzte Glukagon kann nicht wirken. Deshalb: Kein zusätzliches Insulin für alkoholische Getränke, eher einen höheren Blutzucker in Kauf nehmen. Notfalls sogar das nächtliche Insulin reduzieren.

Fazit: Trinken Sie reichlich, das Richtige, zur rechten Zeit!

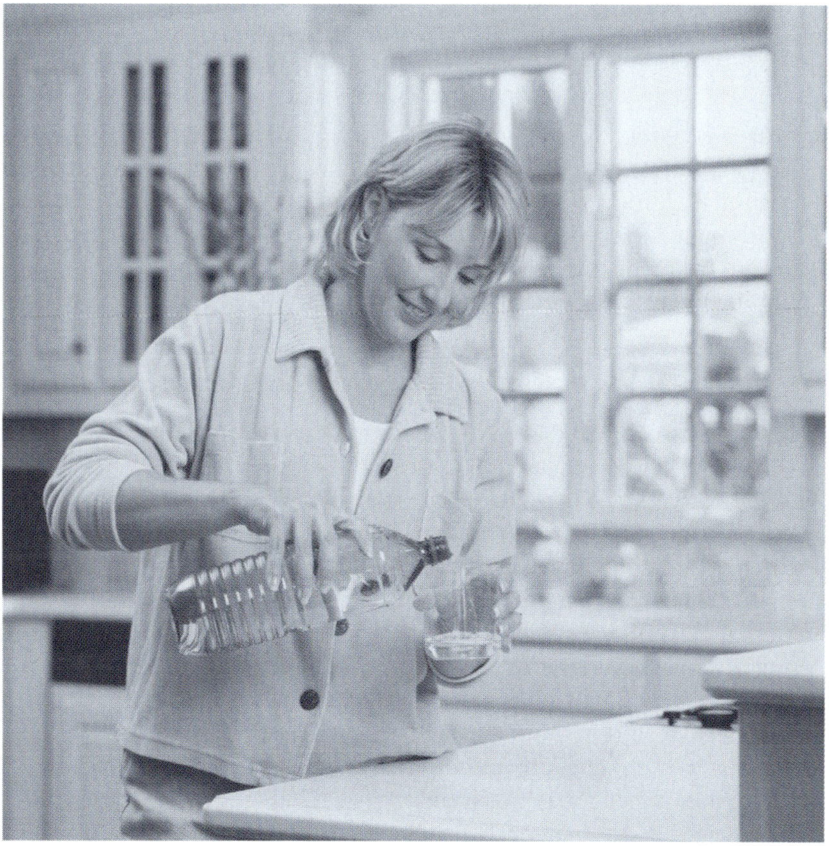

Die Behandlung mit Tabletten

Als vor nunmehr fast 50 Jahren die ersten brauchbaren Tabletten zur Diabetesbehandlung vorgestellt wurden, konnten sich nur wenige Ärzte daran erinnern, dass die Bemühungen, die Zuckerkrankheit auf diese Weise zu behandeln, weiter zurückliegen als die Entdeckung des Insulins. Schon 1918 hatte ein japanischer Arzt im Tierversuch Blutzuckersenkungen nach der Verabreichung von Guanidin gesehen, das sich abgewandelt in den später entwickelten Blutzucker senkenden Tabletten vom Typ des Metformin wiederfindet. Wiederholte Anläufe, solche Präparate einzuführen, blieben jedoch zunächst ohne Erfolg.

Seit 1990 aber ist der Tablettenmarkt zur Diabetesbehandlung – genauer: zur Therapie des Typ-2-Diabetes – weltweit explodiert. Mittlerweile stehen vier bzw. fünf Substanzgruppen zur Einzel- und Kombinationstherapie zur Verfügung, deren wichtigste Vertreter gleich eingangs dieses Kapitels genannt seien: Acarbose (Alpha-Glukosidasehemmer), Metformin (Biguanide), Glimeperid (Sulfonylharnstoffe) und Pio- bzw. Rosiglitazon (Insulinsensitizer) sowie Repa- bzw. Nateglinid (Glinide). Dabei handelt es sich um Wirkstoffe, die einer bestimmten Substanzgruppe (in Klammern genannt) zugeordnet werden.

Ein spannendes Kapitel Medizingeschichte

Der wichtigste Zeitpunkt in der Geschichte der Tabletten, die zur Diabetesbehandlung eingesetzt wurden, kam im Jahr 1954, als zwei deutsche Ärzte die Blutzucker senkende Wirkung bestimmter Sulfonamidpräparate entdeckten bzw. wiederentdeckten. Eigentlich wollten sie dieses Präparat – später bekannt unter den Namen Invenol und Nadisan – zur Behandlung von Infektionskrankheiten einsetzen. Den aufmerksamen Ärzten fielen aber bei den auf diese Weise behandelten Kranken »eigentümliche Erregungszustände« auf. Die Ärzte stellten daraufhin im Selbstversuch Hungergefühl, Schweißausbruch und Zittrigkeit nach Einnahme dieser Tabletten fest und äußerten sofort den Verdacht auf eine Hypoglykämie, d. h. auf eine Unterzuckerung. Blutzuckerbestimmungen bestätigten den Verdacht. Dass die deutschen Ärzte Franke und Fuchs daraus den Schluss zogen, diese Präparate in der Diabetesbehandlung einzusetzen, bedeutete die Geburtsstunde der Behandlung der Zuckerkrankheit mit Tabletten.

Alpha-Glukosidasehemmer (z.B. Glucobay) bremsen die Verdauung von Kohlenhydraten

Für den Einstieg in die medikamentöse Therapie des Typ-2-Diabetes kommen u.a. die Alpha-Glukosidasehemmer vom Typ der Acarbose (z. B. das Präparat Glucobay) bzw. Miglitol (Diastabol) und Voglibose in Betracht. Der Wirkmechanismus dieser Medikamente setzt bei der Enzymfamilie Glukosidasen an. Glukosidasen sind Darmenzyme, die zusammengesetzte Zucker, also Disaccharide und komplexe Kohlenhydrate, s. S. 57 f., in Einzelzucker spalten. Nur diese Einzelzucker, vornehmlich Traubenzucker, gelangen letztlich aus dem Darm in die Blutbahn. Wenn die Aktivität der Glukosidasen im Darm durch den Wirkstoff Acarbose gebremst wird, kann man die Aufnahme von Einzelzuckern in die Blutbahn verlangsamen. Damit können erhöhte Blutzuckerwerte, die nach dem Essen auftreten, »geglättet« werden. Wichtig ist, dass diese verzögernde Wirkung von Glucobay auf die Verdauung von Kohlenhydraten, speziell auf stärkehaltige Nahrungsmittel sowie auf die meisten Zweifach- und Mehrfachzucker wie Malzzucker und Rohrzucker, zutrifft. Dagegen wird die Aufnahme von Einfachzuckern, wie Traubenzucker (Glukose) und Fruchtzucker, sowie von Milchzucker ins Blut nicht beeinflusst. Zur Bekämpfung einer Unterzuckerung im Rahmen einer gleichzeitigen Insulin- oder Sulfonylharnstoffbehandlung darf daher nur Traubenzucker verwendet werden! Acarbose selbst führt aber nicht zu Unterzuckerung.

Anhand von vielen Untersuchungen kennt man die zu erwartende Wirksamkeit von Glucobay recht genau. Die Blutzuckerwerte nach dem Essen liegen um ca. 40 bis 60 mg/dl niedriger, im Gefolge können auch die Nüchternblutzuckerwerte geringfügig absinken, die HbA_{1c}-Werte lassen sich längerfristig um 0,5 bis 1,0 Prozent verbessern. Die Therapie mit Acarbose kann demnach eine hilfreiche Zusatzbehandlung sein, eine notwendig gewordene Insulinbehandlung kann sie aber keinesfalls ersetzen.

Für wen kommt eine Behandlung mit Acarbose in Frage?

In erster Linie kommt Glucobay für Typ-2-Diabetiker in Frage, bei denen eine alleinige Behandlung mit Diät die Blutzuckerwerte nicht mehr im gewünschten Bereich einstellen lässt. Aber auch jede Kombination mit den anderen Blutzucker senkenden Medikamenten ist möglich: So können Glucobay und Sulfonylharnstofftabletten (z. B. Amaryl) zusammen eingesetzt werden, oder eine Insulinbehandlung kann mit einer Glucobay-Behandlung kombiniert werden. Auch die zusätzliche Verabreichung zu einer Tablettentherapie mit Pio- bzw. Rosiglitazon oder Metformin ist möglich. Natürlich hat darüber der jeweils behandelnde Arzt zu entscheiden. Aber auch Typ-1-Diabetiker können manchmal von einer Glucobay-Behandlung profitieren, z. B. wenn sonst die Blutzuckerwerte nach dem Frühstück oder anderen Hauptmahlzeiten sehr stark ansteigen.

Die Dosis wird langsam erhöht

Nicht unerwähnt dürfen an sich harmlose Nebenwirkungen bleiben. Durch die verlangsamte Kohlenhydratverdauung kann es – vor allem zu Behandlungsbeginn – zu Blähungen und weicheren Stühlen kommen, insbesondere dann, wenn gezuckerte Speisen oder Getränke genossen werden. Im Allgemeinen setzt nach wenigen Tagen eine Gewöhnung des Darms ein; allerdings verursachen auch blähende Speisen, wie z. B. Kohlarten und Hülsenfrüchte, ähnliche Beschwerden. Es ist deshalb ganz wichtig, dass die Behandlung »einschleichend«, z. B. mit 1-mal 50 mg zu Beginn des Frühstücks, begonnen und die Dosis insgesamt nur sehr langsam und über mehrere Wochen bis zur gewünschten Wirkung gesteigert wird. Eine Steigerung über eine Gesamtmenge von 300 mg pro Tag hinaus ist selten sinnvoll.

Das Biguanid Metformin – Wirkungen außerhalb der Bauchspeicheldrüse

Als weitere Insulin sparende und Blutzucker senkende Tablette steht das zur Gruppe der Biguanide gehörende Metformin zur Verfügung. Diese Tabletten gibt es in Stärken von 500 und 850 mg, demnächst auch 1000 mg. Sie heißen je nach Hersteller Glucophage (das jahrzehntelange Standardpräparat) sowie z.B. Siofor, Mescorit und Mediabet.

Der Blutzucker wird vor allem durch drei Mechanismen gesenkt:

- Bremsung der Zuckerneubildung und -abgabe durch die Leber
- Verbesserung der Zuckerverwertung in der Muskulatur
- Verlangsamung der aus der Nahrung stammenden Zuckeraufnahme in die Blutbahn

Unterzuckerungen können durch Metformin nicht auftreten. Es begünstigt aber eine Gewichtsabnahme und senkt auch die Triglyzeride im Blut.

Patienten mit metabolischem Syndrom sollten demnach besonders von dieser Behandlung profitieren. Auf der Negativseite steht eine gewisse Magen-Darm-Unverträglichkeit (z. B. Durchfallneigung oder Schmerzen) bei einigen Patienten. Ähnlich wie bei Acarbose ist daher eine einschleichende Dosierung empfehlenswert. Man beginnt mit einer 500 mg-Tablette mit oder nach dem Frühstück, steigert dann bei guter Verträglichkeit auf eine 2-mal tägliche Dosierung mit dem Frühstück und dem Abendessen. 3-mal 850 mg, also morgens, mittags, abends, ist die Höchstmenge.

Ferner muss der Arzt für die Verabreichung von Metformin bestimmte medizinische Voraussetzungen überprüfen; z. B. muss die Nierenfunktion (gemessen als Kreatininwert im Blut) in Ordnung sein, weil Metformin über die Niere ausgeschieden wird. Auch Herz und Lunge sollten frei sein von fortgeschrittenen Krankheiten. Unter Beachtung dieser Einschränkungen ist Metformin ansonsten ein zuverlässig wirksames Medikament, das sowohl den Nüchternblutzucker als auch den Blutzucker nach dem Essen um 50 bis 70 mg% senkt, den HbA_{1c}-Wert um 1 bis 1,5 Prozentpunkte.

Metformin hat sich weltweit durchgesetzt, insbesondere in den USA, wo es 1994 auf den Markt kam. Das Risiko von früher, als unter den Vorläufersubstanzen Phenformin und Buformin gelegentlich schwer wiegende Übersäuerungen des Bluts (medizinisch exakt: Laktazidosen) beobachtet wurden, ist unter Metformin wesentlich geringer und bei Beachtung der oben genannten Gegenanzeigen eigentlich auszuschließen.

Mehr Insulin durch Sulfonylharnstoffe

Der wichtigste heutige Vertreter der Sulfonylharnstoffe ist das Amaryl, das das frühere Standardpräparat (Semi-) Euglucon N mit dem Wirkstoff Glibenclamid weitgehend abgelöst hat. Ferner sind Glurenorm und Diamicron von Bedeutung sowie die Glinide, z. B. Novonorm (s. u.).

Dass Sulfonylharnstoffe die Freisetzung von Insulin an den B-Zellen der Bauchspeicheldrüse in die Blutbahn begünstigen, wurde schon einleitend zu diesem Kapitel im Kasten »Ein spannendes Kapitel Medizingeschichte« festgestellt. Voraussetzung für die Wirksamkeit ist also eine noch ausreichende Restproduktion an Insulin, die allerdings nach längerer Krankheitsdauer des Typ-2-Diabetes (10 Jahre, 15 Jahre, 20 Jahre) vielfach nicht mehr gegeben ist, nicht zu reden vom Typ-1-Diabetes, bei dem aus einer Reihe von Gründen eine Behandlung mit Sulfonylharnstoffen von vornherein nicht sinnvoll ist. Solche Patienten müssen nach wie vor Insulin spritzen.

Angesichts neuerer Substanzgruppen hat sich der Einsatz dieser Präparate etwas verlagert. Ihre Insulin freisetzende und damit Blutzucker senkende Wirkung kommt besonders gut zur Geltung, wenn der Insulinmangel bei Typ-2-Diabetes schon merklich größer geworden ist. Dennoch muss natürlich eine Restinsulinproduktion vorhanden sein. In früheren Phasen werden dagegen bevorzugt Substanzen eingesetzt, die den Blutzucker insulinsparend senken, indem sie den Blutzuckeranstieg nach Kohlenhydratzufuhr bremsen und/oder die Insulinresistenz mildern. Ein entsprechendes Stufenschema (unter Einschluss von Insulin) für die Behandlung des Typ-2-Diabetes zeigt die Abbildung auf Seite 92.

Mittlerweile kennt man den Mechanismus der Insulin freisetzenden Wirkung der Sulfonylharnstoffe recht genau. Man weiß, dass z. B. der Wirkstoff Amaryl an Kalium-Kanäle der B-Zellen bindet, diese schließt und im Weiteren dann eine Insulinabgabe ins Blut herbeiführt. Gerade von dieser Substanz wird zudem angenommen, dass sie noch zusätzlich Blutzucker senkende Wirkungen an Muskel und Leber hat, welche die Blutzucker senkende Wirkung neben der Insulinfreisetzung noch verstärken. Letztere Mechanismen sind aber nicht bekannt.

Die Dosierung der Sulfonylharnstoffe

Auch bei den Sulfonlyharnstoffen ist eine einschleichende Dosierung angeraten, damit eine überschießende Blutzuckersenkung, d. h. Hypoglykämien (siehe auch Kapitel »Hypoglykämie: Wenn der Zucker zu tief absinkt«, 197 ff.) vermieden werden. Man beginnt beispielsweise mit 0,5 oder 1 mg Amaryl zum Frühstück oder auch 1,75 bis 3,5 mg Euglucon N (Glibenclamid) eine halbe Stunde vor dem Frühstück. Mittlere Dosierungen liegen bei 2 mg Amaryl zum Frühstück oder 2-mal eine 3,5 mg-Tablette Euglucon N jeweils eine halbe Stunde vor dem Frühstück und dem Abendessen. Dosierungen über 3 bis 4 mg Amaryl (in einer einmaligen Dosis pro Tag) oder 10,5 mg Euglucon N (in zwei Dosen pro Tag) hinaus bringen keinen weiteren Blutzucker senkenden Effekt. Angesichts der heutigen, äußerst wirksamen Sulfonylharnstoffe ist besonders darauf zu achten, diese Tabletten in der niedrigsten notwendigen Dosis und auf der Grundlage einer richtigen Ernährung einzunehmen. Sulfonylharnstoffe vermindern die Blutzuckerwerte vor und nach dem Essen, HbA_{1c}-Senkungen von 1 bis 1,5 Prozentpunkten sind zu erwarten.

Gewichtszunahmen müssen nicht sein

Unerwünschte Nebenwirkungen können in der schon erwähnten Gefahr von Unterzuckerung (oft am späteren Nachmittag) bestehen sowie in einer Tendenz zur Gewichtszunahme. Diese kann zu Beginn der Therapie durchaus 2 bis 3 kg betragen (und lässt sich bei Kombinationsbehandlungen mit Acarbose oder Metformin in der Regel vermeiden). Man wird wohl nicht fehlgehen in der Annahme, dass es sich bei diesen »Nebenwirkungen« nicht um solche im eigentlichen Sinn, sondern um überschießende Effekte der erwünschten Hauptwirkung handelt, insbesondere wenn zu hoch dosiert wird oder wenn die Tabletten dazu dienen sollen, Mängel bei der Ernährung zu überspielen. Man kann unter Sulfonylharnstoffen durchaus Gewicht abnehmen.

Sonstige typische Arzneimittelnebenwirkungen wie Allergien, Blutbildschäden, Magen-Darm-Störungen oder Leberveränderungen treten unter der modernen Generation der Sulfonylharnstoffe praktisch nicht auf. Die Gefahr einer Hypoglykämie kann aber gerade für betagte Menschen und möglicherweise besonders bei Verwendung von Euglucon N (Glibenclamid) eine ernsthafte Bedrohung darstellen.

Die Nierenfunktion spielt für die Verwendung von Sulfonylharnstoffen keine so große Rolle wie bei Biguaniden. Es wird aber empfohlen, auf das Präparat Glurenorm bzw. das Glinid Novonorm (s. u.) zu wechseln, die beide nicht über die Niere ausgeschieden werden, wenn sich der Kreatininwert im Blut dem Bereich von 2 mg% nähert.

Mahlzeitenbezogene Behandlung mit Gliniden

Die Glinide (Repaglinide, Firmenname Novonorm® und Nateglinide, Firmenname Starlix®) stimulieren ähnlich wie die Sulfonylharnstoffe die Insulinfreisetzung aus der Bauchspeicheldrüse; allerdings sind die Pulse der Insulinabgabe schneller, aber auch kürzer und deutlich mit Bezug zur Nahrungszufuhr. Die bei Typ-2-Diabetikern oft verlangsamte Insulinfreisetzung lässt sich durch die Glinidgabe deutlich beschleunigen. Vor allem aber erlauben die Glinide eine flexible mahlzeitenbezogene Therapie nach der Devise »Eine Mahlzeit, eine Tablette – keine Mahlzeit, keine Tablette«. Zwischenmahlzeiten entfallen und es besteht die Hoffnung auf eine einfachere Einregulierung des angestrebten Körpergewichts.

HbA_{1c}-Senkungen um die 1 % wurden in den verschiedenen Studien erreicht. Gefährdungen bestehen wie bei den Sulfonylharnstoffen hinsichtlich Unterzuckerungen, aber auch Gewichtszunahme, auch wenn das Ausmaß vermutlich geringer ist. Nateglinide ist bislang in Deutschland nur für die Kombinationsbehandlung mit Metformin zugelassen, Repaglinide für alle Formen der Therapie.

Völlig neu: die Insulinsensitizer

Eine völlig neue Substanzgruppe ist mit Pio- und Rosiglitazon im Jahr 2000 in Europa auf den Markt gekommen, allerdings nur für die Kombinationstherapie mit Metformin oder mit Sulfonylharnstoffen. Im Vergleich zu den anderen Blutzucker senkenden Tabletten, die man schon über Jahrzehnte kennt, sind die praktischen Erfahrungen damit naturgemäß noch begrenzt und eine abschließende Bewertung noch nicht möglich.

Pio- bzw. Rosiglitazon (Firmennamen Actos® bzw. Avandia®), die derzeit wichtigsten Vertreter der 1980 erstmals synthetisierten Thiazolidiudione, vermindern die Insulinresistenz und bewirken, dass das noch vorhandene Insulin oder auch gespritztes Insulin besonders effektiv auf die Zielorgane wirkt, also speziell auch auf den Muskel. Unter den Glitazonen kommt es bei gleicher Insulinmenge im Blut zu einer deutlich gesteigerten Blutzuckeraufnahme in den Muskel, die Stoffwechselsituation verbessert sich, ohne dass mehr Insulin benötigt wird. Man spricht daher auch von der Gruppe der Insulinsensitizer (der Insulin-»Empfindlichmacher«).

Eindrucksvolle Erfolge bei Vorbehandlung

Der Wirkmechanismus ist komplex und noch nicht in allen Details geklärt. Er betrifft auch den Fettstoffwechsel: Die Triglyzeride im Blut verringern sich deutlich. Halbjahresstudien zur Zulassung des Medikaments waren besonders erfolgreich, wenn schon mit Sulfonylharnstoffen, aber auch mit Insulin behandelt wurde. Verbesserungen der HbA_{1c}-Werte von mehr als einem Prozentpunkt ließen sich nachweisen, bei Insulinvorbehandlung zusätzlich eine Einsparung von einem Drittel der Insulindosis. Offensichtlich ist Voraussetzung für gute Wirksamkeit, dass eine genügende Insulinmenge im Blut vorhanden ist. Eine Dosierung 1-mal täglich von 4 bzw. 8 mg für Rosiglitazon und von 15 bzw. 30 mg für Pioglitazon ist ausreichend und kann auch unabhängig von Mahlzeiten erfolgen.

Ernsthafte Nebenwirkungen auf die Leber wurden bislang nicht beobachtet. Fragezeichen gibt es hinsichtlich einer gewissen Gewichtszunahme, die im Rahmen von Zulassungsstudien im Bereich von 1 bis 3 kg blieb, möglicherweise mit einem gesteigerten Fettaufbau zu tun hat, aber auch mit einem etwas größeren zirkulierenden Flüssigkeitsvolumen im Körper. Bei ca. 5 % aller Behandelten wurden Flüssigkeitsansammlungen in den Unterschenkeln beobachtet sowie ein geringer Abfall des roten Blutfarbstoffs Hämoglobin (Hb).

Die Kombination verschiedener Behandlungen

Kombinationen von verschiedenen medikamentösen Therapien machen bei Typ-2-Diabetes aus mehreren Gründen Sinn. Zum einen lässt sich mit den dargestellten Tablettengruppen durchschnittlich eine HbA_{1c}-Verbesserung von einem guten Prozentpunkt erreichen – und das gilt auch für die Insulintherapie des Typ-2-Diabetes –, zum anderen wurde das Ziel des für gute Lebensqualität und Lebensaussichten notwendigen HbA_{1c}-Bereichs auf unter 7,5 % abgesenkt. Mit anderen Worten: Oftmals ist zusätzlich zur richtigen Ernährung eine Verringerung des HbA_{1c} um 2 bis 3 Prozentpunkte erforderlich, und eine medikamentöse Therapie allein kann das gar nicht leisten. Ferner handelt es sich bei Typ-2-Diabetes um eine fortschreitende Erkrankung, bei welcher der Insulinmangel schon innerhalb eines Jahrzehnts deutlich zunimmt, im gewissen Umfang auch die Insulinresistenz, die lebenslang bestehen bleibt.

Es liegt daher nahe, bei fortschreitender Erkrankung sowohl dem steigenden Insulinmangel (mit Sulfonylharnstoffen bzw. Insulin) als auch der zu geringen Insulinwirkung (mit den insulinsparenden Substanzen Acarbose, Metformin oder auch den Glitazonen) medikamentös zu begegnen. Schließlich haben alle medikamentösen Möglichkeiten ihr Für und Wider; potenzielle Probleme – vor allem bei zu hoher Dosierung – wie Unterzuckerung, Gewichtszunahme, Nierenfunktion und Magen-Darm-Beschwerden wurden in diesem Kapitel bereits genannt.

Sinnvolle Kombinationen: Wirkung steigern, Nebenwirkungen minimieren

Vor diesem Hintergrund erscheinen frühzeitige sinnvolle Kombinationen, über die der Arzt im Einzelnen entscheiden muss, als eine vernünftige Behandlungsstrategie. Wird bei mittlerer Dosierung eines Medika-

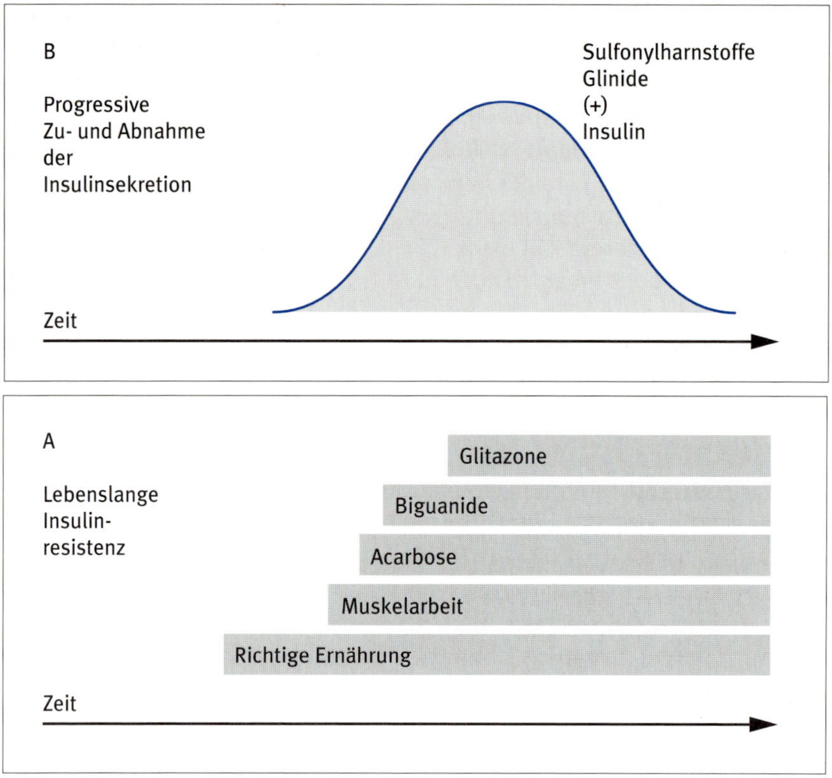

Die sinnvolle Kombination verschiedener Behandlungen.

ments das HbA_{1c}-Ziel verfehlt, ist es ratsam, ein weiteres aus einer anderen Substanzgruppe hinzuzukombinieren, wobei zudem darauf geachtet werden sollte, dass sich die potenziellen Nebenwirkungen nach Möglichkeit neutralisieren. Beschreitet man den Alternativweg und reizt eine Alleinbehandlung bis zur maximal vorgesehenen Dosierung aus, wird man nicht selten Schwierigkeiten mit Nebenwirkungen auslösen und dennoch nicht den angestrebten Blutzucker- und HbA_{1c}-Bereich »schaffen«. Das Motto für die frühe Kombinationsbehandlung lautet: Maximierung der (HbA_{1c}-) Wirksamkeit bei gleichzeitiger Minimierung der Nebenwirkungen.

Glücklicherweise ergänzen sich die Wirkmechanismen der verschiedenen Gruppen von Blutzucker senkenden Tabletten und auch der weiteren medikamentösen Behandlungsoption, des Insulins, in jeder Weise.

Aus diesem großen Spektrum von Möglichkeiten können Arzt und Patient gemeinsam eine sehr individuelle Therapie aus zwei, manchmal auch aus drei Medikamenten entwickeln, die den Kriterien gute Diabeteseinstellung und gute Lebensqualität gerecht wird.

Der Einstieg in die Insulintherapie

Kombinationstherapien unter Einbeziehung von Insulin erlauben einen relativ einfachen Einstieg in eine notwendig werdende Insulintherapie. Nur das Insulindefizit, das zusätzlich zur Tablettenbehandlung besteht, muss ausgeglichen werden (siehe auch Kapitel »Die verschiedenen Möglichkeiten der Insulintherapie bei Typ-2-Diabetes«, s. S. 161 ff.). In Deutschland wird sicherlich in vielen Fällen zu spät – um Jahre zu spät – auf Insulinbehandlung umgestellt. Eindeutige Zeichen für Insulinbedürftigkeit von Menschen mit Typ-2-Diabetes sind:

- Verfehlen des Blutzucker- und HbA_{1c}-Ziels trotz Ausschöpfung der Therapiemöglichkeiten ohne Insulinbehandlung
- ungeplante (unbeabsichtigte) Gewichtsabnahme
- Broca-Normalgewicht (Körpergröße in cm minus 100 = Broca-Normalgewicht; z. B. bei Körpergröße von 1,75 m = 75 kg)
- Auftreten von Azeton im Urin (bei gleichzeitig deutlicher Harnzuckerausscheidung)
- z. T. weitere Zeichen der schlechten Diabeteseinstellung wie Müdigkeit, Infektanfälligkeit, Nervenschmerzen

Spätestens bei dieser Situation ist nicht mehr zu zögern, und eine Insulin-(Kombinations-)Behandlung ist umgehend zu beginnen. Eine weitere gute Faustregel für den Beginn einer Insulinbehandlung ist: Je jünger und je dünner, desto eher ein Fall für Insulin.

Wie die Insulinbehandlung als Einzel- oder Kombinationsbehandlung dann aussieht, entscheidet letztlich der weitere Verlauf der Therapie. Ebenso muss im Einzelfall zwischen Patient und Arzt abgesprochen werden, welche Insulintherapie, ob konventionell oder intensiviert, am vorteilhaftesten ist. Die meisten Patienten aber werden sagen: »Hätte ich schon früher gewusst, wie einfach das ist und wie gut ich mich fühle, hätte ich schon viel früher gespritzt.«

Merkblatt

Wann sollen die Tabletten eingenommen werden?

Zweifellos kann eine verlässliche Wirkung von Medikamenten nur erwartet werden, wenn sie nach Vorschrift und regelmäßig eingenommen werden. Beachten Sie deshalb bei den verschiedenen Medikamenten unbedingt folgende Hinweise:

- Von wenigen Ausnahmen abgesehen sollten alle Blutzucker senkenden Tabletten mit dem Essen eingenommen werden.

- **Euglucon N** (Glibenclamid): Nur bei diesem Medikament ist die Einnahme eine halbe Stunde vor dem Essen günstiger.

- **Acarbose (z. B. Glucobay)** sollte dagegen auf gar keinen Fall vor, sondern mit dem ersten Bissen der Mahlzeit eingenommen werden. Sie wirkt nur, wenn sie gleichzeitig mit dem Speisebrei in den Magen bzw. den Dünndarm gelangt. Wird die Tablette vergessen, kann Acarbose ausnahmsweise auch noch bis zu 15 Minuten nach der Mahlzeit eingenommen werden.

- **Metformin** kann sowohl mit der Mahlzeit als auch danach eingenommen werden.

- **Die Glinide** (z.B. Novonorm oder Starlix) werden unmittelbar vor Beginn jeder Hauptmahlzeit eingenommen.

- **Der Sulfonylharnstoff Amaryl** ist nur 1-mal am Tag, und zwar zusammen mit einer Mahlzeit, einzunehmen. Wird die Einnahme vergessen, kann sie noch bis zu einem halben Tag nach dem normalen Zeitpunkt zusammen mit einer Mahlzeit erfolgen.

- **Für alle anderen Medikamente gilt:** Bei Vergessen der Einnahme sollte nicht nachdosiert werden (besonders bei Euglucon N [Glibenclamid] zu beachten). Nehmen Sie dann zum nächsten vorgesehenen Einnahmezeitpunkt die normale Dosis ein.

Das Wundermittel Insulin

Wer glaubt heutzutage noch an Wunder? Diese teils spöttische, teils resignierende Bemerkung hört man nicht selten. Und in der Tat machen es die Menschen mit ihren Fehlern jedem, der ein Wunder erleben möchte, schwer, daran zu glauben. Im Zusammenhang mit dem injizierbaren Insulin in der Behandlung des Diabetes kann man aber wirklich von einem Wunder sprechen.

Die Entdeckung des Insulins

Einer der großen Diabetesärzte, Dr. E. P. Joslin, hatte schon viele Jahre vor der Entdeckung des Insulins Diabetiker betreut. Wenn man ihn über den ersten klinischen Einsatz des Insulins, das er von seinem Freund Charles Best, dem Mitentdecker des Insulins, im Jahre 1922 erhalten hatte, sprechen hörte, dann konnte man wieder an Wunder glauben. Denn vor der Entdeckung des Insulins waren alle insulinbedürftigen Patienten verloren und gingen einem langsamen, qualvollen Tod im diabetischen Koma entgegen. Auch heutzutage sterben leider noch Patienten im Koma; in solchen Fällen liegen aber fast immer schwerwiegende Fehler vor, die nicht rechtzeitig zur richtigen Behandlung geführt haben oder den Patienten zur Aufgabe dieser Behandlung veranlassten.

Vor 1922 aber war das Schicksal der jungen Menschen, bei denen ein Diabetes diagnostiziert wurde, besiegelt: Solche Diabetiker mussten, obwohl sie bereits untergewichtig waren, hungern und wurden in einer Art Balanceakt, der stets tödlich endete, nur noch für eine Weile am Leben erhalten. Einige Tage durften sie gar nichts essen, dann wieder verhältnismäßig viel Fett, dann mussten sie viel trinken; dennoch nahmen sie an Gewicht ab und wurden immer kraftloser. Schließlich stellte sich die Säurevergiftung des Körpers, das Koma, ein, und das qualvolle Leiden nahm allmählich ein Ende.

Wenn man Dr. Joslin über seine ersten Erfolge mit dem neuen Insulin sprechen hörte, dann glaubte man dem zutiefst gerührten alten Arzt, dass er ein Wunder erlebt hatte. Junge Menschen, die noch wenige Wochen vorher zum Tode verurteilt zu sein schienen, blühten auf und gin-

gen einem lebenswerten Leben entgegen. Das Wundermittel Insulin hatte ihnen dazu verholfen. Die folgenden beiden alten Fotos von einem der ersten Kinder, das mit Insulin behandelt wurde, sind ein eindrucksvoller Beweis hierfür. Im Übrigen war es damals selbstverständlich, dass diese Patienten vor jeder Spritze ihre Harnzuckerausscheidung überprüften und die Insulindosis entsprechend anpassten.
Warum diese Einleitung zu dem Kapitel? Damit alle, die Insulin spritzen und die von sich sagen »Wir müssen Insulin spritzen«, erfahren, wie es ohne die Entdeckung des Insulins um sie bestellt wäre. Nicht »Wir müssen Insulin spritzen« sondern »Wir dürfen Insulin spritzen« sollte deshalb die Devise sein.

Vom Hormonextrakt zur intensivierten Insulintherapie

Die kanadischen Forscher Banting und Best erkannten in Versuchen an diabetischen Hunden, dass ein Extrakt aus der Bauchspeicheldrüse, das sog. Insulin, den Blutzucker senkt. Das war im Jahre 1921. Im Januar 1922 wurde der erste Zuckerkranke, ein 13-jähriger Junge, erfolgreich mit dem Hormonextrakt behandelt. 1936 und in den Jahren danach kam es dann zur Entwicklung verschiedener Depot- oder Verzögerungsinsuline, die z.T. noch heute in der Therapie verwendet werden. Dennoch hat das alte, kurz wirkende (Normal-)Insulin (man nennt es auch nach wie vor »Altinsulin«) seine Bedeutung behalten – man muss fast sagen, es hat im letzten Jahrzehnt ganz neue Bedeutung erlangt, wenn man an die so genannte Intensivierung der Insulinbehandlung denkt (s. S. 131 ff.), die heute das Standardvorgehen zumindest bei Typ-1-Diabetikern darstellt. Dabei wird mehrmals täglich Normalinsulin in Kombination mit Verzögerungsinsulin gespritzt.
Bei Typ-2-Diabetikern werden sowohl mahlzeitenbezogen Normalinsulin als auch Verzögerungsinsuline (oft als zwei Spritzen täglich und in einer fixen Mischung mit Normalinsulin) eingesetzt.

Was ist Insulin, und wie wirkt es?

Chemisch ist das Hormon Insulin ein Eiweiß, das in der Bauchspeicheldrüse, und zwar in den erwähnten B-Zellen der Langerhansschen Inseln (s. Abb. S. 33), gebildet und beim Gesunden direkt in das Blut abgegeben wird.

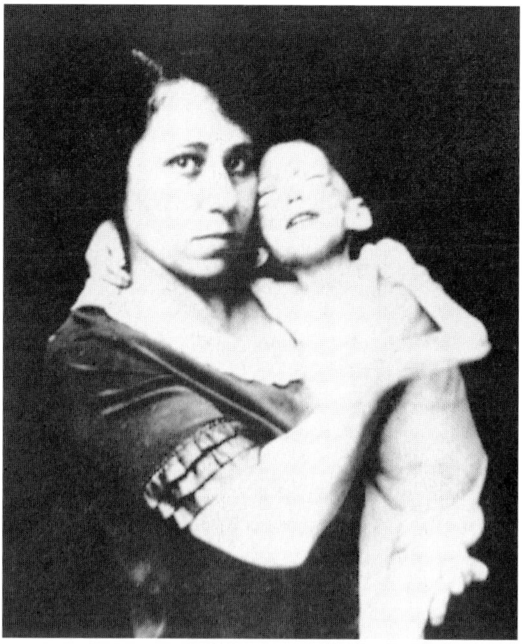

a Völlig abgemagertes diabetisches Kind vor Beginn der Insulinbehandlung.

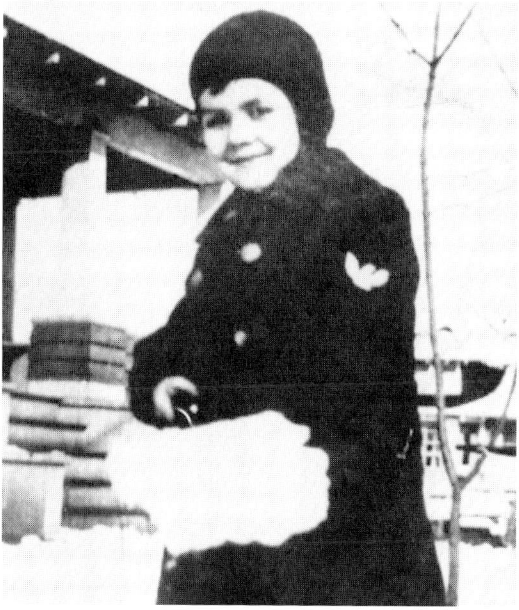

b Das gleiche diabetische Kind wenige Wochen nach der ersten Insulinspritze beim Spielen im Schnee.

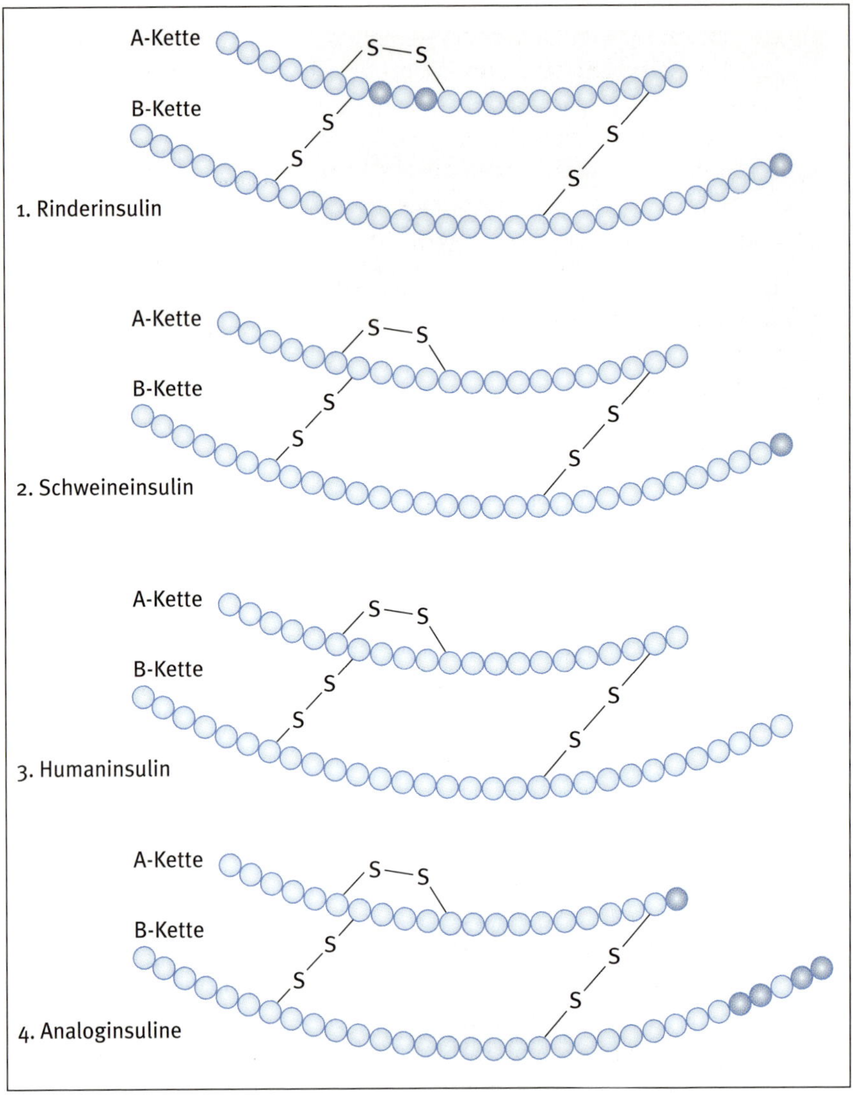

Das Hormon Insulin. Die dunkler gefärbten Kreise bei Rinder- und Schweineinsulin kennzeichnen unterschiedliche Eiweißbausteine im Vergleich zu Humaninsulin. Bei den Analoginsulinen sind die Positionen gekennzeichnet, an denen Veränderungen vorgenommen wurden (siehe Text).

Ein gesunder Erwachsener benötigt ca. 40 bis 50 Einheiten Insulin pro Tag, um normale Blutzuckerwerte zu haben. Die Abbildung veranschaulicht den chemischen Aufbau des Insulins aus 2 Ketten mit insgesamt

51 Aminosäuren, den kleinsten Bausteinen der Eiweiße. Die dunkler gefärbten Kreise zeigen die Aminosäuren an, die im Vergleich zum Insulin des Menschen (»Humaninsulin«) beim Schweine- bzw. Rinderinsulin unterschiedlich sind. Man sieht, dass das Schweineinsulin nur an einer Stelle eine andere Aminosäure aufweist, während beim Rinderinsulin bereits drei Aminosäuren ausgetauscht sind. Ähnlich wurden bei den Analoginsulinen verschiedene Positionen geändert (siehe unten).

Früher wurde nur aus den Bauchspeicheldrüsen von Rindern und Schweinen gewonnenes Insulin verwendet. Mittlerweile spritzen aber mehr als 95 Prozent aller Patienten in Deutschland Humaninsulin oder davon abgeleitete analoge Insuline (z. B. Humalog, Novo Rapid und Lantus, s. u.), die alle »gentechnologisch« hergestellt werden (s. auch Tab. 4 auf S. 100 f.).

Dass Insulin gespritzt werden muss, hängt ebenfalls mit seiner Eiweißnatur zusammen. Würde es geschluckt (z. B. in Tablettenform), würde es wie Eiweiß im Magen und Darm verdaut und größtenteils unwirksam.

Insulin ist aber der einzige Wirkstoff des Körpers, der den Blutzucker senken und vor allem Körpersubstanz (Fettgewebe, Muskel) aufbauen kann. Fehlt Insulin, »hungern« viele Körperzellen, andere »ersticken« im Überfluss.

Welche Insuline gibt es?

Die Entwicklung der letzten Jahre hat zu einer unglaublichen und nur noch in Tabellenform überschaubaren Vielzahl von Insulinpräparaten geführt (s. Tab. 4 auf S. 100 f.). Andererseits kann in der breiten Palette von Insulinen wohl für jeden Diabetiker das passende Insulin gefunden werden. Als Patient muss man die wichtigsten Merkmale »seines« Insulinpräparates bzw. seiner Insulinpräparate kennen und das Prinzip seiner Insulineinstellung verstanden haben, damit die im Alltag notwendigen Anpassungen folgerichtig vorgenommen werden können.

Sein Insulin »kennen«

Jeder Diabetiker sollte den Namen und die Herkunft seines Insulinpräparates (auswendig) wissen. Gegebenenfalls kann man das Etikett von einem gebrauchten Insulinfläschchen ablösen und in den Diabetiker-Ausweis oder in das Protokollheft für die Selbstkontrollen stecken, das man immer bei sich trägt.

Tab. 4: Insulin-Liste (Stand August 2001)

Charakterisierung (unverzögerter Anteil in %)				W min/h	Aventis	B. Braun und ratiopharm	Berlin-Chem
Neutrale Insuline[2]	A		Sehr kurz wirkend	10/4			
			Protamin- (50)	15/15			
			Misch- (30)	20/17			
			Analoga[3] (25)	20/18			
	Humaninsuline[2]		Normalinsuline[3] kurz wirkend	20/8	Insuman Rapid[5,6] Insuman Infusat[7,8]	B. Braun ratiopharm Rapid[5]	Berlinsulin H
			NPH- (50)	30/16	Insuman Comb 50[5,6]		Berlinsulin H
			Misch-Insuline[3] (40)	35/17			Berlinsulin H
			(30)	35/19		B. Braun ratiopharm	Berlinsulin H Comb 30/70[5]
			(25)	35/20	Insuman Comb 25[5,6]		
			(20)	45/21			Berlinsulin H
			(15)	45/22	Insuman Comb 15[5,6]		
			(10)	45/23			Berlinsulin H
			NPH-Insuline[3]	45/24	Insuman Basal[5,6]	B. Braun ratiopharm	Berlinsulin H Basal[5]
			Z: langsam wirkend	120/24			
			Z: sehr langsam und lang wirkend	180/28			
	Tierische Insuline[1]	S	Normalinsuline[3]	20/8			Insulin SNC (
			NPH-Misch-I.[3] (30)	35/19			
			NPH-Insuline[3]	45/24			
			Z: langsam aber kürzer wirkend	90/16			
			Z: langsam wirkend	120/24			L-Insulin SNC
		S/R	Z: langsam wirkend	120/24			
		R	Normalinsuline[3]	20/8			
			NPH-Insuline[3]	45/24			
			Z: langsam und lang wirkend	120/30			
			PZI: sehr langsam und sehr lang wirkend[3]	240/36			
Säure[2]		S	Normalinsuline	20/8	Insulin S (U40)		Insulin S (U4
			Surfen-Misch-I. (33)	45/14	Komb-Insulin S (U40)		
			Surfen-Insuline	60/16	Depot-Insulin S (U40)		B-Insulin S (B-Insulin SC
		R	Normalinsuline	20/8	Insulin (U40)		
			Surfen-Misch-I. (33)	45/14	Komb-Insulin (U40)		
			Surfen-Insuline	60/16	Depot-Insulin (U40)		
	A		Basal-Analog	60/24	Lantus (U100)c[5,(8,15)]		

	Novo-Nordisk	CP Pharmaceuticals Ltd. (über Auslandsapotheke erhältlich)[16]
g (U100)a[3, 4, 5, 6, 7]	NovoRapid (U100)b[3, 4, 5, 6, 7]	
g Mix 50 (U100)a[5, 6]		
	NovoMix 30 (U100)b[15]	
g Mix 25 (U100)a[5, 6]		
lin Normal[5, 7]	Actrapid HM[5, 6, 11] Velasulin Human (U40)[10]	
lin Profil V[5, 14]	Actraphane 50/50 HM (U100)[5, 6]	
lin Profil IV[5, 14]	Actraphane 40/60 HM (U100)[5, 6]	
lin Profil III[5]	Actraphane 30/70 Human[5, 6]	Mixtard 30/70 Human (U40)
lin Profil II (U100)[5]	Actraphane 20/80 HM (U100)[5, 6]	
lin Profil I[5, 14]	Actraphane 10/90 HM (U100)[5, 6]	
lin Basal[5, 6, 7]	Protaphan HM[5, 6]	Insulatard Human (U40)
lin Long (U100)[7, 14]	Monotard HM (U40)	
lin Ultralong	Ultratard HM (U40) (U100)[7, 14]	
	Velasulin MC[9, 12]	Hypurin Porcine Neutral (U100)[5, 7]
	Mixtard 30/70 MC (U40)[12]	Hypurin Porcine 30/70 Mix (U100)[5, 7]
	Insulatard MC (U40)[12]	Hypurin Porcine isophane (U100)[5, 7]
	Novo Semilente MC (U40)	
	NovoLente MC (U40)[13]	
		Hypurin Bovine Neutral (U100)[5, 7]
		Hypurin Bovine Isophane (U100)[5, 7]
		Hypurin Bovine Lente (U100)[7]
		Hypurin Bovine Protamine Zinc (U100)[7]

Bemerkungen

Jeglicher Insulinwechsel beinhaltet neben Chancen auch Risiken!

W: Anhalt für Wirkbeginn in min./Wirkdauer in h
A: Analoginsulin
S: Schweineinsulin
R: Rinderinsulin
Z: Zinkverzögertes Insulin
PZI: Protaminzinkinsulin
NPH: Neutrales Protamin Hagedorn
a: Lispro-Insulin
b: Aspart-Insulin
c: Glargine-Insulin

(U40): nur als U-40-Insulin
(U100): nur als U-100-Insulin

1. Umstellung von tierischem Insulin auf humanes nur bei medizinischer Indikation (BGA v. 26.7.88)
2. Saure u. neutrale Insuline dürfen nicht gemischt werden
3. Nicht mit zinkverzögertem Insulin mischbar
4. Mit NPH-haltigem Insulin nur direkt vor der Injektion mischbar
5. U100 in Kartuschen für Pen
6. U100 in Fertigspritzen
7. U100 in Flaschen
8. Auch als U100 in Pumpen-Kartuschen
9. Auch als U100-Pumpeninsulin in Flaschen: Velasulin MC PP[14]
10. Auch als U40-Pumpeninsulin: Velasulin Human PP[14]
11. Auch als Pumpeninsulin in Flaschen: Actrapid HM pp (U100) Ausbietung für Ende 2000 geplant
12. Läuft Ende 2001 aus
13. Lief Ende 2000 aus
14. Aus dem Handel
15. Ausbietung für Deutschland 2002 geplant
16. Zulassung in Deutschland angestrebt

Trotz der Fülle verschiedener Insulinpräparate lassen sich für praktische Belange vor allem die folgenden, auch in Tab. 5 dargestellten Gruppen von Insulinen nach ihrer Wirkung unterscheiden:

- sehr kurz wirkende Insulin-Analoge
- Normal- (Alt-) Insuline
- NPH-Insuline (Verzögerungsinsulin)
- NPH-Mischinsuline
- zinkverzögerte Insuline
- 24 Stunden wirkendes Insulin-Analog

Die Wirkprofile für die ersten 4 Gruppen sowie der 6. Gruppe sind in der Abbildung auf Seite 104 untereinander aufgezeichnet.

Sehr kurz wirkende Insulin-Analoge (»Sprintinsuline«)

- Humalog® (Lispro), bei dem die Aminosäuren in Position 28 und 29 der B-Kette (siehe Abb. Seite 98) vertauscht sind.
- Novo Rapid® (Aspart), bei dem die Aminosäure in Position 28 der B-Kette ausgetauscht wurde.

Die Wirkung dieser Insulin-Analoge tritt nach 10 Minuten ein, die stärkste Wirkung nach ½–1½ Stunden; die Wirkdauer beträgt ca. 2–3 Stunden. Ein Spritz-Ess-Abstand und Zwischenmahlzeiten sind in der Regel nicht notwendig.

Normal-(Alt-)Insuline

Altinsuline enthalten keine Substanzen, die die Wirkung verzögern. Ihr Wirkungseintritt erfolgt rasch, d. h. nach 15 bis 30 Minuten, ihre stärkste Wirkung ist nach ca. 2 Stunden, und ihre Wirkdauer beträgt 4 bis 6 Stunden. Sie sind als klare Flüssigkeit in saurer oder neutraler Lösung in Form von Schweine-, Rinder- oder Humaninsulin erhältlich. Als Spritz-Ess-Abstand sollten 10 bis 20 Minuten eingehalten werden, wobei der Abstand je nach Ausgangsblutzuckerwert variiert werden kann; bei sehr niedrigem Blutzucker wird kein Abstand eingehalten, bei Blutzucker über 200 mg% 30 Minuten. Bei alleiniger Behandlung mit kurz wirkendem Insulin sind täglich 4 (manchmal auch 5) Injektionen notwendig.

NPH-Insuline (Verzögerungsinsulin)

Im Gegensatz zu Normalinsulinen enthalten diese Verzögerungsinsuline die Zusatzsubstanz NPH (neutrales Protamin Hagedorn), die das Insulin langsamer aus dem Unterhautfettgewebe in die Blutbahn übertreten lässt. Verzögerungsinsuline wirken je nach Dosis unterschiedlich lang, in der Regel zwischen 8 bis 12 bis maximal 24 Stunden, ihr Wirkbeginn ist erst nach 1 bis 2 Stunden feststellbar. Dementsprechend sollte der Spritz-Ess-Abstand bei alleiniger Gabe von NPH-Insulin 30 bis 45 Minuten, unter Umständen auch länger, betragen. Die maximale Wirkung ist hier nach 4 bis 6 Stunden zu beobachten.

NPH-Mischinsuline

Als Mischinsuline bezeichnet man Mischungen aus Altinsulin und Verzögerungsinsulin. Es gibt sie in festgesetzten Mischungsverhältnissen bereits gebrauchsfertig im Handel (der jeweilige Prozent-Anteil von Normalinsulin ist in Tab. 4 auf S. 100/101 angegeben) und auch als Fertigspritzen (Novolet, Innovo bzw. Optiset). Man kann jedoch Verzögerungsinsulin und Altinsulin auch frei miteinander mischen und dadurch die Insulinbehandlung besonders individuell einem gewünschten Wirkungsablauf anpassen. Infolge des Altinsulinanteils in Mischinsulinen kann der Spritz-Ess-Abstand meist etwas kürzer gewählt werden als bei alleiniger Anwendung von Verzögerungsinsulinen, in der Regel um die 30 Minuten. Wegen ihrer guten Mischbarkeit mit Normalinsulin haben sich die NPH-Insuline als Verzögerungsinsulin in der praktischen Therapie und vor allem bei der intensivierten Insulinbehandlung durchgesetzt. Sie beeinflussen den Wirkablauf von beigemischtem Normalinsulin nicht und ergeben zudem langfristig stabile Mischinsuline.

Zinkverzögerte Insuline

Sie sind gegenüber den NPH-Verzögerungsinsulinen momentan etwas in den Hintergrund getreten, wobei das Insulin Semilente als Spät-Basal-Insulin vor dem Zubettgehen eine gewisse Renaissance erlebt hat. Seine Hauptwirkung ist mit 4 bis 8 Stunden deutlich später als die von NPH-Insulin. Es ist daher besonders für Diabetiker geeignet, bei denen der Blutzucker in der zweiten Nachthälfte zum Morgen hin deutlich ansteigt (sog. Dawn-Phänomen).

24 Stunden wirkendes Insulin-Analog

Einziger Vertreter ist derzeit das Insulin-Analog Glargin (Firmenname Lantus®). Bei Glargin wurde ein Eiweißbaustein an Position A21 ausgetauscht und zwei zusätzliche Eiweißbausteine an der B-Kette in Position B31 und B32 angefügt (siehe Abb. Seite 98). Dieser geringfügige Strukturunterschied ist die Ursache dafür, dass das Insulin Glargin einen allmählichen Wirkeintritt, eine gleichmäßige Wirkung (kein ausgeprägtes Wirkmaximum) sowie eine verlängerte Wirkdauer über 24 Stunden hat.

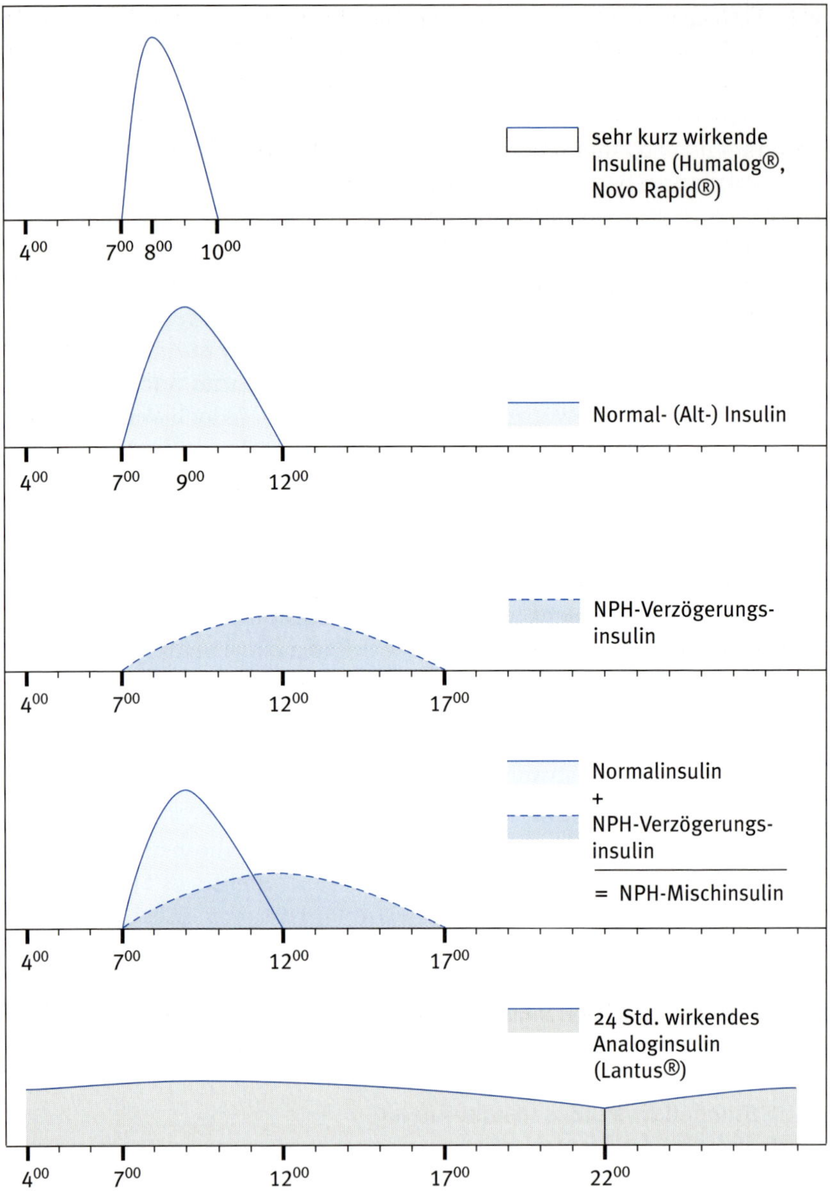

Die Wirkprofile verschiedener Insuline.

Deshalb ist nur eine einmalige Injektion vor dem Schafengehen notwendig. Mit Insulin Glargin können der Nüchternblutzucker sowie das Auftreten nächtlicher Hypoglykämien deutlich verringert werden. Insulin Glargin wird als klare Lösung ins Unterhautfettgewebe (Oberschenkel oder Bauch) gespritzt. Ein Mischen mit anderen Insulinen ist nicht möglich. Bisher liegen keine Erfahrungen über die Anwendung von Insulin Glargin in der Schwangerschaft oder Stillzeit vor.

Den Wirkablauf verstehen

Für eine sachgemäße Insulinbehandlung ist es wichtig, den Wirkablauf des verwendeten Insulins bzw. der Insuline zu verstehen. Bei Insulinmischungen beispielsweise muss man sich vor Augen halten, dass der Anteil an Alt- oder Normalinsulin vor allem die Wirkung nach dem Frühstück und am Vormittag bestimmt, der Anteil an Verzögerungsinsulin die Wirkung um die Mittagszeit und am Nachmittag. Vor Änderungen oder Anpassungen des Insulins muss man sich also zunächst überlegen, welches Insulin ursächlich für das Problem verantwortlich ist und zu welchem Zeitpunkt des Tages die Änderung »greifen« soll. Das Gleiche gilt natürlich für die Abendspritze. Wie die Insulinbehandlung und -anpassung im Einzelnen durchgeführt wird, ist wegen der großen Bedeutung in eigenen Kapiteln über die intensivierte Insulintherapie bei Typ-1-Diabetes (ab S. 131) und über die Insulintherapie bei Typ-2-Diabetes (ab S. 161) dargestellt. Ebenso widmet sich ein weiteres Kapitel der Behandlung mit Insulinpumpen, wohl der flexibelsten Art der Insulintherapie.

Der richtige Umgang mit dem Insulin

In den Anfangsjahren der Insulintherapie gab es eigene nationale Komitees, die über die gleich bleibende Qualität des Insulins wachten. Im heutigen Hightech-Zeitalter der Insulinherstellung ist das zwar nicht mehr nötig, der richtige praktische Umgang mit dem Insulin ist aber nach wie vor sehr wichtig.

Ampullen mit 40 und 100 Einheiten

In Deutschland enthalten die Insulinfläschchen im Allgemeinen U 40 Insulin, d.h. in 1 ml (Milliliter = Kubikzentimeter) Insulinlösung sind 40 I.E. (Insulin-Einheiten) Insulin vorhanden. Das U ist die Abkürzung des englischen Begriffs »Unit« für Einheit. Diese Fläschchen (medizinisch: Ampullen) enthalten also in 10 ml 400 I.E. Insulin. Wie Tab. 4 auf Seite 100/101 ausweist, gibt es manche Insuline auch als U-100-Insuline in Insulinfläschchen, d. h. 1 ml enthält dann 100 I.E. Insulin. In den Insulinpens dagegen wird ausschließlich U-100-Insulin verwendet (d. h. sowohl in den Penpatronen als auch in den Novolet-Innovo- bzw. Optiset-Fertigpens). Für Insulinpumpen gibt es sowohl Insuline mit 40 als auch mit 100 Einheiten pro Milliliter.

Der Unterschied zwischen den beiden Konzentrationen von Insulin beträgt also das Zweieinhalbfache, und Verwechslungen können daher zu schweren Über- bzw. Unterdosierungen von Insulin mit den entsprechenden Folgen führen.

Jeder Diabetiker muss daher die Konzentration der von ihm verwendeten Insuline kennen. Diesbezüglich finden sich Hinweise wie U 40 oder U 100 für 40 bzw. 100 Einheiten pro Milliliter auf dem Insulinfläschchen oder dem dazugehörigen Beipackzettel. Niemals sollte man mit einer herkömmlichen Insulinspritze (U 40) Insulin aus einer Pen-Ampulle (U 100) aufziehen. Allenfalls dürfen dazu spezielle U-100-Spritzen benützt werden.

Natürlich ließen sich solche Verwechslungsprobleme umgehen, wenn alle Insuline in Deutschland auf eine Konzentrationsstärke umgestellt werden würden. Leider ist das bislang am Widerstand der unterschiedlichsten Interessengruppen und aus ganz unterschiedlichen Beweggründen gescheitert. In vielen Ländern dagegen, z. B. in den USA, Großbritannien, aber auch in unmittelbar an die Bundesrepublik angrenzenden Ländern, ist bereits seit längerem einheitlich auf U-100-Insuline umgestellt worden. Allerdings benützen mittlerweile mehr als 85 % aller Insulin spritzenden Patienten in Deutschland Insulin-Pens (s. unten) und damit U-100-Insuline.

Insulin richtig lagern und mitnehmen

Die Lagerung des Insulins (Fläschchen, Patronen usw.) sollte bei 2 bis 8 °C erfolgen. Andernfalls könnte die Wirksamkeit des Insulins beeinträchtigt werden. Insulinpräparate sind nur begrenzt haltbar. Das auf den Ampullen verzeichnete Verfallsdatum (Mindesthaltbarkeitsdatum) gibt hierüber Auskunft. Verschiedene Insuline sind trübe. Es handelt sich dabei um sog. Suspensionen, bei denen das Fläschchen durchmischt werden muss (z. B. durch Rollen des Insulinfläschchens zwischen den Händen), bevor das Insulin in die Spritze aufgezogen wird. Auf diese Weise wird eine gleichmäßige Verteilung der Bestandteile der Insulinlösung gewährleistet. Bei klaren Insulinen ist dieses Problem nicht vorhanden.

Unmittelbar in Gebrauch befindliche Insulinfläschchen können aber ohne weiteres bei Zimmertemperatur (geschützt vor direkter Sonnenbestrahlung, Hitzeeinwirkung oder Frost) bis zu ca. 4 Wochen aufbewahrt werden. Im Übrigen sollten Diabetiker, wenn sie mehr als einmal täglich Insulin spritzen, nie ohne ihre Ausrüstung zum Insulinspritzen aus dem Haus gehen. Am besten führt man die benötigten »Utensilien« in einem eigenen kleinen Täschchen immer mit sich. Man ist dann gleichzeitig unabhängig und kann auch bei unvorhergesehenen Verzögerungen unterwegs sein Insulin zur rechten Zeit spritzen. Trennen Sie sich auch auf Reisen niemals von Ihrem Insulin. Wie leicht geht Reisegepäck einmal verloren, und Sie stehen hilflos ohne Insulin da. Das soll zwar auch schon diabetischen Ärzten passiert sein, aber es ist schon mehr als ärgerlich, wenn z. B. während einer Schiffsreise bei einem Landausflug die Rückkehr plötzlich nicht klappt und man für mehr als einen Tag nicht an sein an Bord befindliches Insulin kann.

Ab 40 °C geht Insulin kaputt. Deshalb sollte man auch bei Autofahrten in den Süden für entsprechende Kühlung sorgen. Bewahren Sie es in einer Thermoskanne oder in einem Styroporbehälter in der Kühltasche auf. Gegen Kälte (z. B. im Winterurlaub) schützt man Insulin durch Tragen am Körper und nicht in den Außentaschen der Jacke oder des Mantels. Anzeichen für unbrauchbar gewordenes Insulin sind ein verändertes Aussehen wie Verfärbung, Ausflockung und Schlierenbildung. Nicht immer aber zeigen sich solche erkennbaren Veränderungen.

Die richtige Spritztechnik

Voraussetzung für eine erfolgreiche Insulintherapie ist die richtige Spritztechnik, die mit den heutigen Hilfsmitteln Gott sei Dank sehr einfach geworden ist.

Plastikspritzen und Pens

Insulinspritzen aus Plastik sind einfach und praktisch zu handhaben. Wegen des geringen »Totraums« sind im Allgemeinen Spritzen mit eingeschweißter Kanüle zu bevorzugen. Die Insulinmengen lassen sich damit sehr exakt abmessen. Sicherlich können diese Spritzen bei sauberer Behandlungsweise, d.h. Wiederverpacken nach erfolgter Injektion in die Schutzkappe und -umhüllung, mehrfach verwendet werden, vorausgesetzt, die Nadel wird nicht vorzeitig stumpf.

Seit einigen Jahren stellen die verschiedenen als Pens bezeichneten Injektionshilfen, die wie ein Füllfederhalter aussehen (siehe Abbildungen auf S. 109/110) und bei denen stumpfe Nadeln und der Insulinvorrat mittels »Patronen« ausgewechselt werden können, eine weitere wesentliche Vereinfachung für die Patienten dar. Insbesondere kann man sein(e) Insulin(e) immer spritzfertig mit sich führen und hat es überdies leichter, die gewünschte Insulindosis exakt abzumessen.

Verschiedene Nadellängen

Heute stehen bei den Insulinspritzen und bei den Pen-Nadeln verschiedene Nadellängen zur Verfügung. Die üblichen Nadellängen von 12 mm können in der Regel von normalgewichtigen bzw. übergewichtigen Patienten verwendet werden. Für sehr schlanke Menschen sind Nadellängen von 5, 6, 8 und 10 mm erhältlich. Nadellängen von 5–6 mm sollten allerdings wirklich nur von Kindern oder sehr schlanken Personen verwendet werden.

Mehrfachverwendung von Insulinspritzen und Pen-Nadeln

Sie können Pen-Nadeln und Spritzen unbedenklich mehrfach verwenden, da dem Insulin desinfizierende Zusatzstoffe beigemischt sind. Öfters als 3- bis 4-mal ist es jedoch nicht empfehlenswert, da bereits nach 2- bis 3-maligem Gebrauch die Nadelspitzen Beschädigungen aufweisen und dann zu schmerzhaften Injektionen führen können.

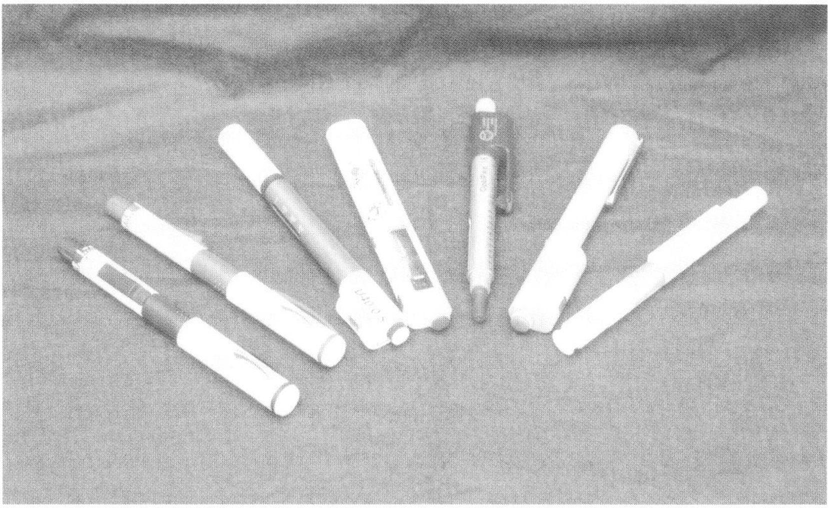

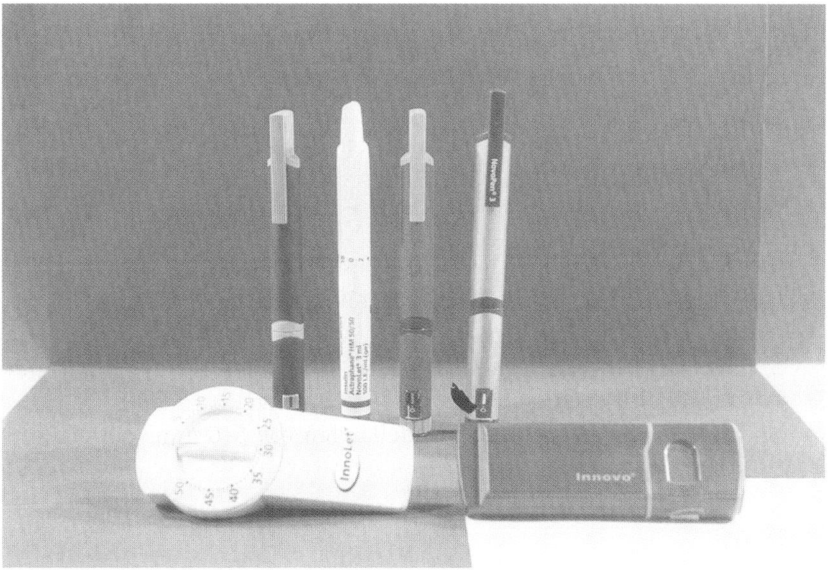

»Pen-Kollektion« 2001.

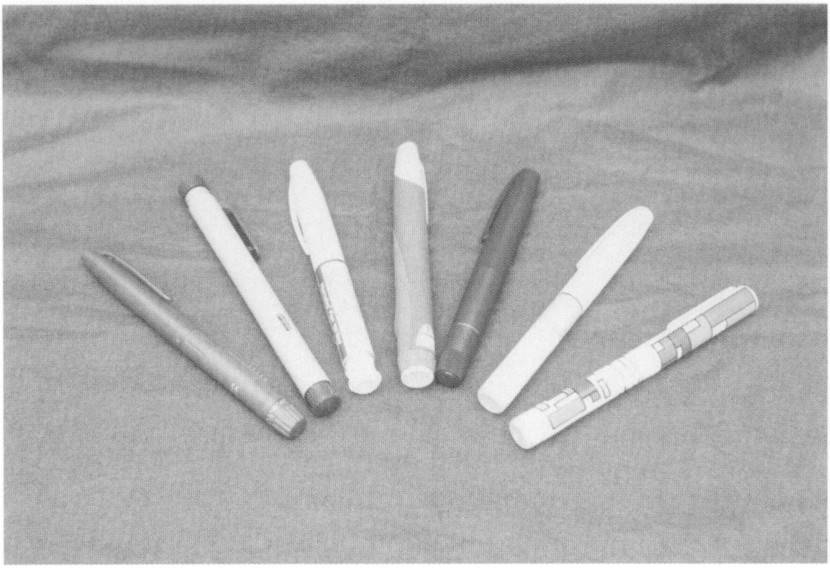

»Pen-Kollektion«, Stand 2001.

Tabelle 5 gibt einen Überblick über die derzeit zur Verfügung stehenden Pens.

Tab. 5: Insulin-Pens (Stand: August 2000)

Firma	Name	Dosisschritte	Einheiten pro Patronen
Aventis	OptiPen 1	1	300
	OptiPen 2	2	300
	OptiPen Starlet 1	1	300
	OptiPen Starlet 2	2	300
	OptiPen Pro 1	1	300
	OptiPen Pro 2	2	300
	OptiSet	2	300
Berlin-Chemie	BerliPen 1	1	150
	BerliPen 2	2	150
	BerliPen 301	1	300
	BerliPen 302	2	300
Becton-Dickinson	BD Pen mini	0,5	150
	BD Pen 1,5 ml	1	150
	BD Pen 3 ml	2	300
	BD Pen Ultra 1,5 ml	1	150
	BD Pen Ultra 3 ml	2	300
Disetronic	D Pen 10 (U 100)	1	315
	D Pen 12,5 (U 40)	0,5	315
	D Pen 25 (U 40)	1	315
Lilly	Autopen 1,5 ml	1	150
	Autopen 3 ml	2	300
	Diapen 1	1	150
	Diapen 2	2	300
	HumaPen Ergo	1	300
	Humaject	2	300
NovoNordisk	NovoPen 1,5	1	150
	NovoPen 3	1	300
	NovoPen 3 Demi	0,5	300
	Innovo	1	300
	NovoLet 1,5	1	150
	NovoLet 3	2	300
	Innolet	1	300

Insulin richtig aufziehen

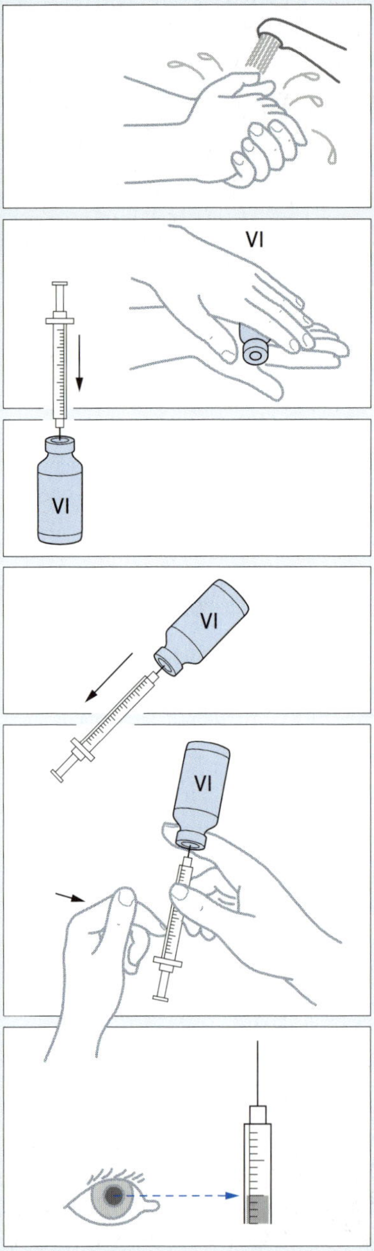

1. Hände waschen.
2. Bei Verzögerungsinsulin: Flasche schwenken oder flach zwischen den Händen rollen (20-mal, sehr wichtig!).
3. Etwas Luft aufziehen und in die stehende Flasche spritzen (so viele Einheiten, wie gewünscht werden).
4. Insulinflasche umdrehen und durch Ziehen am Kolben das Insulin aufziehen (1–2 I.E. mehr als notwendig).
5. Luft nach oben klopfen und mit dem überschüssigen Insulin hinausspritzen.
6. Genau aufziehen: Oberer Kolbenrand muss sich mit Skalenstrich decken.

VI = Verlängerungsinsulin

Insulin richtig mischen

Beim Aufziehen einer »freien« Insulinmischung sollten Sie zunächst das Alt- oder Normalinsulin und anschließend das Verzögerungsinsulin aufziehen. Gehen Sie in den folgenden 3 Schritten vor:

1

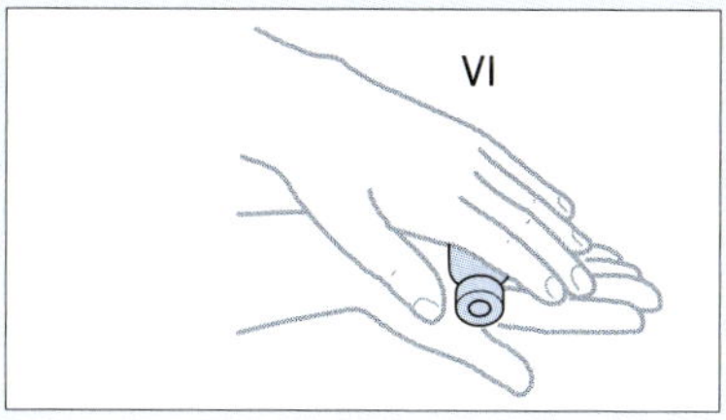

Verzögerungsinsulin-Flasche rollen oder schwenken. Luft in die Flasche spritzen (so viel, wie die gewünschte Insulinmenge).

2

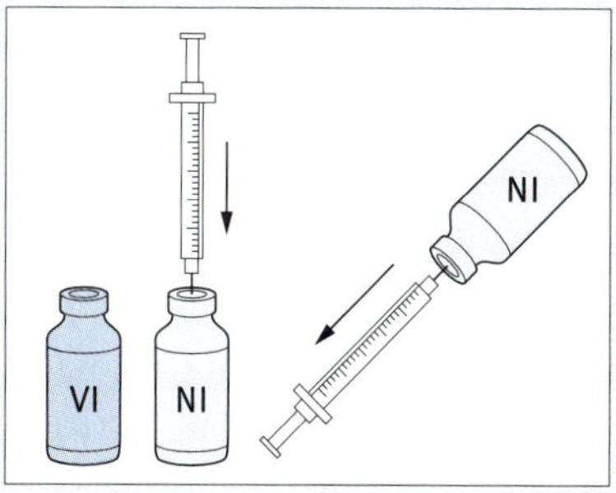

Ebenso in die Normalinsulin- bzw. Humalog-Flasche Luft spritzen. Nun die gewünschte Menge aufziehen.

3

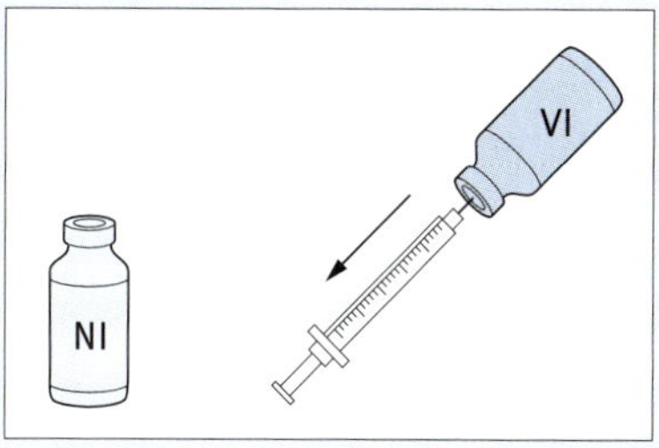

Anschließend langsam das Verzögerungsinsulin aufziehen (zu der aufgezogenen Normalinsulin- bzw. Humalog-Menge addieren).

Achtung:
Ziehen Sie die Verzögerungsinsulin-Menge ganz exakt auf. Zu viel aufgezogenes Insulin dürfen Sie nicht hinausspritzen. Sie würden sonst auch Normalinsulin bzw. Humalog abgeben.

Bei fehlerhafter Insulinmenge also: neu aufziehen!

Nur gleiche Insulinkonzentrationen mischen (U 100 + U 100, U 40 + U 40).

Stellen Sie die Mischung erst unmittelbar vor der fälligen Insulininjektion her!

VI = Verlängerungsinsulin NI = Normalinsulin

Insulin richtig spritzen

Insulin wird etwa 1 cm unter die Haut ins Fettgewebe (nicht in den Muskel!) gespritzt. Mit der einen Hand hebt man dazu eine Haut-Fett-Falte ab, mit der anderen sticht man mit der Spritze die Nadel senkrecht durch die Haut. Der Regelfall ist heute die 12 mm lange Nadel (Kanüle). Bei besonders schlanken Menschen sollte man 8-mm-Kanülen verwenden (s. Abbildung unten).

Einige Tipps zur Spritztechnik

1. Desinfektion der Haut ist bei normaler Körperhygiene nicht notwendig.
2. Hände vorher waschen.
3. Nehmen Sie die Spritze wie einen Bleistift in die Hand und bilden Sie mit der anderen Hand eine Hautfalte.
4. Stechen Sie die Kanüle senkrecht und mit ganzer Länge in die Hautfalte.
5. Halten Sie beim Injizieren die Hautfalte locker fest.
6. Ein Zurückziehen des Spritzenkolbens vor der Injektion ist nicht erforderlich. Früher wollte man damit überprüfen, ob ein Blutgefäß getroffen wurde, wodurch das Insulin dann schneller wirken würde. Mit den kurzen Kanülen, die heute verwendet werden, kann man aber höchstens ein kleines Blutgefäß durchstechen, aber nicht in die Blutbahn injizieren.
7. Drücken Sie den Kolben der Spritze nach unten. Das Insulin gelangt ins Unterhautfettgewebe. Zählen Sie bis zehn und ziehen dann erst die Spritze heraus. Nach der Injektion kann aus dem Stichkanal ein Blutstropfen austreten, vielleicht bekommen Sie auch einen blauen Fleck; beides ist harmlos.

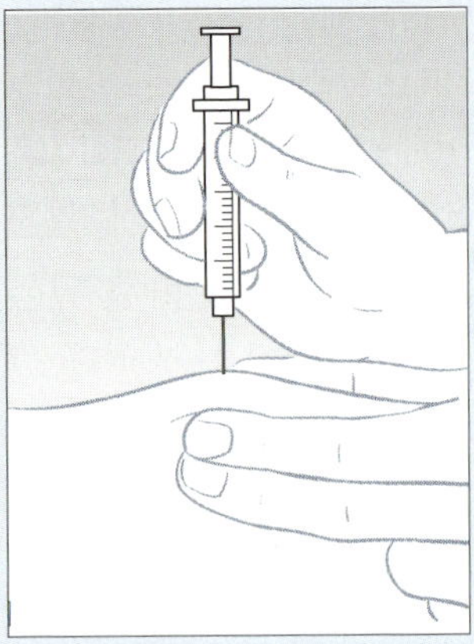

Spritzen des Insulins ins Unterhautfettgewebe.

Was ist bei der Injektion mit dem Pen zu beachten?

- Vor jeder Injektion mit dem Pen eine Funktionsprüfung mit 1–2 Einheiten machen.
- Den Pen mit Verzögerungsinsulin vor der Injektion mindestens 20-mal hin- und herkippen.
- Evtl. Luftblasen in der Penpatrone entfernen. Pen senkrecht mit der Nadelspitze nach oben halten, gegen die Penpatronen klopfen, so dass die Luftblase nach oben steigt, und jetzt die Luftblase mit einigen Einheiten aus der Patrone spritzen.
- Sollte der Pen nicht funktionieren, denken Sie daran, dass die Konzentration der Peninsuline immer U 100 ist. Also besorgen Sie sich für solche Notfälle eine U-100-Spritze.

Weiteres Wissenswertes rund um die Insulininjektion

- Entsteht nach dem Spritzen an der Injektionsstelle eine Quaddel, ist das ein Zeichen dafür, dass das Insulin nicht ins Unterhautfettgewebe, sondern nur in die Lederhaut gelangt ist. Der Einstichwinkel war zu flach. Stechen Sie bei der nächsten Spritze senkrecht in die Haut.
- In seltenen Fällen kann es an den Spritzstellen zu Fettgewebsschwund (Dellen) kommen. Das ist an sich harmlos, kann aber zu Verhärtungen führen. Dies tritt aber nur auf, wenn zu häufig in die gleiche Körperstelle gespritzt wird (Spritzstellen häufiger wechseln!).
- Spritzen Sie nicht in solche Verhärtungen oder in Narben, das Insulin kann aus diesem Gewebe nur sehr schlecht ins Blut aufgenommen werden.
- Besonders Frauen neigen zu »blauen Äderchen« an den Oberschenkeln. Diese Stellen sollten Sie beim Spritzen umgehen, wenn Sie blaue Flecke vermeiden wollen.
- Achtung: Wärme (z.B. ein heißes Bad, Sonnenbaden, Sauna, langes Reiben der Injektionsstelle) kann die Insulinaufnahme ins Blut beschleunigen. Sie müssen dann mit einer schnelleren, verstärkten Insulinwirkung rechnen. In besonderen Situationen, bei hohen Blutzuckerwerten oder bei einem Restaurantbesuch, können Sie gezielt eine schnellere Insulinresorption z.B. durch Reiben erzeugen. Kälte wirkt entgegengesetzt, die Insulinresorption wird verlangsamt.

Wichtig ist, dass man nach erfolgter Einspritzung mit der Nadel im Fettgewebe noch ca. 10 Sekunden wartet, bis sich das Insulin im Gewebe verteilt hat, und dann erst die Nadel herauszieht. Meist umgeht man

Insulininjektion durch Angehörige

Um unabhängig zu sein, sollte jeder Diabetiker in der Lage sein, das Insulin selbst zu spritzen. Für Notsituationen ist es aber sehr hilfreich, wenn Partner, Verwandte oder Freunde auch in der Lage sind zu spritzen.

Ein weiterer Vorteil: Wer Insulin spritzen kann, hat auch weniger Angst, bei einer schweren Unterzuckerung mit Bewusstlosigkeit Glukagon zu spritzen!

damit auch das Problem, dass nach der Injektion ein kleiner Blutstropfen an der Hautoberfläche austritt. Keinesfalls aber sollte man wegen eines solchen an sich harmlosen Blutstropfens Insulin nachspritzen, nur weil man fürchtet, zu wenig Insulin gespritzt zu haben.

Prinzipiell genauso verfährt man beim Spritzen mit Insulin-Pens. Hier hat man allerdings den Vorteil, dass man die exakte Dosis nicht erst in die Spritze aufziehen muss, sondern nur die jeweilige Dosiervorrichtung des Pens betätigen muss und ansonsten sein Insulin spritzfertig parat hat.

Wo soll ich spritzen?

Die Spritzstellen an Oberschenkel, Gesäß und Bauch (s. folgende Abbildung) sollen gewechselt werden, aber nicht wahllos, sondern nach einem gewissen Plan. So kann man z. B. immer einen Fingerbreit »weiterwandern«. Am schnellsten gelangt das Insulin aus Bauchspritzstellen ins Blut, langsamer aus Spritzstellen am Gesäß, am langsamsten aus dem Oberschenkel. Für eine täglich möglichst gleich bleibende Wirkung des Insulins erscheint es daher nicht unvernünftig, wenn die gleichen Spritzareale täglich zur gleichen Tageszeit benutzt werden, beispielsweise am Morgen das Bauchareal und abends bzw. vor dem Zubettgehen die Oberschenkel bzw. das Gesäß. Man muss aber davon ausgehen, dass – auch wenn man alles tagtäglich genau gleich macht – die Aufnahme des Insulins in das Blut von Tag zu Tag ein wenig schwanken kann, ganz zu schweigen von der sich immer etwas ändernden Ausgangslage des Stoffwechsels.

Spritzstellen am Oberarm – obwohl oft benutzt – sind nicht zu empfehlen, weil dort allzu leicht das Insulin versehentlich zu tief in den Muskel

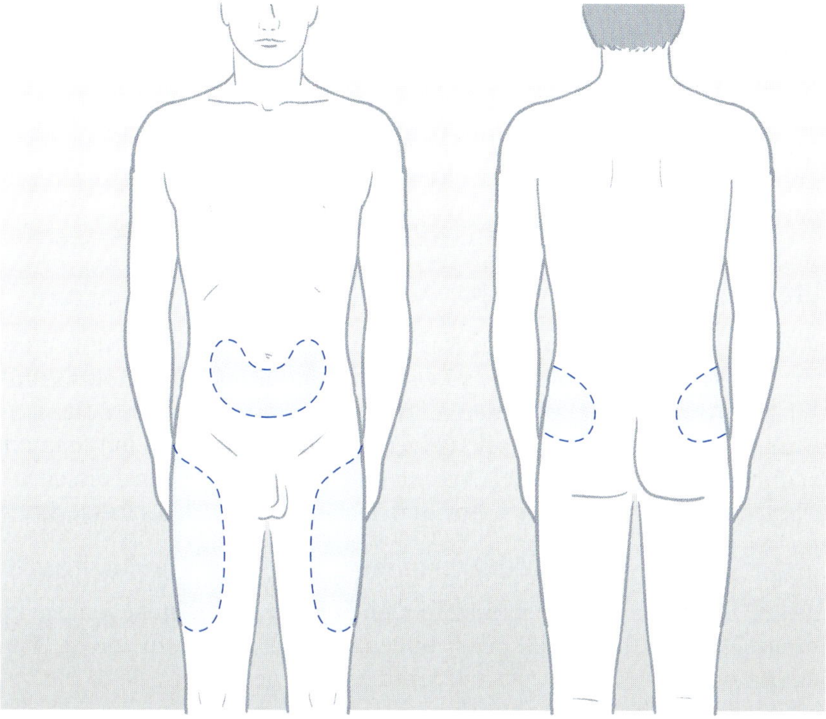

Bevorzugen Sie diese Einstichstellen!

gespritzt wird und dann das Insulin rascher als erwartet wirkt. Am Oberarm hat man im Allgemeinen weniger Fettgewebe, andererseits ist es dort nicht einfach, als »Selbstspritzer« gleichzeitig eine Haut-Fett-Falte abzuheben.

Insulin ist gut verträglich

Dennoch werden nach einer raschen Besserung der Blutzuckerwerte – wie es im Übrigen gelegentlich auch bei erstmals mit Diät und Tabletten behandelten Diabetikern beobachtet wird – vom Patienten mitunter Störungen des Sehvermögens festgestellt. Der Patient »kann die Zeitung nicht mehr lesen«, er ist weitsichtiger geworden. Diese Störungen hängen mit einem veränderten Quellungszustand der Augenlinse zusammen, der für die Besserung der Stoffwechselsituation typisch ist. Wichtig für Patient und Arzt ist zu wissen, dass diese Nebenwirkung völlig harmlos und vorübergehend ist und nichts mit Sehstörungen anderer Art, wie sie beim Diabetes gefürchtet werden (S. 224 f.), zu tun hat. So genannte Insulinödeme, d. h. Schwellungen, insbesondere der Beine, treten nach Insulinbehandlung manchmal bei jungen Mädchen und Frauen auf. Über ihre Entstehung weiß man recht wenig. Sie verschwinden meist nach wenigen Tagen.

Allergien gibt es kaum noch

Allergien (generalisiert oder in Form von juckenden Veränderungen an den Einspritzstellen) sind ebenso wie eine (antikörperbedingte) Insulinresistenz sehr selten geworden und durch den Wechsel auf Humaninsulin zu behandeln. Die seit langem eingeführten hoch gereinigten Insuline hatten diesbezüglich bereits einen entscheidenden Fortschritt gebracht. Schweineinsuline schneiden dabei günstiger ab als Rinderinsuline. Mehr oder weniger seit Jahren schon gibt es keine Patienten mehr mit einer schweren antikörperbedingten Insulinresistenz, d. h. Patienten, die 200 und mehr Einheiten Insulin täglich spritzen mussten, weil sie in ihrem Organismus Eiweißkörper bilden, die das Insulin in seiner Wirkung abschwächen bzw. neutralisieren. Gegebenenfalls ist dann die bereits erwähnte Umstellung auf Humaninsulin, unter Umständen auch auf Insulin Humalog, mitunter aber auch eine stationäre Behandlung mit intravenös verabreichten Injektionen großer Mengen von Altinsulin oder auch eine Behandlung mit Cortisonpräparaten angezeigt.

Einem Fettgewebsschwund oder der Bildung von Fettgewebsgeschwülsten an den Injektionsstellen kann man nur durch vorbeugende Maßnahmen und richtige Spritztechnik begegnen (s. S. 108 ff.).

Unterzuckerung als häufigste Nebenwirkung

Die einzige ernsthafte Gefährdung der Patienten durch die Insulinbehandlung ist die Unterzuckerung, die Hypoglykämie, auf die wegen ihrer Bedeutung später in einem eigenen Kapitel sowie an vielen Stellen in diesem Buch eingegangen wird.

Schwer einstellbare Diabetiker sind oft »überspritzt«

Sog. schwer einstellbare Diabetiker sind häufig »überspritzt«. Diese Patienten injizieren sich aufgrund von erhöhten Blutzuckerwerten eine größere Insulinmenge, die zu einer Unterzuckerung, dann wieder zu einer Gegenregulation und damit zu einem erneuten Blutzuckeranstieg mit Harnzuckerausscheidung führt. Dieser »Teufelskreis« kann nur durchbrochen werden, wenn man sich zu einer Verminderung der Insulindosis entschließt.

Weniger Insulin führt dann zu besseren Blutzuckerwerten, weil keine Hypoglykämien mehr die Gegenregulationshormone Adrenalin, Glukagon usw. in die Höhe treiben und damit keine exzessive Blutzuckerbildung durch die Leber stattfindet (s. a. Kapitel »Hypoglykämie: Wenn der Zucker zu tief absinkt«, S. 197 ff.). An diese Möglichkeit muss man immer auch in seinen Gesprächen mit dem behandelnden Arzt denken.

Insulin niemals weglassen

Keinesfalls darf man aus Furcht vor Unterzuckerung oder weil man wegen einer Unpässlichkeit nichts essen kann, die Insulininjektionen einfach weglassen! Diese Unterlassung ist eine der häufigsten Ursachen des diabetischen Komas. Wie man sich bei Krankheit verhält, wird ausführlich in einem eigenen Kapitel (»Der kranke Diabetiker«) besprochen.

Insulin, das nicht gespritzt werden muss?

Eine andere Frage ist, ob es gelingt, Insuline zu entwickeln, die nicht mehr gespritzt werden müssen und so die Insulinbehandlung wesentlich erleichtern können. Beim Insulin ist man ja u. a. deshalb auf das Spritzen angewiesen, weil es als Eiweiß im Magen-Darm-Bereich verdaut und größtenteils unwirksam werden würde, wollte man es als Tropfen schlucken oder als Tabletten einnehmen. Derzeit in Entwicklung ist Insulin zum Inhalieren. Über eine Apparatur (siehe Abb. Seite 120) gelangt das als »Nebelwolke« aufgelöste Insulin in die Lungenbläschen und von dort in die Blutbahn. Inhaliertes Insulin wirkt so schnell wie die schnellen Insulin-Analoge Humalog oder Novo-Rapid und ist insbesondere für eine mahlzeitenbezogene Therapie bei Typ-2-Diabetikern geeignet. Noch müssen die Langzeitverträglichkeit und die Dosiergenauigkeit weiter geprüft werden. Mit einer Zulassung wird 2003 gerechnet. Der Preis wird sicher höher sein als bei herkömmlichen Insulinen. Nur ca. 10 % der im Inhalator vorhandenen Insulinmenge kommt schließlich im Körper zur Wirkung.

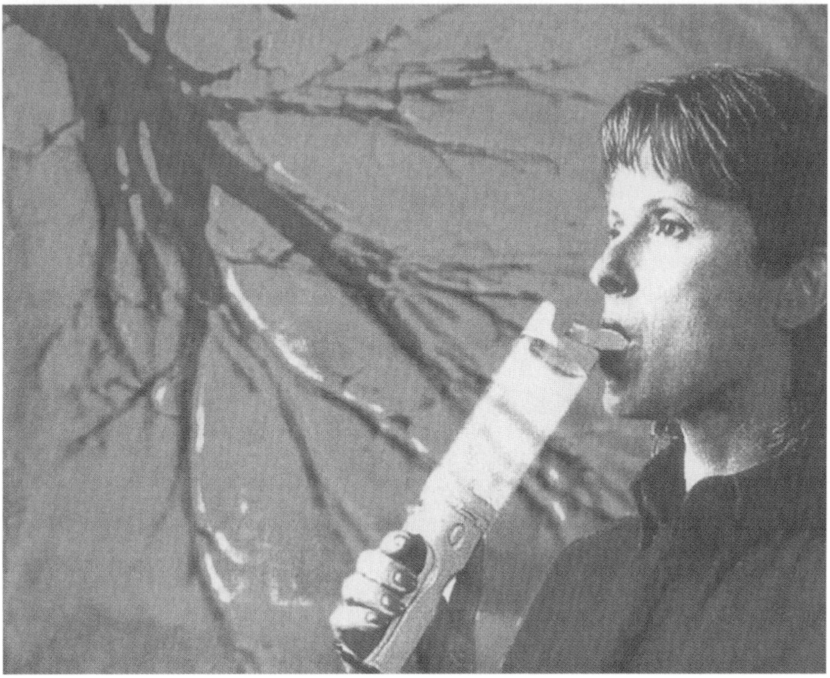

Inhalator für Insulin

Die regelmäßige Selbstkontrolle

Selbstkontrolle ist die Chance, sich als Diabetiker selbst stark zu machen und in jeder Weise aktiv und unbeschwert zu sein. Mit der Selbstkontrolle kann man viele Dinge im Alltag selbst regeln – man muss nur wissen, wie es geht – und man kann bei seinen Arztbesuchen wesentlich fundierter eventuell notwendige grundlegende Therapieveränderungen gemeinsam festlegen.

Selbstkontrolle gibt die Richtung vor

Wenn es mein Ziel ist, mich trotz Diabetes möglichst wohl zu fühlen und leistungsfähig zu sein sowie Perspektiven zu haben und Folgeschäden vorzubeugen, dann brauche ich eine beständig gute Stoffwechseleinstellung mit Blutzuckerwerten nahe an oder in der Norm. »Beständig gut« heißt aber: eine möglichst täglich gute Einstellung! Die Selbstkontrolle gibt mir die tägliche Richtung vor. Das gilt eigentlich für alle Typ-1-Diabetiker und wohl auch für einen Großteil der Typ-2-Diabetiker. Und dabei ist klar, dass es um die Blutzuckerwerte geht, die nahe an der Norm oder in der Norm sein sollen.

»Diabeteseinstellung ohne Selbstkontrolle heißt Seefahrt ohne Kompass.«

Und wer würde sich schon im Ernst einem Schiff ohne Kompass für eine Fahrt auf dem offenen Meer anvertrauen?

Die Selbstkontrolle des Blutzuckers

Das eigentlich revolutionär Neue in der Diabetesbehandlung im vergangenen Jahrzehnt sind die Fortschritte bei den Möglichkeiten der Blutzucker-Selbstkontrolle. Sie ist die Basis für die intensivierte Insulinbehandlung, bei der ich viermal täglich meine Insulindosis dem aktuellen Blutzuckerspiegel anpasse. Sie schafft aber auch die Grundlage für alle anderen Therapieformen, bei der es um möglichst normale Blutzuckerwerte im Alltag geht. Anhand der bei den ärztlichen Kontrollen gemessenen HbA_{1c}-Werte können dann Arzt und Patient unschwer sehen, inwieweit sie diesem Ziel nahe gekommen sind.

Allerdings benötige ich dazu Aufzeichnungen über meine Selbstmessungen, sonst kann ich keinen gezielten Rat erwarten. Außerdem kann ich anhand meiner Aufzeichnungen auch selbst sehen, wie meine Anpassung geklappt hat, und für die Zukunft daraus lernen (Beispiele s. S. 130).

Schließlich kann ich durch die Selbstkontrolle schwerwiegende Stoffwechselentgleisungen rasch erkennen und so rechtzeitig handeln bzw. behandeln lassen, dass mancher sonst notwendige Krankenhausaufenthalt vermieden wird. In diesem Sinne ist Selbstkontrolle äußerst kostengünstig.

Blutzuckermessgeräte: klein und schnell

Für die Blutzuckerselbstkontrolle werden Teststreifen benutzt, die durch ein Gerät oder durch Farbvergleich mit den Augen abgelesen werden. Beide Methoden haben bei korrekter Handhabung dieselbe Messgenauigkeit. Heute werden für die Selbstkontrolle überwiegend kleine und schnelle Blutzuckermessgeräte verwendet (siehe Abb. Seite 126).

Blutzucker-Selbstkontrolle ohne Gerät – so wird's gemacht

Der Haemoglukotest 20–800 ist heute die gebräuchlichste Messmethode ohne Gerät. Sie benötigen dazu einen ausreichend großen Blutstropfen, den Sie auf das gesamte Blutzucker-Teststreifenfeld auftragen. Der Blutstropfen muss genau eine Minute auf das Testfeld einwirken und wird dann mit einem Wattebausch abgewischt. Nach einer weiteren Minute wird die Verfärbung des Teststreifenfeldes mit einer Farbskala auf der Teststreifenpackung verglichen. Die Farben sind jeweils einem Blutzuckerwert zugeordnet. Bei Blutzuckerwerten über 200 mg/dl werden die Farbunterschiede auf der Vergleichsskala geringer und somit auch das Ablesen des Blutzuckers etwas schwieriger.

Das visuelle Ablesen der Farbe kann aber durch bestehende Lichtverhältnisse, z. B. Kunstlicht, beeinflusst werden. Außerdem kann diese Messmethode bei Menschen mit Diabetes, die bereits eine Augenhintergrundsveränderung (Retinopathie) haben, oder bei Menschen, die an einer Farbsehschwäche leiden, zu Schwierigkeiten führen. In diesen medizinisch tatsächlich begründbaren Fällen übernimmt die Krankenversicherung die Kosten für ein Messgerät. Evtl. stellt Ihnen Ihr Arzt ein entsprechendes Attest aus, das Ihnen bei der Kostenübernahme weiterhelfen kann. Sprechen Sie mit Ihrer Krankenversicherung, ob sie die Ausgaben für ein Blutzuckermessgerät übernimmt.

Tipp: Sie können für die visuelle Blutzuckermessung den Haemo-Glukoteststreifen der Länge nach auseinander schneiden nach dem Motto: Aus eins mach zwei. Dies hat folgende Vorteile:

- Sie benötigen weniger Blut.
- Sie können auf der Farbskala besser ablesen.
- Sie sparen Teststreifen.

Sie sollten immer eine Packung von diesen Haemo-Glukoteststreifen 20–800 zu Hause haben bzw. auch immer mitnehmen, wenn Sie verreisen. Sollte Ihnen Ihr Blutzuckermessgerät einmal Werte anzeigen, die für Sie nicht plausibel sind, können Sie mit der visuellen Methode eine Vergleichsmessung durchführen. Oder es kann Ihnen auch einmal Ihr Blutzuckermessgerät ganz ausfallen.

Die Blutzucker-Selbstkontrolle mit einem Blutzuckermessgerät

Es gibt zwei verschiedene Arten von Blutzuckermessgeräten:

- Reflektometer: Diese Geräte arbeiten nach dem fotometrischen Verfahren und messen den Blutzucker per Farbumschlag.
- Geräte mit Sensor-Technik: Diese Technik beruht auf der Messung eines geringen elektrischen Stromes, der durch die biochemische Reaktionen des Blutes auf dem Sensorstreifen entsteht.

Die Messgenauigkeit guter Blutzuckermessgeräte liegt bei 10–15 % Abweichung zum Laborblutzucker. Überprüfen Sie regelmäßig die Genauigkeit Ihres Messgerätes bei Ihrem Arzt durch eine Parallelmessung mit einem Laborgerät. Bei falscher Handhabung oder unter extremen Bedingungen, wie z.B. sehr niedrige oder hohe Temperaturen, hohe Luftfeuchtigkeit, Messung in größen Höhen (z.B. auf hohen Bergen), kann es zu Fehlmessungen kommen. Viele Blutzuckermessgeräte haben heute Speichermöglichkeiten für die gemessenen Blutzuckerwerte, Datum und Uhrzeit, teilweise auch für die BE-Menge, Insulindosierung und für besondere »Events« (Vorkommnisse). Einige Firmen bieten für die statistische Auswertung der Daten Computerprogramme an. Eine Aufstellung der derzeit gebräuchlichen Blutzucker-Messgeräte finden Sie auf Seite 124.

Stechhilfen

Für die schmerzarme Blutentnahme können Sie eine Injektionsnadel oder eine kleine Stechhilfe mit dünner, spitz geschliffener Lanzette und verstellbarer Einstichtiefe verwenden. Nicht verwenden sollten Sie die

Tab. 6: Derzeit gebräuchliche Blutzucker-Messgeräte (Stand: Januar 2001)

Firma	Gerät	Firma	Gerät
Bayer	Glucometer Elite 2000* Glucometer Elite XL* Glucometer Dex 2*	MediSense	Soft Sense* Precision Xtra*
Roche	Accu-Chek Sensor Complete* Accu-Chek Sensor* Accu-Chek plus	Menarini	GlucoMen* GlucoMen PC*
Lifescan	One touch Basic One touch Profile GlucoTouch Euro Flash* One touch Ultra*	Disetronic	Free Style*
Geräte für Sehbehinderte:			
Lifescan	One touch II talk		
Caretech Österreich	Gluki		

* Diese Geräte arbeiten auf der Basis von Sensortechnik.

herkömmlichen Blutlanzetten, da diese tiefe und schmerzhafte Einstichverletzungen verursachen. Entnehmen Sie das Blut seitlich aus der Fingerbeere oder aus dem Ohrläppchen. Vorher sollten Sie nach Möglichkeit Ihre Hände massieren und mit warmem Wasser waschen, um einerseits Reste von zuckerhaltigen Nahrungsmitteln zu entfernen, andererseits um die Durchblutung zu fördern. Die gebräuchlichsten Stechhilfen sind zusammen mit den Blutzuckermessgeräten auf S. 126 abgebildet.

Hinweis für die Blutzuckermessung am Arm (oder anderen Stellen)
Im Vergleich zu Finger, Handflächen oder Ohrläppchen kann die Durchblutung an Ober- und Unterarm, Oberschenkel und Wade sehr unterschiedlich sein. Hieraus können Unterschiede in der Blutzuckermessung resultieren, insbesondere nach einer Mahlzeit oder bei körperlicher Betätigung. Daher sollte vor einer Blutabnahme am Ober- oder Unterarm, Oberschenkel oder Wade die Teststelle »intensiv gerieben« werden. Bei Verdacht auf Unterzucker vor dem Autofahren etc. sollte die Blutzuckermessung in jedem Fall an der Fingerbeere durchgeführt werden.

Die Selbstkontrolle des Harnzuckers

Die Harnzuckertestung hat heute nur noch im Ausnahmefällen ihre Berechtigung und ihren Stellenwert, z. B. bei älteren Menschen, die nicht mehr selbstständig in der Lage sind, eine Blutzuckermessung durchzuführen. Ganz sicher geht aber heute bei der Selbstkontrolle, auch bei Typ-2-Diabetes ohne Insulinbehandlung, der Trend zur Blutzuckermessung; insbesondere dann, wenn das Therapieziel möglichst normale Blutzuckerwerte heißt. Diabetesspezifische Folgeschäden bilden sich bereits unterhalb der Nachweisgrenze von Zucker im Urin – also bereits bei niedrigeren Blutzuckerwerten als 160–180 mg/dl.

Die Vorteile der Harnzuckertestung sind:

- Sie schmerzt nicht.
- Sie ist jederzeit durchführbar.
- Sie bleibt kostengünstiger.

Sie verlangt hingegen die Kenntnis Ihrer persönlichen Nierenschwelle. Wenn Ihr Blutzucker eine gewisse Höhe erreicht (normal 160 bis 180 mg/dl), finden Sie bei allen darüber liegenden Blutzuckerwerten auch Zucker im Urin (s. auch Kapitel »Was ist Diabetes?«, S. 32 ff.).

Jeder Mensch hat seine eigene Nierenschwelle, die sich im Laufe des Lebens verändern kann (auch während der Schwangerschaft) und deshalb, z. B. im Rahmen einer stationären Stoffwechselkontrolle, überprüft werden sollte. Je höher die Blutzuckerwerte über diese Nierenschwelle ansteigen, um so schlechter werden die Harnzuckertestungen ausfallen. Aussagen über Unterzuckerung kann man mit Harnzuckertestungen aber nicht machen.

Harnzuckerbestimmung mit Teststreifen – so wird's gemacht

- Halten Sie den Teststreifen kurz in den Urinstrahl oder in den im Messbecher aufgefangenen Urin.
- Warten Sie kurz ab (2 Minuten).
- Vergleichen Sie die Farbe des Teststreifens mit der mitgelieferten Skala.

Eine eventuelle Verfärbung zeigt an, ob kein, etwas (bis 0,5 Prozent) oder viel Zucker im Urin ausgeschieden wurde.

Gängige Teststreifen sind z. B. Clinistix oder Diastix. Überdies steht mit Diabur-Test 5000 ein Teststreifen zur Verfügung, der mittels zweier verschieden empfindlicher Testfelder gleichermaßen für die Abschätzung niedriger wie hoher Harnzuckerwerte geeignet ist. Harnzuckerwerte bis 5 Prozent können bei Einhalten einer Reaktionszeit von 2 Minuten recht zuverlässig bestimmt werden.

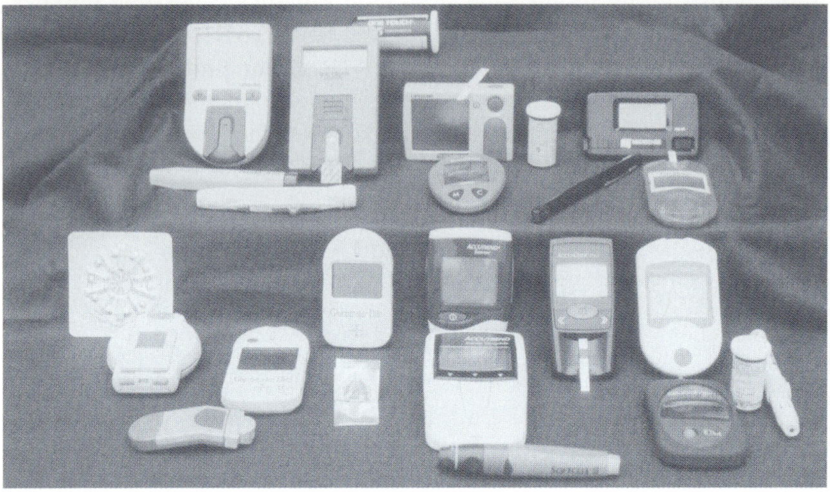

Derzeit gebräuchliche Blutzucker-Messgeräte (Stand Februar 2001).

Azetonbestimmung im Urin

Die Azetonbestimmung im Urin ist in bestimmten Situationen notwendig. Azeton soll getestet werden bei mehrfachen Blutzuckerwerten über 250 mg/dl sowie bei höherer Harnzuckerausscheidung (2 Prozent und darüber), bei Komawarnzeichen (s. S. 181 ff.) und bei Krankheit (s. Kapitel »Der kranke Diabetiker«). Ganz speziell gilt das Gebot zum Azetontesten auch für Patienten mit Insulinpumpen. Hohe Blutzuckerwerte bzw. hohe Harnzucker- und gleichzeitig starke Azetonausscheidung können auf ein drohendes diabetisches Koma hinweisen. In diesem Fall ist umgehend Kontakt mit dem behandelnden Arzt aufzunehmen!

Wie bereits ausgeführt, ist Azeton ein Hinweis für exzessive Fettverbrennung. Es fällt z. B. auch an, wenn ein Nicht-Diabetiker fastet. Auch beim Diabetiker kann es auf »Hungern« hinweisen oder auf eine vorherige Unterzuckerung; meist erscheint dabei aber kein oder nur wenig Zucker im Urin. Nur die Konstellation hoher Blutzucker bzw. Harnzucker (2 Prozent und mehr) sowie gleichzeitig viel Azeton deutet auf die drohende Stoffwechselentgleisung nach »oben« hin (viel zu wenig Insulin im Körper). Da in vielen Fällen die Ursache der Stoffwechselverschlechterung ebenfalls bekämpft werden muss (z. B. Blasenentzündung), muss der Arzt um so dringender aufgesucht werden. Typ-1-Diabetiker müssen aber auf jeden Fall die richtigen Therapiemaßnahmen im Notfall kennen (s. Kapitel »Der kranke Diabetiker«).

Wann und wie oft den Blut- und Harnzucker testen?

Die Frage, wer wann was wie oft testen soll, hängt von der Art Ihres Diabetes, von der Therapie sowie von der individuellen Zielsetzung Ihrer Behandlung ab.

- **Insulin spritzende Diabetiker** sollten vor jeder Spritze (z. T. auch vor dem Schlafengehen), d. h. 2- bis 4-mal pro Tag, ihren Blutzucker testen.
- **Patienten ohne Insulinbehandlung** sollten 1 bis 2 Stunden nach dem Frühstück (bzw. nach den Hauptmahlzeiten) Blutzucker bzw. Harnzucker messen.
- **Typ-2-Diabetikern mit einer Kombinationsbehandlung Sulfonylharnstoff/ Insulin** ist die Blutzuckermessung vor der Spritze und die Harnzuckertestung eine Stunde nach dem Frühstück anzuraten.

Nach dem Frühstück erreichen die Blutzuckerwerte meist ihren »Höchststand« im Verlauf des Tages, wenn man von Diätfehlern absieht. Solange Harnzucker ausgeschieden wird, soll man täglich testen, bei Harnzuckerfreiheit genügen 2 bis 3 Tests pro Woche. Natürlich heißt das Behandlungsziel auch hier: Kein Zucker im Urin eine Stunde nach dem Frühstück und möglichst normaler Nüchternblutzucker um die 100 mg%.

Über Einzelheiten sollten Sie sich mit Ihrem behandelnden Arzt abstimmen. Tab. 3 gibt einen kleinen Überblick, getrennt nach Typ-1- und Typ-2-Diabetes.

Müssen sowohl Typ-1- als auch Typ-2-Diabetiker Blutzucker messen?

Grundsätzlich sollte nach Möglichkeit auch bei den Typ-2-Diabetikern die aussagekräftigere Blutzuckermessung der Urinzuckermessung vorgezogen werden. Urinzuckermessungen sollten auch bei Typ-2 Diabetikern nur noch in Ausnahmefällen durchgeführt werden, beispielsweise wenn die Betroffenen die Blutzucker-Selbstkontrolle nicht mehr durchführen können. Vor allem »biologisch junge« Typ-2-Diabetiker mit Diabetesbe-

a Schema der Selbstkontrolle des Typ-1-Diabetikers

Behandlung:	Was testen?	Wann testen?	Wie oft testen?
mit Insulin und Diabetes-Kost	Tägliche Selbstkontrolle		
	Blutzucker	vor jeder Injektion (bzw. vor jeder Hauptmahlzeit) und vor dem Zubettgehen	mindestens 4 x täglich
	In besonderen Situationen*		häufiger
	Blutzucker	bei Krankheit, Fieber bei Muskelarbeit bei Unterzuckeranzeichen	alle 2–3 Std. vor, während, danach
	Azeton	mehrere Testergebnisse BZ ≥ 250 mg/dl	alle 2–3 Std. bis Azetonfreiheit
		sowie bei Krankheit, Fieber bei Komawarnzeichen	s. Entgleisung

* Zusätzliche Messungen sind auf Reisen, bei Zeitverschiebung, vor jeder Autofahrt, bei geändertem Tagesrhythmus, im Urlaub sowie in der Schwangerschaft erforderlich.

b Schema der Selbstkontrolle je nach dem Ziel der Einstellung für Typ-2-Diabetiker

Behandlung:	Was testen?*	Wann testen?	Wie oft testen?
mit Diabetes-Kost	Regelmäßige Selbstkontrolle		
	Blutzucker/ Harnzucker	1 – 2 Stunden nach dem Frühstück	täglich, mindestens 2 – 3 x pro Woche
mit Diabetes-Kost und BZ-senkenden Tabletten	Blutzucker/ Harnzucker	1 – 2 Stunden nach dem Frühstück	täglich, mindestens 2 –3 x pro Woche
mit Diabetes-Kost und BZ-senkenden Tabletten plus Insulin	Blutzucker/ Harnzucker	vor der Spritze sowie 1 – 2 Stunden nach dem Frühstück	täglich
mit Diabetes-Kost und Insulin	Blutzucker	vor jeder Injektion	täglich
	In besonderen Situationen (wie für Typ-1-Diabetiker)		

* Hängt vom Ziel der Einstellung ab. Patienten mit möglichst normalen Blutzuckerwerten → Blutzucker. Patienten, die harnzuckerfrei sein sollen → Harnzucker. Insulin spritzende Patienten sollten nach Möglichkeit Blutzucker messen.

ginn mindestens vor dem 60. Lebensjahr sollten nicht nur das Ziel »Harnzuckerfreiheit nach dem Frühstück«, sondern möglichst normale Blutzuckerwerte rund um die Uhr erreichen. Dies lässt sich aber nur durch Blutzuckermessungen feststellen. Einmal pro Woche ist auch bei diesen Patienten ein Blutzucker-Tagesprofil mit Messungen

- nüchtern,
- 1–2 Stunden nach dem Frühstück,
- vor dem Abendessen und
- vor dem Zubettgehen

angezeigt. In jedem Fall müssen alle Typ-1-Diabetiker und alle Insulin spritzenden Typ-2-Diabetiker eine Blutzucker-Selbstkontrolle durchführen (s. Schemata S. 128).

Blutzuckermessung zum Feststellen von Unterzucker

Möchten Sie Unterzuckerreaktionen nachweisen, weil Sie niemals wissen, ob Ihr Hungergefühl vor dem Mittagessen mit einem niedrigen Blutzucker zusammenhängt, sind Sie auf einen Blutzuckertest angewiesen. Hier sind Harnzucker-Selbstkontrollen nutzlos, weil sämtliche Harnzuckertestungen bei Blutzuckerwerten unter Ihrer Nierenschwelle (z. B. 140 mg/dl ebenso wie 50 mg/dl) negativ bleiben. Natürlich müssen aus den Selbstkontrollen entsprechende Konsequenzen gezogen werden (siehe die Kapitel für Typ-1- und Typ-2-Diabetiker im Anschluss an dieses Kapitel!). Wenn man nur schlechte Werte misst, aber überhaupt nicht willens oder in der Lage ist, etwas zu ändern, ist jegliche Form der Selbstkontrolle zu teuer. Dann genügen auch die ärztlichen Kontrollen allein. Mitkontrolle bedeutet auch Mitverantwortung bei der Stoffwechselführung.

So führen Sie Ihr »Diabetiker-Tagebuch«

Wie bereits angeklungen, ist es vorteilhaft, alle Selbstmessungen in einem kleinen Protokollbuch (»Diabetiker-Tagebuch«, s. Beispiele auf S. 130) festzuhalten. »Nur messen kann man vergessen«, weil man sich meist selbst schon am nächsten Tag nicht mehr genau daran erinnern kann. Wie soll man denn ohne Protokollbuch die Ergebnisse mit dem Arzt besprechen? Ohne Protokollbuch kann man eigentlich auch schlecht den Arzt um Verordnung von Teststreifen für die Selbstkontrolle bitten. Am besten kann Ihr Arzt Sie beraten, wenn Sie neben Körpergewicht, Harnzucker- und Blutzuckermessergebnissen und Diätveränderungen von der Rubrik »Bemerkungen« in Ihrem Tagebuch häufig Gebrauch machen. Alles, was von Ihrem »Alltagsleben« abweicht, können

Sie niederschreiben: Unterzuckerungen mit Uhrzeit, zusätzlich gegessene BEs, Besonderheiten in der Ernährung, Feten, Fahrradtour, Schwimmen, Ärger, Fensterputz, Insulin danebengespritzt, Stress, keine Zwischenmahlzeit – um nur einige Beispiele zu nennen, die viele schlechte wie auch gute Blut- und Harnzuckerwerte erklären können.

Dat.	**Gewicht:** in kg	**Harnzucker:** gemessen 2 Stunden nach den Mahlzeiten morgens	mittags	abends	**Tabletten:** Sulfonyl-Harnstoffe *Amaryl 2mg*	**Bemerkungen:** z.B. Erkrankungen, Unterzucker, körperliche Bewegung
Mo *1.10.*		*0%*		*0%*	*1–0–0*	
Di *2.10*	*64*				*1–0–0*	
Mi *3.10*		*0,25%*	*0%*		*1–0–0*	
Do *4.10.*		*0%*	*0%*		*1–0–0*	*Rad gefahren „Hypo" 2BE gegessen! 15.00 BZ 50 mg 2BE*
Fr *5.10*	*64*	*0%*		*0,1%*	*1–0–0*	
Sa *6.10.*		*0%*			*1–0–0*	
So *7.10*						
HbA1c %				Datum:		

Dat.	**Insulin:** Normalinsulin / Verzögerungs-insulin – morgens		mittags	abends	spät	**Harnzucker:** morgens	mittags	abends	spät	**Blutzucker:** morgens	mittags	abends	spät	**Bemerkungen:** z.B. Unterzucker, Ketonurie, Körpergewicht
Mo *1.10.*	*12*	*8*	*6*	*8*	*10*					*110*	*110*	*120*	*140*	
Di *2.10*	*12*	*8*	*6*	*8*	*10*					*120*	*120*	*110*	*130*	*Hypo 9.00 +2BE*
Mi *3.10*	*12*	*8*	*6*	*8*	*10*					*110*	*110*	*140*	*120*	*Hypo 9.00 BZ 50 mg +2BE*
Do *4.10.*	*10*	*8*	*6*	*8*	*10*					*120*	*120*	*110*	*130*	
Fr *5.10*														
Sa *6.10.*														
So *7.10*														
HbA1c %										Datum:				(alle 1–2 Monate)

»Diabetiker-Tagebücher«: Beispiele, wie Sie die Selbstkontrolle protokollieren.
a Typ-2-Diabetes mit Tablettenbehandlung.
b Typ-1-Diabetes mit intensivierter Insulinbehandlung.

Die intensivierte Insulintherapie des Typ-1-Diabetikers

Die intensivierte Insulintherapie mit herkömmlichen Insulinspritzen oder mit Insulinpumpen ist heute die Behandlung der Wahl für Menschen mit Typ-1-Diabetes. Sie orientiert sich am Verhalten des Insulinspiegels bei Gesunden.

Die Bauchspeicheldrüse des Nicht-Diabetikers gibt ständig eine gewisse »basale« Menge Insulin in das Blut ab, auch im Nüchternzustand und während der Nacht (Basalinsulin). Werden Kohlenhydrate zugeführt, steigt der Blutzucker an, und die Bauchspeicheldrüse schüttet entsprechend mehr Insulin aus (Mahlzeiteninsulin).

Die nachfolgende Abbildung zeigt die Insulinspiegel im Blut bei einem Nicht-Diabetiker, der tagsüber drei kohlenhydrathaltige Mahlzeiten gegessen hat.

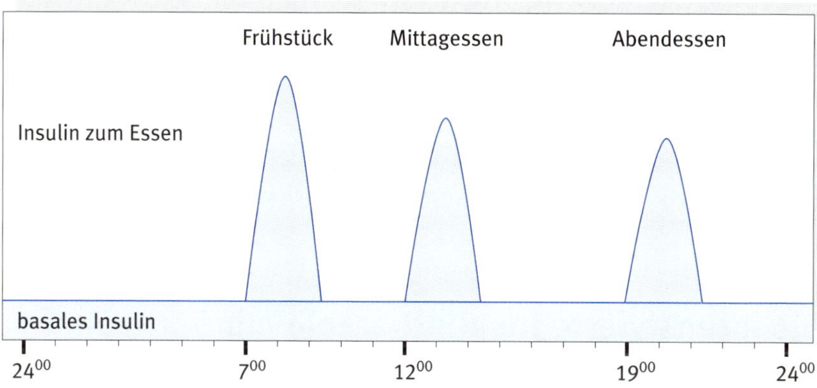

Insulinspiegel im Blut bei einem Nicht-Diabetiker.

Ziel der intensivierten Insulintherapie ist es, die soeben geschilderte Normalsituation beim Diabetiker möglichst nachzuahmen. Dafür gibt es die folgenden Möglichkeiten:

Die intensivierte Insulintherapie mit Insulinpumpe

Die Insulinpumpe gibt kontinuierlich über 24 Stunden eine bestimmte Menge an Normalinsulin ab. Damit wird die basale Insulinausschüttung (Basalrate) nachgeahmt. Die Höhe dieser Basalrate wird individuell ermittelt (etwa 40 bis 50 Prozent des gesamten Insulinbedarfs). Jeweils zu den Mahlzeiten wird zusätzliches Normalinsulin (Zusatzrate) abgerufen. Die Höhe der Zusatzrate richtet sich nach der Menge der Kohlenhydrate sowie nach dem aktuell gemessenen Blutzuckerwert und einer eventuell geplanten körperlichen Aktivität. Dieses Therapieschema ermöglicht große Flexibilität hinsichtlich der Essenszeiten sowie der jeweils zugeführten Kohlenhydratmenge. Werden die schnellen Insulin-Analoge, z.B. Humalog oder Novo Rapid, in der Pumpe verwendet, lässt sich oft eine noch größere Flexibilität und bessere Normalisierung der Blutzuckerwerte erreichen.

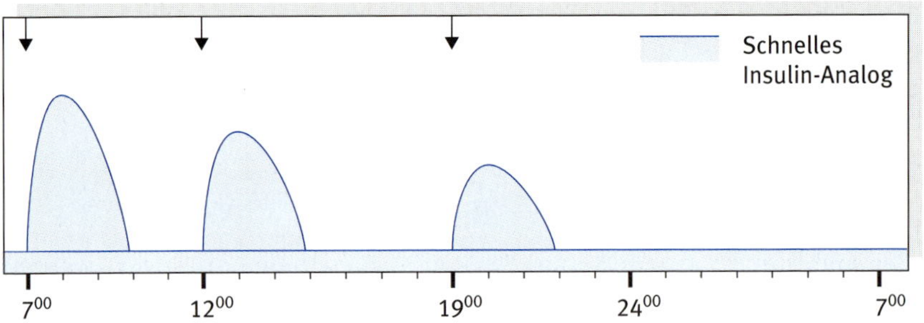

Spritzschema bei intensivierter Insulintherapie bei Anwendung einer Insulinpumpe: Auf die Basalrate wird jeweils zu den Mahlzeiten zusätzliches Insulin gespritzt, hier durch Pfeile gekennzeichnet.

Die intensivierte Insulintherapie mit Spritzen

Diese Behandlung kommt einer Insulinpumpentherapie weitgehend nahe. (Nicht wenige Patienten wechseln auch in Abständen zwischen einer Insulinpumpenbehandlung und einer intensivierten Insulinbehandlung mit Spritzen hin und her.) Es gibt zwei Möglichkeiten:

- Als basal wirkendes Insulin wird morgens und vor dem Schlafengehen eine kleine Menge an Verzögerungsinsulin gespritzt und jeweils vor den Hauptmahlzeiten Normalinsulin.

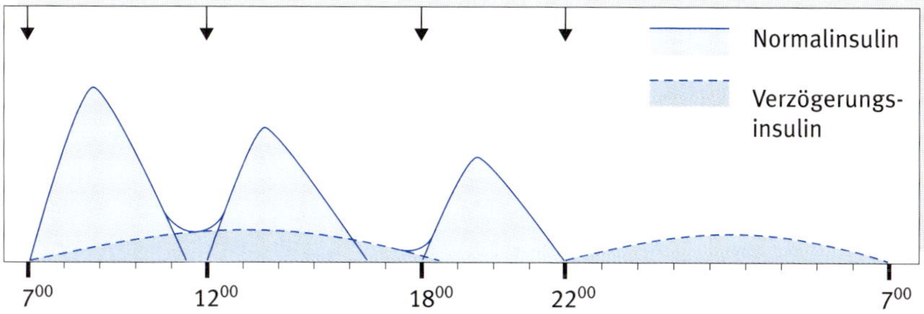

Spritzschema bei intensivierter Insulintherapie bei Anwendung von Spritze oder Pen: Vor den Hauptmahlzeiten wird jeweils Normalinsulin gespritzt, hier durch Pfeile gekennzeichnet, während morgens und vor dem Schlafengehen Verzögerungsinsulin als Basalinsulin gespritzt wird.

Hierbei wird je nach Nahrungsaufnahme und aktuellem Blutzuckerwert die Dosierung des Normalinsulins vorgenommen. Zeitpunkt und Zusammensetzung der Mahlzeiten können damit variabel gestaltet werden. Aufgabe des Basal-(Verzögerungs-)Insulins vor dem Schlafengehen ist es, den Blutzucker über Nacht (im normalen Bereich) zu halten. Das morgendliche Verzögerungsinsulin soll die basale Insulinwirkung tagsüber gewährleisten. Der Anteil des Verzögerungsinsulins an der Gesamtdosis sollte etwas weniger als 50 Prozent betragen. Neuerdings setzt sich bei der Basal-Insulin-Therapie das lang wirksame Insulin-Analog Glargin immer mehr durch, das nur einmal vor dem Zubettgehen gespritzt werden muss und trotzdem meist über 24 Stunden eine gleichmäßige Basisinsulinwirkung zeigt.

- Als basal wirkendes Insulin wird morgens, mittags und vor dem Schlafengehen eine kleine Menge an Verzögerungsinsulin gegeben und jeweils vor den Hauptmahlzeiten Normalinsulin.

Diese Therapie unterscheidet sich von der oben genannten Therapie hinsichtlich einer dritten Gabe von Verzögerungsinsulin vor dem Mittagessen. Diese Maßnahme ist vor allem für Patienten nützlich, bei denen die Zeitspanne zwischen Mittag- und Abendessen besonders groß ist (d. h. länger als 5 bis 6 Stunden) oder bei denen sonst am späten Nachmittag der Blutzucker zu hoch ansteigt. Damit lässt sich auch die basale Insulinwirkung tagsüber gleichmäßiger verteilen.

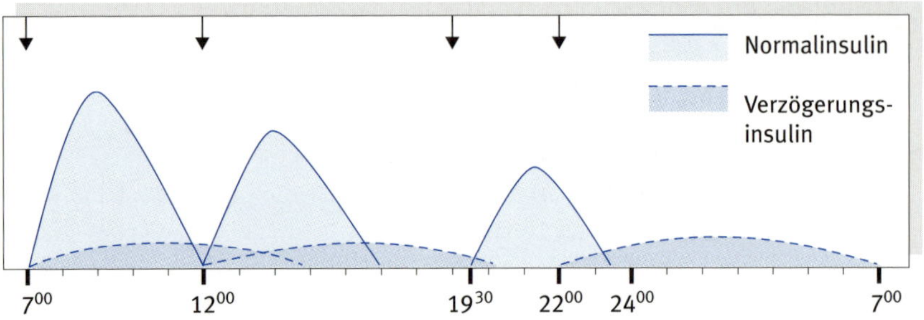

Spritzschema bei intensivierter Insulintherapie bei Anwendung von Spritze oder Pen: Vor den Hauptmahlzeiten wird jeweils Normalinsulin gespritzt, hier durch Pfeile gekennzeichnet, während als Basalinsulin Verzögerungsinsulin morgens, mittags und vor dem Schlafengehen gespritzt wird.

Die Vorteile der intensivierten Insulintherapie

Die intensivierte Insulintherapie mit Spritzen, aber auch mit der Insulinpumpe bietet große Vorteile. Die wichtigsten sind:

- Die Essenszeiten und die Essensmenge können (in Grenzen) variabel gestaltet werden.
- Zwischenmahlzeiten können entfallen.
- Der Tagesablauf kann an unterschiedliche Bedürfnisse flexibel angepasst werden, z. B. Wochenende, Reisen, Urlaub, Sport etc.
- Die Einstellungsergebnisse (HbA_{1c}-Werte) sind deutlich besser als mit konservativer Insulintherapie (z. B. mit 2 Spritzen).
- Folgeschäden kann wirksam vorgebeugt und begegnet werden.

Normalinsulin oder kurz wirkende Insulin-Analoge („Sprintinsuline“)?

Für welches Insulin Sie sich entscheiden, sollten Sie von Ihren Wünschen und Bedürfnissen abhängig machen. Eine Entscheidungshilfe kann Ihnen hierbei unsere Aufstellung über Vor- und Nachteile von kurz wirksamen Insulin-Analogen sein.

Vorteile von kurz wirksamen Sprintinsulinen (Insulin-Analoga)

- In der Regel sind keine Zwischenmahlzeiten mehr nötig.
- Meistens ist kein Spritz-Ess-Abstand mehr einzuhalten.

- Schnellere und frühere Korrektur von hohen Blutzuckerwerten möglich (Mindestabstand (2–3 Stunden).
- Geringere Unterzuckerungsgefahr bei körperlicher Aktivität 2–3 Std. nach der Injektion.
- Sie könnten die Injektion auch generell nach dem Essen vornehmen. Dies sollten Sie auf jeden Fall bei einem niedrigen Ausgangsblutzucker tun oder wenn Sie eine sehr fettreiche oder ballaststoffreiche Mahlzeit essen.

Nachteile von kurz wirksamen Sprintinsulinen (Insulin-Analoga)

- Unterzuckerungsgefahr nach sehr fettreichen und ballaststoffreichen Mahlzeiten.
- Bisher noch keine Anwendung in der Schwangerschaft.
- Nicht bei einer bestehenden Gastroparese (Magenentleerungsstörung) einsetzen.

An verschiedene Voraussetzungen geknüpft

Die erfolgreiche Durchführung der intensivierten Insulintherapie ist an verschiedene Voraussetzungen geknüpft. Ich muss bereit und in der Lage sein, viermal täglich richtig Blutzucker zu testen, viermal täglich Insulin zu spritzen und anzupassen sowie dabei vom Konzept her Basisinsulin, Mahlzeiteninsulin und Korrekturinsulin (zur Normalisierung der Blutzuckerwerte) voneinander zu unterscheiden. Zudem muss mir die Wirkcharakteristik meiner Insuline vertraut sein. Ich muss die richtige Injektionstechnik beherrschen und Spritzfehler vermeiden. Außerdem sollte ich die Broteinheiten per Augenmaß richtig abschätzen können.

Wie viel kurz wirksames Insulin pro BE?

Das Mahlzeiteninsulin wird am einfachsten mithilfe von BE-Faktoren errechnet, d.h. pro BE (= geschätzte 10 bis 12 g Kohlenhydrate) wird eine bestimmte Menge Insulin gespritzt, damit der Blutzucker bis zur nächsten Hauptmahlzeit wieder im angestrebten Bereich liegt. Mit diesen BE-Faktoren ist es möglich – wie es andere Menschen auch tun – mal mehr oder weniger, je nach Wunsch, zu essen. Wenn Sie Ihren BE-Faktor kennen, ist das kein Problem. Sie spritzen entsprechend mehr oder weniger

Insulin. An den gemessenen Blutzuckerwerten sehen Sie, ob Ihr BE-Faktor stimmt oder verändert werden muss. Diese Werte sind im Übrigen im Tagesverlauf durchaus unterschiedlich (weil sich die Insulinempfindlichkeit im Tagesverlauf ändert) und können auch von Patient zu Patient sehr verschieden sein.

Wieviel Insulin pro BE?
Gängige BE-Faktoren (bei einem normalen Tagesinsulinbedarf von 40 bis 50 Einheiten) sind:
2 E Normalinsulin pro BE zum Frühstück
1 E Normalinsulin pro BE zum Mittagessen
1,5 E Normalinsulin pro BE zum Abendessen

Hier ein Beispiel für das Mahlzeiteninsulin (Normalinsulin) aus einem Tagebuch:

Für das Frühstück mit 4 BE werden 8 Einheiten Normalinsulin gespritzt. Beim Mittagessen werden für 6 BE 6 Einheiten Normalinsulin gespritzt. Für das Abendessen mit 5 BE werden 8 Einheiten gespritzt. Es werden in diesem Beispiel keine Zwischenmahlzeiten eingenommen.

Uhrzeit	7.30	12.00	17.30	22.00	Bemerkungen
BE	4	6	5		BE-Faktoren:
Blutzucker	105	90	115	125	morgens: 2 E/BE
Normalinsulin	8	6	8		mittags: 1 E/BE
Verzögerungsinsulin	10			12	abends: 1,5 E/BE

Die Blutzuckerwerte sind vor den Mahlzeiten und ca. 4–6 Stunden nach der Hauptmahlzeit im Zielbereich. Es sind keine Unterzuckerungen, aber auch keine erhöhten Blutzuckerwerte aufgetreten. Also sind unsere angenommenen BE-Faktoren richtig:

Morgens werden pro BE ca. 2 Einheiten Normalinsulin benötigt.
Mittags wird pro BE ca. 1 Einheit Normalinsulin benötigt.
Abends werden pro BE ca. 1,5 Einheiten Normalinsulin benötigt.

Ein weiteres Beispiel für das Mahlzeiteninsulin (kurz wirksames Insulin-Analogon) aus einem Tagebuch:

Für das Frühstück mit 4 BE werden 8 Einheiten kurz wirksames Sprintinsulin gespritzt.
Beim Mittagessen werden für 6 BE 6 Einheiten kurz wirksames Sprintinsulin gespritzt.
Für das Abendessen mit 5 BE werden 8 Einheiten kurz wirksames Sprintinsulin gespritzt.

Uhrzeit	7.30	10.00	12.00	14.30	18.00	20.30	22.00
BE	4		6		5		
Blutzucker	105	110	100	95	120	100	125
Sprintinsulin	8		6		8		
Insulin Glargin							20

Die Blutzuckerwerte sind vor den Mahlzeiten und ca. 2–3 Stunden nach der Hauptmahlzeit im Zielbereich. Es sind keine Unterzuckerungen, aber auch keine erhöhten Blutzuckerwerte aufgetreten.

Also sind auch hier unsere angenommenen BE-Faktoren richtig:

Morgens werden pro BE ca. 2 Einheiten Normalinsulin benötigt.
Mittags wird pro BE ca. 1 Einheit Normalinsulin benötigt.
Abends werden pro BE ca. 1,5 Einheiten Normalinsulin benötigt.

Tipp:
Bei den BE-Faktoren morgens und abends eher aufrunden, da der Körper zu diesen Zeiten insulinunempfindlich ist. Abrunden sollten Sie den BE-Faktor eher mittags, spätabends und nachts, da zu diesen Zeiten die Insulinempfindlichkeit am stärksten ist.

Bei niedrigem Tagesinsulinbedarf können die BE-Faktoren auch nur 1 E pro BE zum Frühstück, 0,5 E zum Mittagessen und 0,75 E zum Abendessen ausmachen. Bei anderen Patienten sind die BE-Faktoren zu allen Mahlzeiten gleich. Wenn Sie Zwischenmahlzeiten einnehmen wollen, können Sie diese einplanen. Zum Berechnen von Zwischenmahlzeiten s. S. 143.

Welche Insuline werden in der intensivierten Insulintherapie eingesetzt?

Für das Mahlzeiteninsulin geeignete Insuline sind:
- alle Normal-(Alt-)Insuline
- das sehr kurz wirkende Humalog bzw. Novo Rapid

Als Korrekturinsulin werden verwendet:
- Normalinsulin bzw.
- Humalog oder Novo Rapid

Als Basalinsulin können eingesetzt werden:
- Insulin-Analog Glargin
- alle NPH-Insuline
- zinkverzögerte Insuline, speziell Semilente (mit Abstrichen aber auch Monotard, Ultratard bzw. Huminsulin Long und Huminsulin Ultralong)

Bezüglich der Wirkprofile, Mischbarkeit usw. sei auf Tab. 4, S. 100/101 und das Kapitel »Das Wundermittel Insulin« ab S. 95 verwiesen.

Wie hoch soll der Blutzucker vor der Spritze sein?

Wie schon angeklungen, soll der Blutzucker vor den einzelnen Insulinspritzen in einem bestimmten Bereich liegen. Im Regelfall wird dieser Bereich mit einem Blutzucker von 100 bis 120 mg% vorgegeben. Beim Dawn-Phänomen (d.h. der Blutzucker steigt in den frühen Morgenstunden deutlich an, ist aber in der ersten Nachthälfte in Ordnung) wird der Bereich für den Nüchternblutzucker auf 100 bis 150 mg% erweitert. Ebenso wird für den Zeitpunkt vor dem Zubettgehen ein Blutzuckerbereich von 100 bis 150 mg% angestrebt. Nachts um 2 Uhr – wenn denn zu diesem Zeitpunkt gemessen wird, z.B. in der Einstellungsphase oder bei Problemen – sollte der Blutzucker über 80 mg%, aber unter 150 mg% liegen (zu den Therapiezielen siehe auch nachfolgende Tabelle).

Tab. 7: Therapieziele

Nüchtern/präprandial:	Zielwert: Zielbereich:	100 mg/dl 90–120 md/dl
1–2 Std. nach dem Essen/postprandial:	Zielwert: Zielbereich:	160 mg/dl 140–180 mg/dl
Vor dem Schlafengehen:	Zielbereich:	100–150 mg/dl
2.00 Uhr nachts:	Zielbereich:	nicht unter 80 mg/dl

Abgesehen vom Sonderfall während der Schwangerschaft wird bei der intensivierten Insulintherapie auf die Messung von Blutzuckerwerten nach dem Essen kein besonderer Wert gelegt. (Bei normaler Einstellung liegen die Werte zu diesem Zeitpunkt zwischen 140 und 180 mg%.) Während der Schwangerschaft ändern sich die Blutzuckerzielbereiche.

Blutzuckerziele während der Schwangerschaft
- unter 90 mg% vor dem Spritzen (bzw. vor den Hauptmahlzeiten)
- unter 120 mg% nach den Hauptmahlzeiten
- unter 100 mg% vor dem Zubettgehen
- (unter 70 mg% um 2 Uhr nachts)

Für Patienten mit Problemen bei einer zu »scharfen« Diabeteseinstellung (z.B. bei häufigen Hypoglykämien, Hypoglykämie-Wahrnehmungsstörungen, fortgeschrittenen Veränderungen am Augenhintergrund oder bei Durchblutungsstörungen am Herzen) müssen die Blutzuckerzielbereiche nach oben angehoben werden, und zwar wie im folgenden Kasten zusammengestellt.

Blutzuckerziele bei »problematischen Diabetikern«
- 100 bis 150 mg% vor dem Spritzen
- 140 bis 180 mg% vor dem Schlafengehen
- über 100 mg% um 2 Uhr nachts
- evtl. 100 bis 180 mg% morgens nüchtern bei ausgeprägterem Dawn-Phänomen

Natürlich können das alles nur allgemeine Leitlinien sein. Für den Einzelfall entscheidend sind fundierte Absprachen zwischen Patient und Arzt.

Regeln für die Korrekturdosis

Entscheidend für das Gelingen einer intensivierten Insulintherapie sind funktionierende Regeln für das Korrigieren mit Normalinsulin bzw. Humalog, wenn der Blutzuckerzielbereich vor der Spritze verfehlt wird. Vom Konzept her wird angestrebt, so viel mehr oder weniger Normalinsulin (bzw. Humalog oder Novo Rapid) zu spritzen, dass der Blutzucker vor der nächsten Spritze (besser: 2 Stunden nach der Humalog- bzw. Novo Rapid-Injektion bzw. 4 Stunden nach der Normalinsulinspritze) wieder im gewünschten Bereich liegt. Folgende Regeln haben sich bewährt:

Blutzucker-Korrektur-Regeln von zu hohen Werten

- Nur mit schnell wirksamem Insulin

  Tagsüber: Korrektur ab 160 mg% – 40er Regel

Ab 160 mg%	+1 E schnell wirksames Insulin
Ab 200 mg%	+2 E schnell wirksames Insulin
Ab 240 mg%	+3 E schnell wirksames Insulin
Ab 280 mg%	+4 E schnell wirksames Insulin

  Zur Nacht: Korrektur ab 180mg% – 80er Regel

Ab 180 mg%	+1 E schnell wirksames Insulin
Ab 260 mg%	+2 E schnell wirksames Insulin
Ab 340 mg%	+3 E schnell wirksames Insulin

- Korrekturabstand:
  Bei Normalinsulin: mindestens 4 Stunden
  Bei Sprintinsulin: mindestens 2 Stunden
- 1 E Normal-/Sprintinsulin senkt den Blutzucker um 40 mg%. Diese Angabe kann individuell durchaus zwischen 20 und 60 mg% schwanken. Um wieviel der Blutzucker tatsächlich gesenkt wird, hängt davon ab, wie insulinempfindlich der Körper zum Zeitpunkt der Korrektur ist.

Tipp:

Hohe Insulinempfindlichkeit	Geringe Insulinempfindlichkeit
1 E schnell wirksames Insulin senkt den Blutzucker um 50 – 60 mg%	1 E schnell wirksames Insulin senkt den Blutzucker um 20 – 30 mg%
• um die Mittagszeit • nachts (Vorsicht mit der Korrektur des Blutzuckers vor dem Schlafengehen)	• morgens
• während und nach körperlicher Aktivität	• in Ruhe
• bei Normalgewicht	• bei Übergewicht

• bei einer guten Stoffwechseleinstellung • nach Alkoholgenuss (Vorsicht!!) • in der Remissionsphase • im 1. Drittel der Schwangerschaft	• bei einer schlechten Stoffwechseleinstellung (insbesondere wenn Azeton positiv) • bei Krankheit/Fieber/Infekten • im 2. und 3. Drittel der Schwangerschaft • hormonelle Einflüsse (Pubertät, Menstruation)

Die Korrektur war richtig,

- wenn bei Normalinsulin der Blutzucker nach ca. 4 Stunden im Zielbereich ist.
- wenn bei einem Sprintinsulin der Blutzucker nach ca. 2 Stunden im Zielbereich ist.

Blutzucker-Korrektur-Regeln von zu niedrigen Werten vor dem Schlafengehen:

Unter 100 mg%: + 1 BE essen oder trinken*
zur Vermeidung einer Unterzuckerung

Unter 70 mg%: + 2 BE essen oder trinken*
zur Vermeidung einer Unterzuckerung

* Zur Vermeidung einer nächtlichen Unterzuckerung ist Schokolade sehr gut geeignet.

Blutzucker-Korrektur-Regeln von zu niedrigen Werten

Unter 80 mg%: + 1 BE essen oder trinken
zur Vermeidung einer Unterzuckerung

Unter 50 mg%: + 2 BE essen oder trinken
zur Behandlung einer Unterzuckerung

Die Korrektur von zu niedrigen Blutzuckerwerten ist also ebenso wichtig wie die Korrektur von zu hohen. Bei Blutzuckerwerten unter 70 mg% muss erst eine schnelle BE gegessen, dann das normale Mahlzeiteninsulin gespritzt und sofort gegessen werden. Manchmal wird auch Insulinspritzen nach dem Essen empfohlen, speziell wenn Humalog oder Novo Rapid gespritzt wird. Besteht eine Hypoglykämie, muss erst die Hypoglykämie beseitigt (2 schnelle BE) und dann gespritzt und gegessen werden bzw. umgekehrt (s. o.). Für manche Patienten empfiehlt sich auch eine negative Insulinkorrekturdosis von 1 E bei einem Blutzucker zwischen 70 und 100 mg% bzw. 2 E bei einem Blutzucker unter 70 mg%, d. h. es wird eine entsprechende Insulinmenge vom Mahlzeiteninsulin abgezogen; z. B. 6 minus 1 E Normalinsulin ist gleich 6 E für 3 BE minus 1 E zur Korrektur, also tatsächlich 5 E.

Testen der Menge an Basalinsulin

Die Basalinsulinmenge beträgt ca. 40 bis 50 % der Insulintagesdosis und wird bei der Einstellung festgelegt. Meist wird eine etwa gleich große Dosis von NPH-Verzögerungsinsulin morgens und vor dem Schlafengehen gespritzt. Zum Teil muss das Tagesbasalinsulin auch morgens und mittags gespritzt werden, z. B. wenn der Abstand zwischen Mittagessen und Abendessen mehr als 5 Stunden beträgt und ganz besonders, wenn Humalog oder Novo Rapid als Mahlzeiteninsulin verwendet wird. Gerade in Kombination mit den schnellen Insulin-Analogen hat sich die Verwendung von Insulin Glargin bewährt, das als 24-Stunden-Insulin nur einmal vor dem Schlafengehen gespritzt werden muss und eventuelle „Insulinlücken" zwischen den Mahlzeiten gut abdeckt.

Ob die Basalinsulinmenge z. B. morgens (noch) stimmt, kann man durch einen Fastenversuch testen. Man geht so vor, dass morgens nur die Basalinsulinmenge gespritzt wird und keine Mahlzeiten und damit auch kein Mahlzeiteninsulin bis mittags zugeführt werden. Die richtige Basalinsulinmenge müsste dann den Blutzucker vom gewünschten Bereich morgens bis zum gewünschten Bereich mittags halten. Gegebenenfalls kann dann eine neue Basalinsulinmenge angepasst werden. Analog geht man bei Verwendung von Insulin Glargin vor, das vor dem Schlafengehen gespritzt wird; zur Testung der Basalinsulinwirkung wird dann morgens überhaupt kein Insulin gespritzt, aber auch nichts gegessen und der Verlauf des Blutzuckers beobachtet. Zur Überprüfung der Basisinsulinwirkung am Nachmittag wird mittags das schnelle Insulin und die Mahlzeit weggelassen.

Semilente-Insulin ist ein zinkverzögertes Insulin, das eine deutliche Wirkung erst zwischen 4 bis 8 Stunden nach Injektion aufweist. Es kann als alternatives Basalinsulin vor dem Schlafengehen bei Patienten mit Dawn-Phänomen in Frage kommen, weil es eine stärkere Insulinwirkung in der zweiten Nachthälfte bzw. am frühen Morgen entfaltet. Einzelheiten müssen auf jeden Fall mit dem Arzt besprochen werden.

Zwischenmahlzeiten

Zwischenmahlzeiten müssen nicht, können aber bei intensivierter Insulintherapie gegessen werden. Zur Berechnung des Mahlzeiteninsulins geht man so vor, dass die Kohlenhydratmenge derjenigen der vorangehenden Hauptmahlzeit zugerechnet und per BE-Faktor die Gesamtinsulinmenge für Haupt- und Zwischenmahlzeit vor der Hauptmahlzeit bestimmt und gespritzt wird. Wird Normalinsulin verwendet, muss die Zwischenmahlzeit innerhalb von 3 Stunden nach der Spritze erfolgen, bei Humalog innerhalb von eineinhalb Stunden. Wird unter Humalog oder Novo Rapid eine Zwischenmahlzeit mit längerem Abstand zur Hauptmahlzeit gewünscht, muss dafür eine getrennte Berechnung mit einer zusätzlichen Spritze für das Zwischenmahlzeitinsulin erfolgen.

Spontane Zwischenmahlzeiten

Möchten Sie Zwischenmahlzeiten spontan essen, so können Sie das auch mit einer Extra-Spritze machen. Als BE-Faktor nehmen Sie dann den Mittelwert des vorangegangenen und des nachfolgenden BE-Faktors. Beispiel: Mittags BE-Faktor 1, abends BE-Faktor 3, Mittelwert für die Zwischenmahlzeit am Nachmittag BE-Faktor 2.

Der Spritz-Ess-Abstand

Möchte man möglichst gute Blutzuckerwerte nach dem Essen erreichen, sollte man einen Spritz-Ess-Abstand zwischen Mahlzeiteninsulin und Mahlzeit einhalten. Angaben dafür bezüglich Normalinsulin wurden bereits im Kapitel »Das Wundermittel Insulin«, s. S. 95 ff., gemacht. Im Allgemeinen kann bei Verwendung von Humalog oder Novo Rapid ein Spritz-Ess-Abstand entfallen. Bei Korrektur eines Ausgangsblutzuckers von über 200 mg% ist jedoch ein Spritz-Ess-Abstand von 10 bis 15 Minuten sinnvoll. Umgekehrt sollte man nach Korrektur von zu niedrigen Blutzuckerwerten vor einer Mahlzeit das Mahlzeiten-Humalog erst nach dem Essen spritzen.

Humalog oder Novo Rapid werden auch gerne benutzt, um bei besonderen Gelegenheiten etwas mehr Kohlenhydrate auf einmal zu essen. Dafür ist es empfehlenswert, unmittelbar vor Beginn des Essens die Gesamtkohlenhydratmenge der Mahlzeit zu bestimmen und dann die Hälfte des notwendigen Mahlzeiten-Humalog am Anfang, die andere Hälfte am Ende der Mahlzeit zu spritzen. Würde man die gesamte Humalog-Menge zu

Beginn spritzen, würde die maximale Humalog-Wirkung bereits zu einem Zeitpunkt einsetzen, bei dem ein größerer Teil der Kohlenhydrate noch nicht aus dem Darm ins Blut gelangt ist – eine Hypoglykämie wäre die Folge.

Die Spätmahlzeit

Spätmahlzeiten sind bei intensivierter Insulintherapie nicht notwendig und müssen – falls sie gewünscht sind – nach den obigen Regeln für Zwischenmahlzeiten mit dem Mahlzeiteninsulin zum Abendessen abgedeckt werden. Das heißt, sie müssen spätestens 3 Stunden nach Normalinsulin und 1 ½ Stunden nach Humalog oder Novo Rapid verzehrt werden. Unabhängig davon sollten Blutzuckerwerte unter 100 mg% vor dem Schlafengehen durch langsam wirksame BE (z. B. Wurstbrot oder normale Schokolade, kein Saft oder Obst) entsprechend angehoben werden. (Für tatsächliche Hypoglykämien gelten natürlich die Regeln zur Behandlung einer Unterzuckerung.)

Manche Patienten haben das Problem, dass sie bei Verwendung einer NPH-Insulindosis vor dem Schlafengehen, die zum Erreichen des gewünschten Nüchternblutzuckers notwendig ist, relativ leicht zwischen 2 und 3 Uhr nachts in eine Hypoglykämie geraten. Auch diese Patienten sollten vor dem Zubettgehen 1 bis 2 langsam wirkende BE (Schokolade, Wurstbrot, keine schnellen BE) zu sich nehmen. (Ansonsten bietet sich eine Umstellung auf Lantus an oder der schon angesprochene Versuch, auf Semilente umzusteigen.)

Intensivierte Insulintherapie auch bei Typ-1-Patienten mit Kurzzeitdiabetes

Eine intensivierte Insulinbehandlung ist eigentlich für alle Typ-1-Diabetiker die richtige Therapie, auch für Patienten, die noch nicht lange Diabetiker sind. So verständlich gerade bei diesen Patienten der Wunsch ist, mit möglichst wenig Insulin und Spritzen auszukommen und sich ja auch oft in den ersten Monaten nach Therapiebeginn die sog. Remissionsphase mit drastisch sinkendem Insulinbedarf einstellt, ist dennoch mindestens eine »Mini-intensivierte Insulintherapie« (»Mini-ICT«) aus medizinischen Gründen empfehlenswert. Wie Sie noch lesen werden (Kapitel »Hoffnungen auf neue Möglichkeiten bei der Behandlung«), beeinflusst selbst bei Prä-Typ-1-Diabetes (also Noch-nicht-Diabetes) eine Insulintherapie den Autoimmunprozess günstig, der dem Typ-1-Diabetes zugrunde liegt. Es ist von Vorteil, die noch vorhandene Insulinproduktion möglichst lange zu erhalten, weil damit die Diabeteseinstellung wesentlich stabiler ist. Oft braucht man für eine solche Mini-ICT kein Basalinsulin, wenigstens nicht tagsüber, und 1 bis 3 U Normalinsulin vor den Hauptmahlzeiten ergeben eine perfekte Blutzuckereinstellung mit HbA_{1c}-Werten im Normbereich (unter 6 % HbA_{1c}). HbA_{1c}-Werte im Normbereich sind heute in der Tat das realistische Therapieziel für alle Typ-1-Diabetiker während der ersten ein bis zwei Diabetesjahre. Auch kann man im Rahmen einer Mini-ICT sofort die Insulindosen steigern, wenn der Insulinbedarf nach oben geht.

Unbedingt beachten

Alle Regeln sind auch für Behandlung mit Insulinpumpen gültig

Die in diesem Kapitel gegebenen Regeln für Mahlzeiten- und Korrektur-Insulin etc. gelten auch für die Behandlung mit Insulinpumpen. (Spezielle) Normalinsuline, z.B. H-Tronin, oder Humalog- und Novo-Rapid-Insulin sind auch die in den Pumpen verwendeten Insuline. Für die basale Insulinversorgung (Basalinsulin) eignen sich die programmierbaren Pumpen ganz besonders: Sie ermöglichen sehr individuelle Basalinsulinprofile. Aus diesen Gründen ist eine Pumpenbehandlung die Form von intensivierter Insulintherapie, welche die größte Flexibilität in der Lebensführung und die besten Behandlungschancen bei ausgeprägtem Dawn-Phänomen ergibt. Ein eigenes Kapitel in diesem Buch gibt über Insulinpumpen Auskunft (s. S. 186 ff.).

Beliebig viel BE essen?

Um nicht missverstanden zu werden: Nach wie vor ist es einfacher, gute HbA_{1c}-Werte zu erreichen, wenn man täglich nach einem geregelten, festgelegten Ernährungsplan vorgeht. Das war auch in der schon mehrfach erwähnten amerikanischen DCCT-Studie so. Aber es ist mit intensivierter Insulintherapie möglich, die verschiedensten Grenzsituationen auszutesten und immer wieder neue Dinge auszuprobieren. Das macht schließlich einen Gutteil der Lebensqualität und -freude aus.

Kann man denn beliebig viel BE essen, wenn man nur die Regeln für Mahlzeiten- und Korrekturinsulin beachtet? Die Antwort ist: in Grenzen, ja! Allerdings sollte man berücksichtigen, dass bei BE-Mengen über 10 relativ hohe Insulinmengen zusammenkommen können und dann die Synchronisation zwischen Insulinwirkung und Kohlenhydrataufnahme im Blut nicht mehr stimmt. Größere Insulinmengen wirken auch länger als kleinere. Bei solchen Gelegenheiten sollte man daher den BE-Faktor um ca. 20 Prozent absenken. Unter Umständen muss man ca. 2 Stunden nach einer größeren Dosis Mahlzeiteninsulin noch 1 bis 2 BE nachessen. Dass man bei Humalog und Novo Rapid die Insulindosis besser aufteilt, wurde schon besprochen.

Anpassung bei Sport und körperlicher Aktivität

Intensivierte Insulintherapie erlaubt ganz klar auch Sportlerfreuden und andere Unternehmungen, bei denen körperliche Aktivität gefordert ist. Darüber gibt aber ein eigenes Kapitel Auskunft (Sportlich aktiv).

Der Insulinbedarf kann sich ändern

Der Insulinbedarf ist von unterschiedlichen Faktoren bzw. Situationen abhängig. Dies zeigen Erfahrungen durch Blutzuckerselbstkontrollen.

Folgende Faktoren beeinflussen den Insulinbedarf:

- Bewegung
- BE-Menge
- Körpergewicht
- Krankheit, Infektion, Fieber
- Hormonelle Situation wie z. B. Menstruation, Schwangerschaft, Klimakterium, Pubertät,
- Medikamente, z. B. Cortison, Diuretika
- Stoffwechseleinstellung
- Remissionsphase

Mit einer regelmäßigen Blutzuckerselbstkontrolle und der richtigen Insulindosisanpassung können Sie Ihren Insulinbedarf sehr gut der jeweiligen Situation anpassen. Natürlich spielen hier auch Ihre individuellen Erfahrungswerte eine Rolle.

Analyse und Behandlung von häufigen Problemen

Unterzucker vormittags:

Insulin: ☐ Normalinsulin, ▨ Verzögerungsinsulin

Dat.	morgens (Normal)	morgens (Verz.)	mittags	abends	spät (Verz.)	Selbstkontrolle: morgens	mittags	abends	spät	Bemerkungen: z.B. Unterzucker, genauer Zeitpunkt
Mo	12	10	6	8	10	120	110	140	150	
Di	12	10	6	8	10	130	120	150	110	Hypo 10.00 +2BE
Mi	12	10	6	8	10	110	130	120	140	9.45 50 mg/dl +2BE
Do	10 (circled)	10	6	8	10	120	140	110	130	10.00 150 mg/dl

An zwei aufeinander folgenden Tagen ist vormittags eine Unterzuckerung aufgetreten. Welche Ursache liegt vor?

- Weniger Broteinheiten zum Frühstück als sonst gegessen oder die Zwischenmahlzeit vergessen?
- Vormittags mehr körperliche Bewegung als sonst?
- Liegt ein Spritzfehler vor?

Wenn keiner dieser Gründe zutrifft, sollte das morgens gespritzte Normalinsulin um ca. 10–20 % reduziert werden.

Hoher Blutzucker vor dem Mittagessen:

Insulin: ☐ Normalinsulin, ▨ Verzögerungsinsulin

Dat.	morgens (Normal)	morgens (Verz.)	mittags	abends	spät (Verz.)	Selbstkontrolle: morgens	mittags	abends	spät	Bemerkungen: z.B. Unterzucker, genauer Zeitpunkt
Mo	9	8	5	6	8	125	110	130	100	
Di	9	8	5^{+2}	6	8	110	220	100	130	
Mi	9	8	5^{+2}	6	8	140	210	120	140	
Do	10 (circled)	8	5^{+1}	6	8	120	170	100	130	
Fr	11 (circled)	8	5	6	8	110	130	120	140	

An zwei aufeinander folgenden Tagen ist der Blutzucker vor dem Mittagessen zu hoch. Welche Ursache liegt vor?

- Vormittags mehr Broteinheiten gegessen als sonst?
- Vormittags weniger körperliche Bewegung als sonst?

Wenn keiner dieser Gründe zutrifft, sollte das morgens gespritzte Normalinsulin um ca. 10 bis 20 % erhöht werden. Liegen zwischen dem Frühstück und dem Mittagessen mehr als 5 bis 6 Stunden, kann der hohe Blutzucker vor dem Mittagessen auch durch zu wenig Verzögerungsinsulin bedingt sein.

Unterzucker nachts:

Insulin:	Dat.	morgens		mittags	abends	spät	Selbstkontrolle: morgens	mittags	abends	spät	Bemerkungen: z.B. Unterzucker, genauer Zeitpunkt
Normal-insulin	Mo	12	8	6	7	12	120	110	150	140	
Ver-zögerungs-insulin	Di	12	8	6	7	11	140	100	110	130	Hypo 2.30 50 +2 BE
	Mi	12	8	6	7	11	120	140	100	120	2.00 95 mg/dl +2 BE

In der Nacht von Montag auf Dienstag ist eine Unterzuckerung aufgetreten. Welche Ursache liegt vor?

- Ist die Spätmahlzeit vergessen worden?
- Fand am Montagabend körperliche Bewegung statt?
- Wurde Alkohol getrunken?

Wenn keiner dieser Gründe zutrifft, muss sofort am Dienstag das nächtliche Basalinsulin um ca. 10 bis 20 % reduziert werden.
Es wäre sinnvoll, in der Nacht von Dienstag auf Mittwoch den nächtlichen 2.00-Uhr-Blutzucker zu messen. Der Blutzucker sollte um diese Zeit nicht unter 80 mg/dl liegen.

Hoher Blutzucker vor dem Abendessen:

Insulin:	Dat.	morgens		mittags	abends	spät	Selbstkontrolle: morgens	mittags	abends	spät	Bemerkungen: z.B. Unterzucker, genauer Zeitpunkt
Normal-insulin	Mo	10	6	5	6	8	130	120	145	120	
Ver-zögerungs-insulin	Di	10	6	5	7^{+2}	8	120	150	220	130	
	Mi	10	6	5	7^{+2}	8	130	120	230	120	
	Do	10	6	6	7	8	140	100	130	120	

An zwei aufeinander folgenden Tagen ist der Blutzucker vor dem Abendessen zu hoch. Welche Ursache liegt vor?

- Mittags bzw. nachmittags mehr Broteinheiten gegessen als sonst?
- Nachmittags weniger Bewegung als sonst?

Wenn keiner dieser Gründe zutrifft, sollte das mittags gespritzte Normalinsulin um ca. 10 bis 20 % erhöht werden. Liegen zwischen dem Mittag- und dem Abendessen mehr als 5 bis 6 Stunden, dann sollte mittags etwas Verzögerungsinsulin dazugespritzt werden.

NPH-Verzögerungsinsulin und Sprintinsulin

Hoher Blutzucker vor dem Abendessen:

An zwei aufeinander folgenden Tagen ist der Blutzucker vor dem Abendessen zu hoch. Zunächst wird der erhöhte Blutzucker vor dem Abendessen mit 2 zusätzlichen Einheiten Sprintinsulin korrigiert.

Welche Ursache liegt vor?

- Mittags mehr Broteinheiten gegessen oder nachmittags eine Zwischenmahlzeit ohne zusätzliches Insulin?
- Nachmittags weniger Bewegung als sonst?
- Liegt ein Spritzfehler vor?

Wenn keiner dieser Gründe zutrifft, sollte mittags das NPH-Verzögerungsinsulin um ca. 10–20% erhöht werden. Mit dieser Insulinanpassung wird am dritten Tag (das Verzögerungsinsulin mittags von 6 auf 8 Einheiten erhöhen) ein guter Blutzucker vor dem Abendessen erreicht.

Dat.	Uhrzeit	7.00	9.00	12.30	15.00	18.45	22.30	Bemerkungen:
Di	BE	6		6		6		
16.	Blutzucker	115		90		220	130	
Jan	Sprintinsulin	16		8		12 +2		
	NPH-Verzögerungsinsulin	12		6			14	
Dat.	Uhrzeit	7.30	9.00	13.00	14.00	19.00	23.00	Bemerkungen:
Mi.	BE	6		6		6		
17.	Blutzucker	120		95		220	125	
Jan.	Sprintinsulin	16		8		12 +2		
	NPH-Verzögerungsinsulin	12		6			14	
Dat.	Uhrzeit	7.00	9.00	13.00	14.00	19.00	22.30	Bemerkungen:
Do.	BE	6		6		6		
18.	Blutzucker	110		90		130	125	
Jan.	Sprintinsulin	16		8		12		
	NPH-Verzögerungsinsulin	12		8			14	

NPH-Verzögerungsinsulin und Sprintinsulin

Hypoglykämie nach dem Frühstück:

An zwei aufeinander folgenden Tagen kommt es ca. $1\frac{1}{2}$–2 Std. nach dem Frühstück zu einer Unterzuckerung. Welche Ursache liegt vor?

- Weniger Broteinheiten zum Frühstück als sonst?
- Nach dem Frühstück mehr Bewegung als sonst?
- Liegt ein Spritzfehler vor?

Wenn keiner dieser Gründe zutrifft, sollte das morgens gespritzte Insulin um ca. 10–20% reduziert werden. Mit dieser Insulinanpassung (das morgendliche Sprintinsulin von 10 auf 8 Einheiten vermindern) kommt es am dritten Tag nach dem Frühstück zu keiner Unterzuckerung mehr.

Am späten Abend des 03. September liegt der Blutzucker vor dem Schlafengehen bei 90 mg/dl. Um das Risiko einer nächtlichen Unterzuckerung zu vermindern, wird noch 1 zusätzliche Broteinheit (langsame BE: z. B. Brot mit Belag oder Schokolade) gegessen.

Dat.	Uhrzeit	7.30	9.30	12.30	14.30	18.00	22.30	Bemerkungen:
Mo.	BE	4		4		4		
1.	Blutzucker	90		100		110	130	
Sept.	Sprintinsulin	10		4		6		
	NPH-Verzögerungsinsulin	8					12	
Dat.	Uhrzeit	7.00	9.00	12.30	14.30	18.00	22.30	Bemerkungen:
Di.	BE	4	2	4		4		9.00 + 2 BE
2.	Blutzucker	110	50	120		100	125	
Sept.	Sprintinsulin	10		4		6		
	NPH-Verzögerungsinsulin	8					12	
Dat.	Uhrzeit	7.00	9.00	12.30	14.30	18.00	22.30	Bemerkungen:
Mi.	BE	4	2	4		4		9.00
3.	Blutzucker	100	50	130		100	130	Hypo 50mg/dl
Sept.	Sprintinsulin	10		4		6		+ 2 BE
	NPH-Verzögerungsinsulin	8					12	
Dat.	Uhrzeit	7.00	9.00	12.30	14.30	18.00	22.30	Bemerkungen:
Do.	BE	4		4		4		22.30 + 1 BE
4.	Blutzucker	100		95		90	90	Schokolade
Sept.	Sprintinsulin	8		4		6		
	NPH-Verzögerungsinsulin	8					12	

Lantus und Sprintinsulin

Niedriger Nüchternblutzucker und niedrige Werte im Laufe des Vormittags:

An zwei aufeinander folgenden Tagen kommt es zu niedrigen Nüchternblutzuckerwerten. Zunächst werden die Blutzuckerwerte korrigiert, indem das Sprintinsulin zum Frühstück um 2 Einheiten reduziert und in diesem Fall nach dem Essen gespritzt wird. Die niedrigen Blutzuckerwerte im Laufe des Vormittags müssen mit zusätzlichen Broteinheiten ausgeglichen werden. Welche Ursache liegt vor?

- Am Vorabend Sport betrieben?
- Wurde abends Alkohol getrunken?
- Liegt ein Spritzfehler vor?

Trifft keiner dieser Gründe zu, sollte das Verzögerungsinsulin vor dem Schlafengehen (Lantus) um 10–20% reduziert werden. Mit dieser Insulinanpassung (von 22 Einheiten auf 20 Einheiten) liegen am dritten Tag die Nüchternblutzuckerwerte im Zielbereich.

Wäre die Ursache aber Sport bzw. körperliche Aktivität am Vorabend oder in der Nacht, so müssten entweder noch zusätzliche Broteinheiten gegessen werden oder es sollte die Dosis des Verzögerungsinsulins (Lantus) vor dem Schlafengehen um ca. 25–30% reduziert werden.

Wäre die Ursache ein Spritzfehler, sollte in Zukunft auf eine korrekte Insulininjektion geachtet werden.

Wäre die Ursache Alkohol, so sollte entweder auf Alkohol verzichtet oder in Absprache mit dem Arzt zusätzlich zum Alkohol noch Kohlenhydrate gegessen werden. Aber Vorsicht – viele Kalorien! Wurde mehr Alkohol getrunken als 1–2 Gläser, so sollte in jedem Fall die Dosis des Verzögerungsinsulins (Lantus) vor dem Schlafengehen um ca. 30% reduziert werden. Vorsicht: Alkoholbedingte Unterzuckerungen können gefährlich werden, siehe Kapitel Unterzucker.

Dat.	Uhrzeit	7.00	9.00	12.30		17.30	22.30	Bemerkungen:
Mo.	BE	6		6		6		
15.	Blutzucker	100		110		95	130	
Juli	Sprintinsulin	18		6		12		
	Verzögerungs-insulin						22	
Dat.	Uhrzeit	7.00	9.00	12.30	15.00	17.30	23.00	Bemerkungen:
Di.	BE	6		6		6		10.00 100 mg/dl
16.	Blutzucker	70	145	100		110	125	11.00 70 mg/dl
Juli	Sprintinsulin	18 -2		6		12		+1 BE
	Verzögerungs-insulin						22	
Dat.	Uhrzeit	7.00		12.30		17.30	23.00	Bemerkungen:
Mi.	BE	6		6		6		11.00 80 mg/dl
17.	Blutzucker	65		110		100	110	7.00 + 1 BE Saft
Juli	Sprintinsulin	18 -2		6		12		
	Verzögerungs-insulin						20	
Dat.	Uhrzeit	7.00		12.30		17.30	22.30	Bemerkungen:
Do.	BE	6		6		6		
18.	Blutzucker	100		130		90	120	
Juli	Sprintinsulin	18		6		12		
	Verzögerungs-insulin						20	

Lantus und Sprintinsulin

Hoher Blutzucker im Laufe des Vormittags:

Am 02. Mai wird vor dem Mittagessen ein erhöhter Blutzucker von 220 mg/dl gemessen. Dieser Wert wird mit zusätzlichen Einheiten Sprintinsulin korrigiert. Am nächsten Tag wird zur Sicherheit der Blutzucker 2 Std. nach dem Frühstück gemessen. Der Wert liegt jetzt schon bei 240 mg/dl. Es werden sofort 2 Einheiten Sprintinsulin gespritzt, um mittags wieder im Zielbereich zu liegen. Welche Ursache liegt vor?

- Zu viele Broteinheiten zum Frühstück gegessen?
- Nach dem Frühstück weniger Bewegung als sonst?
- Liegt ein Spritzfehler vor?

Wenn keine dieser Ursachen zutrifft, muss das Sprintinsulin am Morgen um ca. 10–20% erhöht werden, also von 12 auf 14 Einheiten. Mit dieser Insulinanpassung liegt am nächsten Tag der Blutzucker zwei Stunden nach dem Frühstück und vor dem Mittagessen im Zielbereich.

Tipp:

Bei Blutzuckerkorrekturen mit Sprintinsulinen einen Mindestabstand von ca. 2 Std. einhalten, sonst überlappen sich die Wirkungen und es kommt zu Unterzuckerungen.

Dat.	Uhrzeit	7.00	9.00	12.30	15.00	19.00	23.00	Bemerkungen:
Mo.	BE	5		5		6		
1.	Blutzucker	100		90		110	120	
Mai	Sprintinsulin	12		8		10		
	Verzögerungs-insulin						20	
Dat.	Uhrzeit	7.00	9.30	13.00	15.00	19.00	22.30	Bemerkungen:
Di.	BE	5		5		6		
2.	Blutzucker	110		220	140	120	130	
Mai	Sprintinsulin	12		8 +2		10		
	Verzögerungs-insulin						20	
Dat.	Uhrzeit	7.00	9.30	13.00	15.00	19.00	23.00	Bemerkungen:
Mi.	BE	5		5		6		
3.	Blutzucker	100	240	110		120	130	
Mai	Sprintinsulin	12	+2	8		10		
	Verzögerungs-insulin						20	
Dat.	Uhrzeit	7.00	9.30	13.00	15.00	18.30	22.30	Bemerkungen:
Do.	BE	5		5		6		
4.	Blutzucker	115	140	120		100	110	
Mai	Sprintinsulin	14		8		10		
	Verzögerungs-insulin						20	

Lantus und Sprintinsulin

Pizza-Essen:

Am Abend des 13. Dezember wird eine Pizza mit ca. 8 Broteinheiten gegessen. Der BE-Faktor ist abends pro BE 2 Einheiten Sprintinsulin. Normalerweise werden abends für 6 Broteinheiten 12 Einheiten Sprintinsulin benötigt. Die Pizza hat 8 Broteinheiten, also werden dafür 16 Einheiten Sprintinsulin gespritzt. 2 Stunden nach dem Pizza-Essen ist der Blutzucker im Normalbereich, also war die Insulinanpassung richtig.

Am 14. Dezember werden mittags statt der üblichen 8 Broteinheiten nur 6 gegessen. Der BE-Faktor ist mittags ca. 1,2 Einheiten pro BE. Für die 8 Broteinheiten werden bei einem guten Blutzucker 10 Einheiten gespritzt. Jetzt werden mittags nur 6 Broteinheiten gegessen, deshalb werden auch nur 7 Einheiten Sprintinsulin benötigt.

Tipp:

Morgens und abends den BE-Faktor aufrunden, da der Körper zu diesen Zeiten eher insulinunempfindlich ist. Mittags den BE-Faktor abrunden, da der Körper zu dieser Tageszeit eher insulinempfindlich reagiert.

Dat.	Uhrzeit	7.00	9.00	12.30	14.30	19.00	23.00	Bemerkungen:
Mo.	BE	5		8		6		
12.	Blutzucker	100		95		110	120	
Dez.	Sprintinsulin	13		10		12		
	Verzögerungs-insulin						16	

Dat.	Uhrzeit	7.00	9.00	12.30	14.30	19.00	23.00	Bemerkungen:
Di.	BE	5		8		8		19.00 Italiener
13.	Blutzucker			100		120	130	Pizza-Essen
Dez.	Sprintinsulin	13		10		16		+ 1 Glas Wein
	Verzögerungs-insulin						16	20.00 180 21.00 130

Dat.	Uhrzeit	7.30	9.00	12.30	14.30	19.00	22.30	Bemerkungen:
Mi.	BE	5		6		6		mittags: -2 BE
14.	Blutzucker	125		90		120	135	
Dez.	Sprintinsulin	13		7		12		
	Verzögerungs-insulin						16	

Dat.	Uhrzeit	7.30	9.00	13.00	14.30	19.00	22.30	Bemerkungen:
Do.	BE	5		8		6		
15.	Blutzucker	95		110		100	120	
Dez.	Sprintinsulin	13		10		12		
	Verzögerungs-insulin						16	

Lantus und Sprintinsulin

Ganztätige Radtour ca. 60 km:

Sonntag, den 02. Oktober, wird eine ganztägige Radtour rund um den Chiemsee geplant. Der Start ist morgens um 9.30 Uhr. Das morgendliche Sprintinsulin wurde nicht reduziert, da es um 9.30 Uhr kaum noch Wirkung hat. Der Ausgangsblutzucker liegt vor der Radtour bei 110 mg/dl. Da zu dieser Zeit das Verzögerungsinsulin (Lantus) wirkt, werden sicherheitshalber vor dem Start noch 2 Sport-BE's zusätzlich gegessen. Vor dem Mittagessen wird ein Blutzucker von 100 mg/dl gemessen. Das Sprintinsulin wird mittags um 50% reduziert. Am Nachmittag um 15.00 Uhr ergibt die Blutzuckermessung einen Wert von 120 mg/dl. Zur Sicherheit werden jetzt nochmals zusätzlich 2 Broteinheiten gegessen. Die Umrundung des Chiemsees dauert bis ca. 17.00 Uhr. Eine Blutzuckermessung ergibt einen Wert von 145 mg/dl. Die Anpassung hat während der körperlichen Anstrengung bestens geklappt. Es ist zu keiner Unter- bzw. Überzuckerung gekommen. Der Blutzuckerverlauf war optimal.

Bei einem Blutzuckerwert vor dem Abendessen von 130 mg/dl wird die Dosis des Sprintinsulins um ca. 30% reduziert, da ja körperliche Anstrengung nachwirkt und den Blutzucker (Muskelauffülleffekt) noch weiter absenken kann. Nachdem sich der Muskelauffülleffekt noch über die ganze Nacht hinziehen kann, wird die Dosis des Verzögerungsinsulins (Lantus) ebenfalls um 25–30% reduziert, um einer nächtlichen Hypoglykämie vorzubeugen.

Tipp, um Hypoglykämien vorzubeugen:

- Vor körperlicher Anstrengung entweder das Insulin (um ca. 50%) reduzieren, wenn es in dieser Zeit wirkt oder
- vor der Bewegung zusätzliche Sport-BE's essen (pro Std. mittlerer Anstrengung ca. 1–2 BE).
- Nach längerer und intensiver körperlicher Anstrengung die nachfolgende Insulindosis um ca. 30% vermindern oder noch zusätzliche BE's essen. Patentrezepte gibt es nicht. Durch engmaschige Blutzuckermessungen und eine gute Dokumentation die individuelle Anpassung bei Sport selbst herausfinden.

Dat.	Uhrzeit	7.00	9.30	13.00	15.00	18.30	22.30	Bemerkungen:
Sa. 1. Okt.	BE	6		5		6		
	Blutzucker	100		90		110	120	
	Sprintinsulin	12		6		9		
	Verzögerungs-insulin						24	
Dat.	Uhrzeit	7.00	9.30	13.00	15.00	18.30	23.00	Bemerkungen:
So. 2. Okt.	BE	6	+2	5	+2	6		Radtour um den Chiemsee!
	Blutzucker	120	110	125	120	130		Start 9.30
	Sprintinsulin	12		3		6		Ende 17.00
	Verzögerungs-insulin						18	145 mg/dl
Dat.	Uhrzeit	7.00	9.30	13.00	15.00	18.30	23.00	Bemerkungen:
Mo. 3. Okt.	BE	6		5		6		2.00 95 mg/dl
	Blutzucker	120		100		90	130	
	Sprintinsulin	12		6		9		
	Verzögerungs-insulin						24	

Lantus und Sprintinsulin

Kurzzeitsport:

Am Montag wird von 9.00 Uhr–10.00 Uhr vormittags im Garten gearbeitet. Das morgendliche Sprintinsulin wurde nicht reduziert, da es zu dieser Zeit kaum noch Wirkung hat. Der Blutzucker liegt durch die körperliche Anstrengung bei 130 mg/dl. Um diese Zeit wirkt aber das Verzögerungsinsulin (Lantus). Deshalb werden jetzt 2 zusätzliche Broteinheiten gegessen, um einer Unterzuckerung vorzubeugen. Da keine Unterzuckerung aufgetreten ist und der Blutzucker vor dem Mittagessen bei 120 mg/dl liegt, war die Anpassung richtig.

Am Dienstag nach dem Abendessen soll von 19.00 – 21.00 Uhr ein Tennismatch stattfinden. Da zu dieser Zeit das Sprintinsulin noch kräftig wirkt, wird die Dosis vor dem Abendessen um ca. 50% reduziert. Der Blutzucker vor der Spätspritze liegt bei 100 mg/dl. Da der Blutzucker über Nacht noch weiter abfallen kann, wird zur Sicherheit noch 1 BE gegessen und die Dosis des Verzögerungsinsulins um 2 Einheiten reduziert. Die Anpassung war richtig, da es während und nach dem Tennismatch zu keiner Unter- bzw. Überzuckerung gekommen ist.

Dat.	Uhrzeit	7.00	9.00	13.00	15.00	18.30	22.30	Bemerkungen:
So. 2. Mai	BE	5		5		5		
	Blutzucker	110		90		120	130	
	Sprintinsulin	10		5		8		
	Verzögerungs-insulin						16	

Dat.	Uhrzeit	7.00	9.00	13.00	15.00	18.30	22.30	Bemerkungen:
Mo. 3. Mai	BE	5	+2	5		5		9.00 - 10.00 Gartenarbeit +2 BE
	Blutzucker	120	130	115		100	130	
	Sprintinsulin	10		5		8		
	Verzögerungs-insulin						16	

Dat.	Uhrzeit	7.00	9.00	13.00	15.00	18.30	22.30	Bemerkungen:
Di. 4. Mai	BE	5		5		5	+1	19.00 - 21.00 Tennismatch
	Blutzucker	110		100		130	100	21.00 145 mg/dl
	Sprintinsulin	10		5		4		
	Verzögerungs-insulin						14	

Dat.	Uhrzeit	7.00	9.00	13.00	15.00	18.30	23.00	Bemerkungen:
Mi. 5. Mai	BE	5		5		5		
	Blutzucker	115		105		120	130	
	Sprintinsulin	10		5		8		
	Verzögerungs-insulin						16	

Lantus und Sprintinsulin

1 Stück Kuchen am Nachmittag:

Normalerweise werden keine Zwischenmahlzeiten eingenommen. Am Sonntagnachmittag gegen 15.00 Uhr trifft sich die Familie zum Kaffeetrinken. Es wird ein Stück Apfelkuchen mit ca. 3 Broteinheiten gegessen. Der Blutzucker liegt vor dem Kuchen bei 125 mg/dl. Für den Kuchen werden 3 Einheiten Sprintinsulin gespritzt. Vor dem Abendessen liegt der Blutzucker bei 120 mg/dl. Die 3 Einheiten Sprintinsulin haben den Apfelkuchen mit ca. 3 BE gut abgedeckt. Demnach war die Insulinanpassung richtig.

Tipp:

Bei Sprintinsulinen einen Mindestabstand von ca. 2 Std. einhalten, sonst überlappen sich die Wirkungen und es kommt zu Unterzuckerungen. Also muss der Abstand zwischen der Mittagsspritze und der Spritze für den Kuchen am Nachmittag mindestens 2 Std. betragen. Ebenso sollte der Abstand zwischen der Spritze für den Kuchen und der Spritze für das Abendessen mindestens 2 Std. betragen.

Dat.	Uhrzeit	7.00	9.00	13.00	15.30	18.30	23.00	Bemerkungen:
Sa.	KE	8		8		8		
	Blutzucker	110		100		130	140	
	Sprintinsulin	16		8		12		
	Verzögerungsinsulin						20	
Dat.	Uhrzeit	7.00	9.00	13.00	15.30	18.30	23.00	Bemerkungen:
So.	KE	8		8	3	8		nachmittags Apfelkuchen ca. 3 BE
	Blutzucker	100		120	130	115	110	
	Sprintinsulin	16		8	3	12		
	Verzögerungsinsulin						20	
Dat.	Uhrzeit	7.00	9.00	13.00	15.30	18.30	23.00	Bemerkungen:
Mo.	KE	8		8		8		
	Blutzucker	110		100		90	130	
	Sprintinsulin	16		8		12		
	Verzögerungsinsulin						20	

Die verschiedenen Möglichkeiten der Insulintherapie bei Typ-2-Diabetes

Unterhalb der Ebene der intensivierten Insulintherapie gibt es viele weitere Abstufungen einer mehr konservativen Insulinbehandlung, die weniger auf eine flexible Anpassung der Insulindosis ausgerichtet sind und vor allem für Typ-2-Diabetiker, aber auch für manche Typ-1-Diabetiker in Frage kommen. Das Spektrum reicht von einer 4-Spritzentherapie mit Blutzucker-Selbstkontrollen ähnlich einer intensivierten Insulintherapie, aber ohne große Insulindosisanpassung, bis zur einmal täglichen Insulininjektion. Natürlich muss hier die Ernährung wesentlich stärker auf die Insulintherapie abgestimmt sein. Sport und körperliche Aktivitäten sind zusätzlich zu berücksichtigen.

Warum und ab wann müssen auch Typ-2-Diabetiker spritzen?

Tatsächlich nimmt auch beim Typ-2-Diabetes die Insulinproduktion in der Bauchspeicheldrüse über die Jahre, meist nach etwa einem Jahrzehnt, so weit ab, dass die Behandlung mit Ernährung und Blutzucker senkenden Tabletten nicht mehr ausreichend wirksam ist. Die Ärzte bezeichnen das als »Sekundärversagen« der Tablettenbehandlung. Die Liste der eindeutigen Anzeichen für Insulinbedürftigkeit bei oder trotz Typ-2-Diabetes wurde bereits im Kapitel über die Blutzucker senkenden Tabletten aufgeführt. Meistens erfolgt die Umstellung auf Insulin zu spät, und wertvolle Zeit für eine bessere, d. h. akzeptable Diabeteseinstellung wird vertan. Zwar ist durchaus noch etwas Insulin in der Bauchspeicheldrüse und im Blut vorhanden, aber angesichts der bestehenden Insulinresistenz sind die Blutzuckerwerte trotzdem viel zu hoch.
Zwei Alternativen der Behandlung kommen in Betracht:

- die Kombinationsbehandlung mit Blutzucker senkenden Tabletten und Insulin,
- die alleinige Behandlung mit Insulin.

Was im Einzelfall das Richtige ist, muss natürlich der behandelnde Arzt entscheiden. Heute wird gerade bei Typ-2-Diabetes eine maßgeschneiderte, individuelle Therapie angestrebt. Entscheidend ist ein gutes Einstellungsergebnis mit entsprechenden HbA_{1c}-Werten. Beide Möglichkeiten werden im Folgenden erklärt.

Kombination von Blutzucker senkenden Tabletten mit Insulin

Dieses Konzept sieht eine möglichst niedrig dosierte Insulinbehandlung vor – unter Fortführung der bisherigen Behandlung mit Sulfonylharnstoffen bzw. anderen Blutzucker senkenden Tabletten. Durch die Wirkung der Sulfonylharnstoffe kann die noch bestehende körpereigene Insulinproduktion vorteilhaft genutzt werden. Der trotzdem verbleibende – geringe – Mangel an Insulin wird durch zusätzliche Behandlung mit ebenfalls ganz geringen Insulindosen ausgeglichen. Drei Möglichkeiten haben sich herauskristallisiert:

- Die morgendliche Gabe eines NPH-Mischinsulins (mit fixem Normalinsulinanteil von 25 bis 50 %), wenn vor allem die Blutzuckerwerte vormittags und mittags erhöht sind; oft ist gleichzeitig die Gabe eines NPH-Mischinsulins vor dem Abendessen notwendig, wenn die Blutzuckerwerte abends und nachts hoch sind.
- Die Gabe von Glargin- oder von NPH-Verzögerungsinsulin vor dem Schlafengehen, wenn vorrangig die morgendlichen Nüchternblutzucker unbefriedigend hoch sind.
- Die Verabreichung von wenigen Einheiten Normalinsulin bzw. Humalog oder Novo Rapid im Sinne einer »Mini-ICT« zum Ausgleich eines Mangels an Mahlzeiteninsulin.

Nicht genug kann betont werden, dass mit kleinen Insulindosen von 4 bis 6 Einheiten pro Tag begonnen werden muss, da sonst die Behandlung nicht funktionieren kann. Notwendige Steigerungen der Insulindosen sollen langsam – erst nach mehreren Tagen und nur in Schritten von jeweils 2 Einheiten – erfolgen. Wie für alle Formen der Insulintherapie geht es auch hier um die Vermeidung von Unterzuckerungen und einer unerwünschten Gewichtszunahme.

Hinsichtlich der verwendeten Blutzucker senkenden Tabletten hat in den letzten Jahren ein Umdenkungsprozess stattgefunden. Waren es früher fast ausschließlich Sulfonylharnstoffe, werden jetzt auch die Insulin sparenden Metformin oder Acarbose, zum Teil in Kombination mit einem einmal dosierten Sulfonylharnstoff, zusammen mit Insulin eingesetzt. Die Devise lautet auch hier: Maximierung der Wirksamkeit, Minimierung von Nebenwirkungen, individuelle Therapie unter Berücksichtigung des hauptsächlichen Stoffwechselproblems.

Die alleinige Behandlung mit Insulin

Diese Behandlungsform versucht, zusätzlich zur richtigen Ernährung den Diabetes allein mit Hilfe von Insulinspritzen gut einzustellen. Dazu wird ein Mischinsulin vor dem Frühstück, häufig auch vor dem Abendessen gespritzt. Die dabei erreichten Blutspiegel für das gespritzte Insulin kann man sich in Kurvenform vorstellen. Meist werden fertige Mischungen aus 25 bzw. 30 Prozent Normalinsulin und 70 bzw. 75 Prozent NPH-Insulin verwendet. (Ebenso erfolgreich können Mischungen mit Humalog oder Novo Rapid eingesetzt werden.)

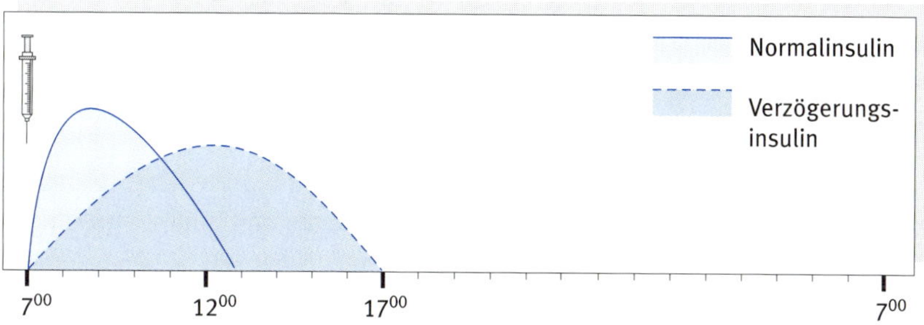

Der Insulinspiegel im Blut nach Spritzen eines Mischinsulins (25 bzw. 30 % Normalinsulin, 70 bzw. 75 % NPH-Insulin) morgens vor dem Frühstück.

Wie bereits erwähnt, muss häufig das Insulin zweimal, d.h. vor dem Frühstück und dem Abendessen, gespritzt werden, weil sonst am Abend und nachts die Blutzuckerwerte zu hoch liegen und man bereits morgens mit überhöhten Blutzuckerwerten aufwacht. Wollte man die gleiche Gesamtdosis der 2 Spritzen auf eine einzige morgendliche Insulinspritze zusammenziehen, hätte das vermutlich Unterzuckerungen vor dem Mittagessen oder am frühen Nachmittag zur Folge, ohne dass die Abend- und Nachtwerte besser wären. Eine gute Insulinbehandlung muss auch beim Typ-2-Diabetiker auf möglichst gleichmäßig gute Blutzuckerwerte abzielen und Unterzuckerungen vermeiden.

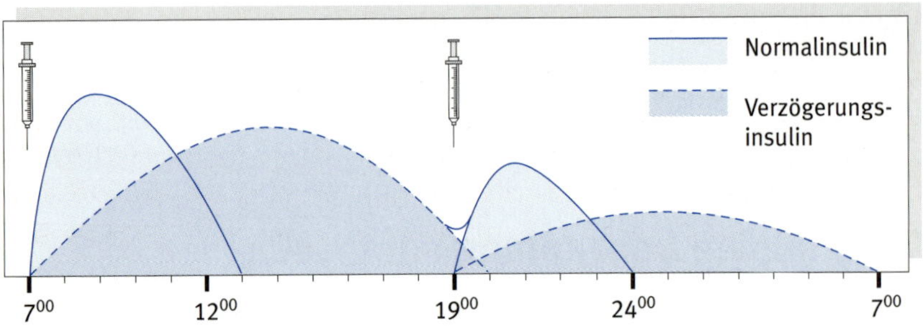

Der Insulinspiegel im Blut nach Spritzen eines Mischinsulins (25 bzw. 30 % Normalinsulin, 70 bzw. 75 % NPH-Insulin) morgens vor dem Frühstück und vor dem Abendessen.

Zwar gibt es viele vorgefertigte feste Mischungen von Normal- und NPH-Verzögerungsinsulinen, eine flexible Insulinanpassung ist damit aber kaum durchzuführen. Essenszeiten und BE-Mengen müssen wie vorgegeben eingehalten werden.

Die freie Mischung von Normal- und Verzögerungsinsulin morgens und abends

Durch die Zumischung von Normalinsulin erlaubt diese Therapie eine gewisse Anpassung an aktuelle Blutzuckerwerte und unterschiedliche Kohlenhydratmengen morgens und abends. Infolge des großen Verzögerungsinsulinanteils muss man sich tagsüber mit den Mahlzeiten unbedingt nach dem Wirkungsprofil des Insulins richten, d. h. man muss alle 2 bis 3 Stunden Kohlenhydrate essen, um Hypoglykämien zu vermeiden.

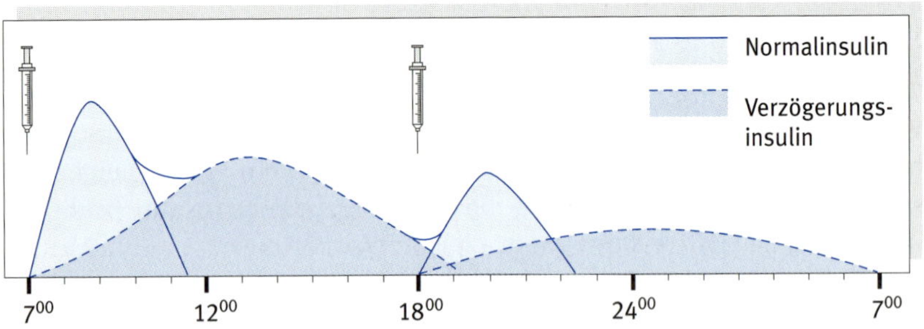

Der Insulinspiegel im Blut nach Spritzen einer freien Mischung von Normal- und Verzögerungsinsulin morgens und abends.

Die 3-Spritzen-Therapie

Selbst mit 2 Insulinspritzen lässt sich bei einer Reihe von Typ-2-Diabetikern der Diabetes nicht ausreichend einstellen; sie müssen dann dreimal am Tag spritzen. Morgens wird eine freie Mischung von Normalinsulin und Verzögerungsinsulin gegeben, vor dem Abendessen Normalinsulin und vor dem Schlafengehen Verzögerungsinsulin. Diese Therapie ist insbesondere erfolgreich zur Senkung erhöhter Nüchternblutzucker.

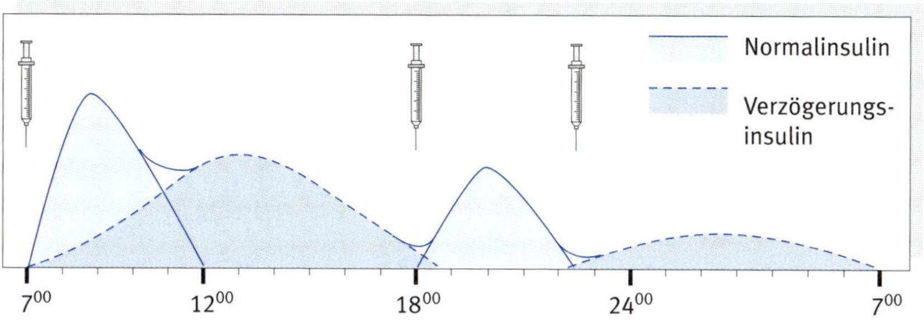

Der Insulinspiegel im Blut bei der 3-Spritzen-Therapie.

Allerdings engt auch dieses Konzept tagsüber die Flexibilität der Nahrungsaufnahme ein. Werden die Essenszeiten und Kohlenhydratmengen nicht einigermaßen exakt eingehalten, können Unterzuckerungen insbesondere am späten Vormittag auftreten.

Schnell wirksames Insulin vor dem Essen

Immer mehr Menschen mit Typ-2-Diabetes entscheiden sich dafür, vor dem Essen ein schnell wirksames Insulin zu spritzen. Es ist eine Alternative zur herkömmlichen konventionellen Insulinbehandlung mit Kombinationsinsulin, bei der es erforderlich ist, das Essen und die Lebensweise dem Insulinwirkverlauf anzupassen (starrer Lebensrhythmus).

Ist noch genügend eigenes Insulin vorhanden, so ist nur eine Injektion von einem schnell wirkenden Insulin vor den Mahlzeiten erforderlich. Auf diese Weise entlasten Sie die Beta-Zellen. Der Vorteil dieser Therapie liegt darin, dass die Menschen mit Diabetes wesentlich mehr Freiheiten bezüglich der BE-Menge und des Zeitpunkts der Mahlzeiten haben. Außerdem sind je nach verwendetem Insulin keine Zwischenmahlzeiten mehr erforderlich. Dies, aber auch das komplette Auslassen von Mahlzeiten, ohne Hypoglykämien zu provozieren, kann eine evtl. erforderliche Gewichtsreduktion erleichtern. Ein weiterer Vorteil ist die Möglichkeit, die Insulindosis an den gewünschten Tagesablauf, z. B. an körperliche Aktivität, anzupassen. Natürlich können die Patienten auch lernen, erhöhte präprandiale Blutglukosewerte mit einer Erhöhung der Insulindosis zu korrigieren.

Diese Therapieform bietet die Möglichkeit einer besseren Stoffwechseleinstellung und steigert die Lebensqualität, da sie mehr Unabhängigkeit und Flexibilität ermöglicht. Die moderne Insulintherapie richtet sich nach den Wünschen und Bedürfnissen des Menschen mit Diabetes und nicht umgekehrt.

Einziger Nachteil für die Patienten sind die häufigeren Injektionen – die aber dank der modernen Insulinpens sehr schnell und einfach durchzuführen sind.

Ist die Bauchspeicheldrüse erschöpft, nimmt also die Insulinsekretion weiter ab, so steigt der Nüchternblutzucker an. Dann wird zusätzlich ei-

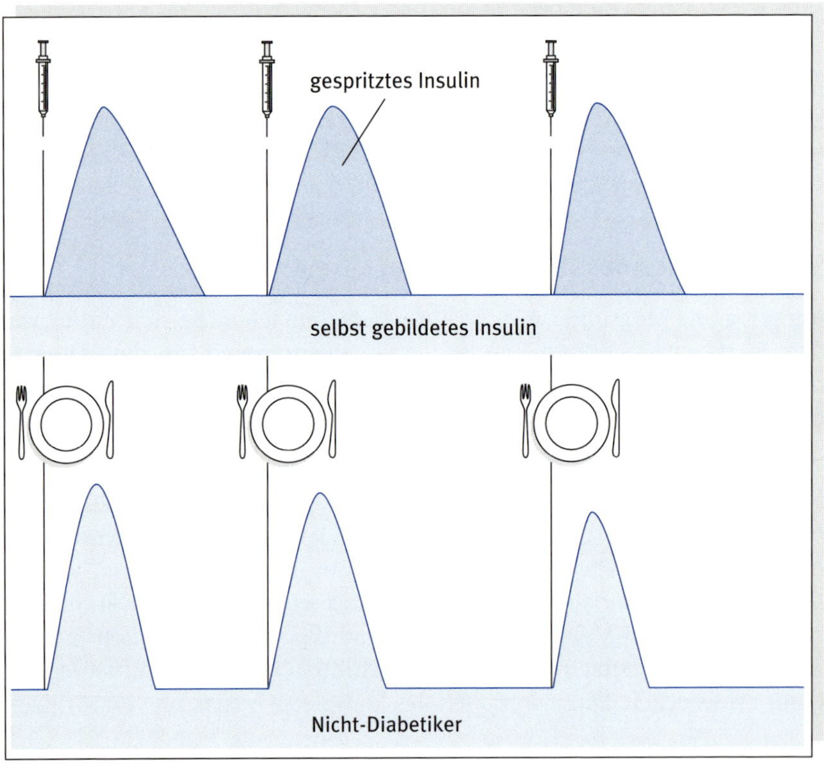

ne Injektion von Verzögerungsinsulin vor dem Schlafengehen (Glargin- oder NPH-Insulin) erforderlich, um den Nüchternblutzucker zu normalisieren.

Die Abstimmung von Spritzen mit den Mahlzeiten

Es ist eine Binsenweisheit, dass das gespritzte Insulin und die Mahlzeiten aufeinander abgestimmt sein müssen. Dabei geht es vor allem um die kohlenhydrathaltigen Nahrungsmittel, die den Blutzuckerspiegel erhöhen. Die nachfolgende Abbildung verdeutlicht, wie der Wirkablauf des gespritzten Insulins eine regelmäßige Zufuhr von entsprechenden Kohlenhydraten notwendig macht.

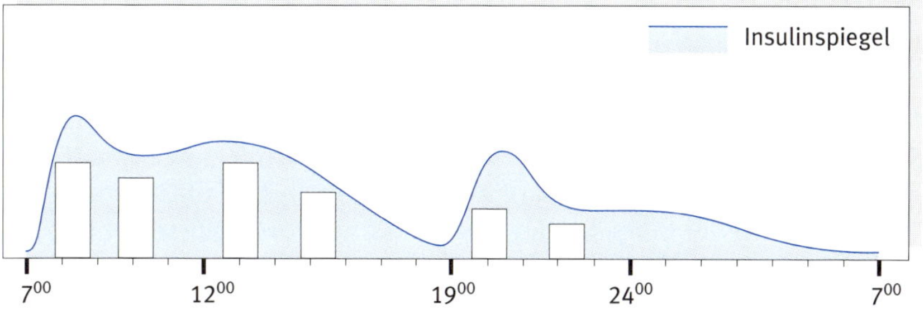

»Abdecken« der Insulinspiegel im Blut nach 2-mal täglichem Spritzen eines Mischinsulins durch 6 kohlenhydrathaltige Mahlzeiten (weiße Säulen).

Immer wieder kommen Diabetiker in die Sprechstunde und die Klinik, die ihre Zwischenmahlzeiten trotz Insulinbehandlung weglassen und dadurch Unterzuckerungen hervorrufen. Diabetiker, deren Aktivitäten in Beruf, Familie oder Sport täglich starken Schwankungen unterliegen, kommen mit ihrer Mahlzeitenabstimmung besonders häufig in Schwierigkeiten. Auch das flexible Anpassen des Insulins erspart nicht die Notwendigkeit, die vorgegebenen Zeiten für das Insulinspritzen und das Essen einigermaßen einzuhalten. Es besteht einfach ein Risiko für Unterzuckerungen, auch schwerer Art, wenn man z. B. morgens nach dem Spritzen ohne Frühstück das Haus verlässt im Vertrauen, dass man das dann am Arbeitsplatz oder während des Einkaufens schon nachholen wird. Auch der richtige Abstand zwischen der Spritze und der darauf folgenden Mahlzeit ist wichtig. Erfahrungsgemäß wird dieser meist zu kurz gewählt.

Häufiges Variieren der Spritzzeiten bringt Nachteile für eine gleichmäßig stabile Stoffwechseleinstellung. Wer am Wochenende ausschlafen möchte, sollte das Insulinspritzen (und natürlich auch das anschließende Essen) nicht mehr als eine bis maximal eineinhalb Stunden hinausschieben. Infolge der dann fehlenden körperlichen Aktivität kommt dabei möglicherweise auch eine Verminderung der Kohlenhydratmenge in Betracht. Zu denken ist auch daran, dass bei Verschieben einer Insulinspritze um 1 bis 2 Stunden unter Umständen auch die nächstfolgende ein wenig mitverschoben werden muss.

Das gilt auch, wenn man bei Tagesausflügen oder Theaterbesuch die Spritzzeit morgens bzw. abends einmal vorverlegt.

Ambulante oder stationäre Einstellung?

Eine stationäre Behandlung ist zur Einleitung der Insulinbehandlung bei Typ-2-Diabetikern nicht unbedingt erforderlich, allerdings nur unter der Voraussetzung, dass auch ambulant die wirklich dringend notwendige Schulung gewährleistet ist. Speziell beim Beginn mit einer Kombinationsbehandlung Sulfonylharnstoffe plus Insulin hat man Zeit, weil die Tabletten ja weiter eingenommen werden und man nicht sofort mit seinem Stoffwechsel allein von der Insulinspritze abhängt. Trotzdem ist natürlich ambulant manches schwieriger zu erlernen, insbesondere auch, was eventuelle Nebenwirkungen der neuen Behandlung anbelangt. So gesehen hat eine Ersteinstellung auf Insulin im Krankenhaus durchaus Vorteile, da man dort wesentlich intensiver unter Beobachtung steht.

Auch ist es bis zu einem gewissen Grad sogar nützlich, wenn man bereits in der Klinik – unter Beobachtung – die Nebenwirkungen der Insulinbehandlung, z. B. eine Unterzuckerreaktion, erlebt, damit die Warnzeichen richtig gedeutet und für zu Hause auch die richtigen Gegenmaßnahmen eingeübt werden können.

Das Erlernen der richtigen Spritztechnik unter Aufsicht von geschultem Personal ist besonders wichtig. Gleiches gilt natürlich für Hilfspersonen, die bei älteren oder behinderten Diabetikern die Insulininjektionen vornehmen. Im Übrigen soll jeder Diabetiker sein Insulin möglichst selbst spritzen, damit er von fremder Hilfe unabhängig ist.

Die Anpassung der Insulindosis für Typ-2-Diabetiker

Nicht jeder Typ-2-Diabetiker muss auch seine Insulindosis regelmäßig anpassen. Patient und Arzt legen am besten gemeinsam fest, ob überhaupt und wann Änderungen der Insulindosis durch den Patienten selbst in Betracht kommen. Wenn möglichst normale Blutzuckerwerte das Behandlungsziel sind – und das wird für eine Vielzahl der jüngeren Patienten besonders zutreffen –, dann ist es auch für den Typ-2-Diabetiker häufig erforderlich, die Insulindosis zu Hause selbstständig anzupassen. Zunächst sollten Sie sich aber darüber im Klaren sein, dass das Anpassen der Insulindosis an ganz bestimmte Voraussetzungen geknüpft ist:

- Die Anpassung der Insulindosis ist nur möglich, wenn Sie die vorgesehenen täglichen Selbstkontrollen (vorrangig Blutzucker) regelmäßig durchführen.
- Die Veränderung der Insulindosis ist nötig bei zu niedrigen und zu hohen Blutzuckerwerten.

Die Verminderung der Insulindosis

Nach einer Unterzuckerung sollten Sie zunächst immer überlegen, warum es zu dieser Unterzuckerung gekommen ist. Mögliche Ursachen dafür sind:

- zu wenig BE (z. B. Zwischenmahlzeit vergessen)
- mehr körperliche Bewegung (z. B. Gartenarbeit)
- Alkohol
- zu viel Insulin (z. B. zu viele Insulineinheiten aufgezogen)

War keiner dieser Gründe für die Unterzuckerung verantwortlich, spritzen Sie zu viel Insulin und sollten es reduzieren.

- Tritt an zwei Tagen nacheinander eine Unterzuckerung tagsüber auf, so sollte das morgendliche Insulin am dritten Tag um etwa 10 Prozent reduziert werden.
- Tritt in der Nacht eine Unterzuckerung auf, sollte sofort am nächsten Tag das abendliche Insulin um ca. 10 Prozent reduziert werden.

Außerdem brauchen Sie weniger Insulin,

- wenn Sie an Gewicht abnehmen,
- wenn Sie sich regelmäßig mehr bewegen (z. B. in den Sommermonaten viel mit dem Fahrrad fahren),
- wenn der Blutzucker besser eingestellt ist, denn dann wirkt das Insulin besser!

Die Erhöhung der Insulindosis

Wenn Sie erhöhte Blutzuckerwerte messen, obwohl Sie Ihre BE-Verteilung eingehalten und richtig gespritzt haben, fehlt Ihnen Insulin. Ihr Insulinbedarf ist erhöht, daher brauchen Sie langfristig mehr Insulin.

- Messen Sie an zwei Tagen nacheinander tagsüber erhöhte Blutzuckerwerte, so sollte am dritten Tag das morgendliche Insulin um etwa 10 Prozent erhöht werden.
- Messen Sie an zwei Tagen nacheinander erhöhte Nüchternwerte (Blutzuckeranstieg über Nacht), sollte das abendliche Insulin vorsichtig um ca. 10 Prozent erhöht werden.

In folgenden Situationen kann der Blutzucker ansteigen, so dass Sie mehr Insulin benötigen (meist vorübergehend):

- generell weniger Bewegung (z. B. Fuß verstaucht, Liegen)
- Infektion, Operation, Krankheit
- Medikamente wie Kortison o. ä.
- Gewichtszunahme (nicht wünschenswert!)

Fallen diese Ursachen wieder weg, sind Sie z. B. nach einer Erkrankung völlig genesen, so muss das Insulin zügig reduziert werden.

Bitte sprechen Sie eine Erhöhung Ihrer Insulindosis zunächst immer mit Ihrem behandelnden Arzt ab!

Beispiele

So passen Sie die Insulindosis an

Anpassung der Insulindosis bei einer 2-Spritzen-Therapie mit fester Mischung

Frau W., die morgens und abends eine feste Insulinmischung spritzt, misst an zwei Tagen vor dem Abendessen erhöhte Blutzuckerwerte.

Dat.	Insulin: Normalinsulin ☐ Verzögerungs-insulin ☐			Blutzucker:				Bemerkungen: z.B. Unterzucker, Ketonurie, Körpergewicht
	morgens	mittags	abends	morgens	mittags	abends	spät	
Mo	26		20	120		140		
Di	26		20	130		200		
Mi	26		20	140		220		

Natürlich überlegt sie nun, was die erhöhten Blutzuckerwerte vor dem Abendessen hervorgerufen haben könnte. War z. B. die Bewegung am Nachmittag weniger intensiv als an den anderen Tagen oder hatte sie sich bei der BE-Menge verschätzt?

Lassen sich keine Gründe für die erhöhten Blutzuckerwerte finden, so sollte sie ihre feste Insulinmischung morgens um 2 Einheiten erhöhen.

Dat.	Insulin: Normalinsulin ☐ Verzögerungs-insulin ☐			Blutzucker:				Bemerkungen: z.B. Unterzucker, Ketonurie, Körpergewicht
	morgens	mittags	abends	morgens	mittags	abends	spät	
Do	28		20	120		140		

Durch die Erhöhung der morgendlichen Insulindosis haben sich die Blutzuckerwerte vor dem Abendessen normalisiert.

Beispiele

Umstellung von einer 2-Spritzen-Therapie mit freier Mischung auf eine 3-Spritzen-Therapie

Frau U. spritzt morgens und abends eine freie Mischung von Normal- und Verzögerungsinsulin. Sie stellt betrübt fest, dass sie mit zu hohen Nüchternblutzuckerwerten aufwacht. Die daraufhin gemessenen Blutzuckerwerte vor dem Schlafengehen lagen im Normbereich. Jetzt hat sie auch nachts gegen 2 Uhr einen Blutzuckertest vorgenommen, um eine Unterzuckerung zu dieser Zeit auszuschließen. Der Blutzucker lag jedoch bei 90 mg%.

Dat.	Insulin: Normalinsulin / Verzögerungsinsulin					Harnzucker:				Blutzucker:				Bemerkungen: z.B. Unterzucker, Ketonurie, Körpergewicht
	morgens (Normalinsulin)	morgens (Verzögerungsinsulin)	mittags	abends (Normalinsulin)	abends (Verzögerungsinsulin)	morgens	mittags	abends	spät	morgens	mittags	abends	spät	
Mo	16	18		8	10					150		130	110	
Di	16	18		8	10					180		120	130	
Mi	16	18		8	23.00 10					200		130	120	

Ratlos geht sie in die Diabetes-Ambulanz. Der behandelnde Arzt rät ihr von einer Erhöhung des abendlichen Verzögerungsinsulins ab, da dies bei dem gemessenen 2-Uhr-Wert mit großer Wahrscheinlichkeit zu nächtlichen Unterzuckerungen führen würde. Stattdessen schlägt er vor, die Abendspritze zu teilen. Das bedeutet, dass das Normalinsulin weiterhin vor dem Abendessen gespritzt wird, das Verzögerungsinsulin aber erst vor dem Schlafengehen.

Dat.	Insulin: Normalinsulin / Verzögerungsinsulin					Harnzucker:				Blutzucker:				Bemerkungen: z.B. Unterzucker, Ketonurie, Körpergewicht
	morgens (Normalinsulin)	morgens (Verzögerungsinsulin)	mittags	abends (Normalinsulin)	abends (Verzögerungsinsulin)	morgens	mittags	abends	spät	morgens	mittags	abends	spät	
Do	14	18		8	23.00 10					110	120	140	130	

Diesen Rat hat sie befolgt, und der Nüchternblutzucker ist nicht mehr erhöht.

Beispiele

Dosisanpassung bei 3-Spritzen-Therapie

Bei einer Diabetikerin ist an zwei Tagen jeweils vormittags eine Unterzuckerung aufgetreten. Sie spritzt morgens eine freie Mischung aus einem Normal- und Verzögerungsinsulin, zum Abendessen Normalinsulin und vor dem Schlafengehen NPH-Verzögerungsinsulin. Obwohl sie ausreichend »Ursachenforschung« betrieben hat, kann sie keine Gründe für die aufgetretenen Unterzuckerungen finden.

	Insulin: Normalinsulin (weiß), Verzögerungsinsulin (schattiert)					Blutzucker:				Bemerkungen: z.B. Unterzucker, Ketonurie, Körpergewicht
Dat.	morgens		mittags	abends	spät	morgens	mittags	abends	spät	
Mo	12	16		6	12	130		120	140	
Di	12	16		6	12	120		180	120	9.00 Hypo (BZ ≈ 50)
Mi	12	16		6	12	130		170	110	9.20 Hypo

Um weitere Unterzuckerungen zu vermeiden, wird sie am nächsten Morgen weniger Insulin spritzen. Da sie mit einer freien Mischung arbeitet, muss sie das Insulin verändern, welches für die Unterzuckerungen am frühen Vormittag verantwortlich war. Sie wird darum das morgendliche Normalinsulin um 2 Einheiten vermindern.

	Insulin: Normalinsulin (weiß), Verzögerungsinsulin (schattiert)					Blutzucker:				Bemerkungen: z.B. Unterzucker, Ketonurie, Körpergewicht
Dat.	morgens		mittags	abends	spät	morgens	mittags	abends	spät	
Do	10	16		6	12	110	140	120		

Am nächsten Tag tritt keine Unterzuckerung mehr auf und die Blutzuckerwerte liegen nach verminderter Insulindosis im »normalen« Bereich.

Dosisanpassung bei mahlzeitenbezogener Therapie

Frau A. misst am Dienstag vor dem Mittagessen einen Blutzucker von 210 mg/dl. Sie hat für den erhöhten Blutzucker keine Erklärung. Sie spritzt zum Mittagessen normalerweise bei einem guten Blutzucker 4 Einheiten schnell wirksames Insulin. Da aber jetzt der Blutzucker bei 210 mg/dl vor dem Mittagessen liegt, erhöht Frau A. die Insulindosis um 2 Einheiten und korrigiert somit den Blutzucker. Vor dem Abendessen ist der Blutzucker wieder im Normalbereich.

Am Mittwochmorgen möchte Frau A. zum Frühstück nicht wie sonst 4 Broteinheiten essen, sondern lediglich 3. Sie spritzt morgens pro Broteinheit 2 Einheiten schnell wirksames Insulin.

Also spritzt sie am Mittwochmorgen für 3 Broteinheiten nur 6 Einheiten schnell wirkendes Insulin.

Dat.	Uhrzeit	7.30	12.30	18.00	22.30			Bemerkungen:
Mo.	BE	4	4	4				
5.	Blutzucker	110	130	120	130			
Juli	Normalinsulin	8	4	6				
	Verzögerungs-insulin							
Dat.	Uhrzeit	7.30	12.30	18.00	22.30			Bemerkungen:
Di.	BE	4	4	4				mittags BZ ?
6.	Blutzucker	120	210	130	125			210 mg/dl
Juli	Normalinsulin	8	4 + 2	6				
	Verzögerungs-insulin							
Dat.	Uhrzeit	7.30	12.30	19.00	23.00			Bemerkungen:
Mi.	BE	3	4	4				morgens
7.	Blutzucker	120	110	100	130			nur 3 BE
Juli	Normalinsulin	6	4	6				
	Verzögerungs-insulin							

Beispiele

Dosisanpassung bei variablen BE-Mengen

Herr W. hat am Dienstagmittag keinen großen Hunger. Statt der üblichen 5 Broteinheiten isst er heute nur 3. Er spritzt mittags pro Broteinheit 1 Einheit schnell wirksames Insulin. Also spritzt er für 3 Broteinheiten nur 3 Einheiten Insulin.

Am Donnerstag zum Frühstück isst Herr W. eine Broteinheit mehr als üblich. Zum Frühstück spritzt er pro Broteinheit 2 Einheiten schnell wirksames Insulin. Also spritzt er für 5 Broteinheiten am Donnerstag zum Frühstück 10 Einheiten Insulin.

Dat.	Uhrzeit	7.30	12.00	18.00	23.00			Bemerkungen:
Mo.	BE	4	5	3				
1.	Blutzucker	110	120	105	130			
März	Sprintinsulin	8	5	5				
	Verzögerungs-insulin							
Dat.	Uhrzeit	8.00	12.30	18.30	22.30			Bemerkungen:
Di.	BE	4	3	3				mittags
2.	Blutzucker	120	110	120	140			nur 3 BE!
März	Normalinsulin	8	3	5				
	Verzögerungs-insulin							
Dat.	Uhrzeit	7.30	1300	18.00	23.00			Bemerkungen:
Mi.	BE	4	5	3				
3.	Blutzucker	110	100	120	120			
März	Normalinsulin	8	5	5				
	Verzögerungs-insulin							
Dat.	Uhrzeit	8.00	13.00	18.00	23.00			Bemerkungen:
Do.	BE	5	5	3				morgens
4.	Blutzucker	100	110	120	130			1 BE mehr!
März	Normalinsulin	10	5	5				
	Verzögerungs-insulin							

Beispiele

- **Einführung einer Spritze zum Schlafengehen**

Frau H. spritzt bisher nur schnell wirksames Insulin vor den Mahlzeiten. Dabei waren alle ihre gemessenen Blutzuckerwerte im guten Bereich.

Am Dienstag vor dem Frühstück misst sie einen Blutzucker von 160 mg/dl. Sie findet dafür keine Ursache und will die nächsten Tage abwarten. Am Mittwochmorgen ist der Nüchternblutzucker bei 170 mg/dl. Frau H. entscheidet sich, 1 Einheit schnell wirksames Insulin zusätzlich zu spritzen, um den Blutzucker zu senken. Vor dem Mittagessen ist der Blutzucker wieder im Normalbereich. Frau H. ist über die erhöhten Nüchternblutzucker etwas beunruhigt und entscheidet sich, nochmals dafür, einen Tag abzuwarten, dann aber mit ihrem Arzt Kontakt aufzunehmen. Am Donnerstag misst Frau H. wieder einen erhöhten Nüchternblutzucker von 170 mg/dl. Zunächst korrigiert sie diesen Wert wieder mit einer zusätzlichen Einheit schnell wirksamem Insulin. Vormittags nimmt sie Kontakt mit ihrem Arzt auf, der ihr die Empfehlung gibt, ab sofort vor dem Schlafengehen eine kleine Menge Verzögerungsinsulin zu spritzen. Frau H. beginnt mit 4 Einheiten Verzögerungsinsulin, die sie um ca. 23.00 Uhr spritzt. Am nächsten Morgen ist der Nüchternblutzucker wieder im Normalbereich bei 110 mg/dl.

Beispiele

Dat.	Uhrzeit	7.30	12.30	18.00	23.00			Bemerkungen:
Mo.	BE	5	4	5				
10.	Blutzucker	110	120	130	125			
März	Normalinsulin	10	4	8				
	Verzögerungs-insulin							

Dat.	Uhrzeit	8.00	12.00	18.00	22.30			Bemerkungen:
Di.	BE	5	4	5				Nüchtern-BZ
11.	Blutzucker	160	130	120	110			zu hoch!
März	Normalinsulin	10	4	8				
	Verzögerungs-insulin							

Dat.	Uhrzeit	7.30	12.00	18.30	22.30			Bemerkungen:
Mi.	BE	5	4	5				Nüchtern-BZ
12.	Blutzucker	170	130	110	120			zu hoch!
März	Normalinsulin	5+1	4	8				
	Verzögerungs-insulin							

Dat.	Uhrzeit	8.00	12.30	18.00	23.00			Bemerkungen:
Do.	BE	5	4	5				Arzt!
13.	Blutzucker	170	120	110	120			Verzögerungs-
März	Normalinsulin	5+1	4	8				insulin zur
	Verzögerungs-insulin				4			Nacht!!

Dat.	Uhrzeit	7.30	12.30	18.00	23.00			Bemerkungen:
Fr.	BE	5	4	5				
14.	Blutzucker	110	120	105	130			
März	Normalinsulin	5	4	8				
	Verzögerungs-insulin				4			

Dosisanpassung bei Radtour

Herr W. spritzt vor den Hauptmahlzeiten ein schnell wirkendes Insulin.

Für den 02. Mai ist eine ganztägige Radtour geplant. An diesem Tag reduziert Herr W. seine Insulindosis morgens, mittags und abends um ca. 50 %. Außerdem isst er zum Frühstück bei einem Nüchternblutzucker von 100 mg/dl eine zusätzliche BE, da es gleich nach dem Frühstück mit der Radtour losgeht. Zusätzlich hat Herr W. Traubenzucker und noch andere Sport-BE's eingepackt. Die Blutzuckerwerte während der Radtour sind alle im guten Bereich. Vor dem Schlafengehen, bei einem Blutzucker von 140 mg/dl, isst Herr W. noch eine zusätzliche BE, um einer Unterzuckerung in der Nacht vorzubeugen.

Dat.	Uhrzeit	7.00	12.30	18.00	23.00			Bemerkungen:
Mo.	BE	4	4	5				
1.	Blutzucker	110	100	130	135			
Mai	Normalinsulin	8	4	7				
	Verzögerungs-insulin							

Dat.	Uhrzeit	7.00	13.00	18.00	22.30			Bemerkungen:
Di.	BE	4 +1	4	5	+1			ganztägige Radtour
2.	Blutzucker	100	130	120	140			
Mai	Normalinsulin	4	2	3				
	Verzögerungs-insulin							

Dat.	Uhrzeit	7.30	12.30	17.30	23.00			Bemerkungen:
Mi.	BE	4	4	5				
3.	Blutzucker	120	100	130	125			
Mai	Normalinsulin	8	4	7				
	Verzögerungs-insulin							

Wenn der Zucker trotzdem steigt

Heute kann man alle Diabetesformen sehr gut behandeln. Wenn aber das Einstellungsziel nicht erreicht wird, obwohl eigentlich eine richtige und sachgemäße Therapie durchgeführt wird, was ist dann bei trotzdem steigenden Blutzucker- und HbA_{1c}-Werten zu tun?

Ursachenforschung betreiben

In einer solchen Situation ist ein Krankenhausaufenthalt wohl unvermeidbar, da nach den Ursachen dieser ständigen Stoffwechselverschlechterung gefahndet werden muss. Es gibt viele Gründe für eine sog. Insulinresistenz, d.h. für ein mangelndes Ansprechen auf körpereigenes oder injiziertes Insulin. Als weitaus häufigste Ursache hierfür ist das Übergewicht anzuführen. Auch spielen gelegentlich Infektionen oder selten die Erkrankung anderer Drüsen der inneren Sekretion eine Rolle. Durch geeignete Maßnahmen gelingt es im Allgemeinen fast immer, die Ansprechbarkeit auf das Insulin wiederherzustellen und die Stoffwechselsituation in den Griff zu bekommen. Die wichtigsten Ursachen für eine Stoffwechselentgleisung sind nachfolgend zusammengefasst. Vielleicht ist es einmal aufschlussreich, in der folgenden Tabelle nachzulesen.

Häufige Ursachen für einen Anstieg bzw. eine Verschlechterung der Blut- und Harnzuckerwerte

- Ernährungsfehler
- Spritzfehler (zu wenig Insulin oder Insulin vergessen!)
- Fehler bei der Tabletteneinnahme (Tabletten vergessen!)
- Bewegungsmangel
- Infekte oder andere Krankheiten
- Zunahme des Körpergewichts
- Hormonelle Umstellung (besonders in der Schwangerschaft, Pubertät, im Wachstum)
- Einwirkung anderer Medikamente (besonders von Kortisontabletten oder -spritzen)
- Veränderungen im Alltagsrhythmus (Wohnungswechsel, Arbeitsplatzwechsel, Reisen)
- Stress und Aufregung (wird meist überschätzt)
- Gegenregulation nach einer Unterzuckerung
- Noch nicht ausreichende Insulinbehandlung
- Fortschreiten des Diabetes (d.h. des Insulinmangels)

Der ständig steigende Blutzucker ist also mehr ein Warnzeichen, etwas zu unternehmen und den Patienten auf Zweiterkrankungen und Komplikationen oder andere Besonderheiten zu untersuchen, als voller Sorge anzunehmen, hier sei »nichts mehr zu machen«. Dass es besonders instabile Diabetesfälle und auch chronisch insulinresistente Zuckerkranke gibt, ist aber unbestritten.

Sofortmaßnahmen bei hohen Blutzuckerwerten

- Sofort Blutzucker messen (Fehlmessung ausschließen)
- Urinuntersuchung auf Azeton
- Vermehrt Flüssigkeit zuführen (Mineralwasser oder Tee)
- Medikamentöse Behandlung überprüfen
- Evtl. mit zusätzlichem Insulin den Blutzucker korrigieren
- Gegebenenfalls ärztliche Hilfe einholen

Gefährliche Stoffwechselentgleisung: Das diabetische Koma

Wann es gefährlich wird, d.h. wie sich akute Stoffwechselentgleisungen äußern, muss jeder Diabetiker wissen. Eigentlich sollte man die wichtigsten Erscheinungen auswendig lernen, die auf eine außer Kontrolle geratene Diabeteseinstellung hinweisen. Die Zeichen eines hohen Blutzuckers sind dabei andere als die, die bei einer Entgleisung des Diabetes oder aber beim diabetischen Koma auftreten.

Zeichen eines hohen Blutzuckers, einer Diabetesentgleisung und eines diabetischen Komas

Die Zeichen eines hohen Blutzuckers sind:

- Durst
- vermehrtes Wasserlassen
- Müdigkeit und Abgeschlagenheit

Die Zeichen einer längerfristigen Diabetesentgleisung sind:

- ungewollte Gewichtsabnahme
- Sehstörungen
- Wadenkrämpfe
- Nervenschmerzen in den Beinen
- Juckreiz
- hohe Infektneigung
- schlechte Wundheilung

Die Zeichen eines beginnenden diabetischen Komas sind:

- Übelkeit
- Erbrechen
- Bauchschmerzen
- Azeton in der Atemluft
- tiefe, schwere Atmung
- Blutzuckerwerte über 250 mg%, oft zwischen 400 bis 600 mg%
- im Urin findet sich neben einer massiven Zuckerausscheidung auch deutlich Azeton

Im Einzelfall können die Anzeichen ganz unterschiedlich sein und müssen keineswegs alle gleichzeitig auftreten.

Zu hoher Blutzucker

Durst und vermehrtes Wasserlassen fallen dem Patienten zuallererst auf. Diese Beschwerden können so ausgeprägt sein, dass der Betreffende nachts stündlich aufstehen muss, um seine Blase zu entleeren und Flüssigkeit zu sich zu nehmen. Außerdem fühlt sich ein »überzuckerter« Diabetiker gleichzeitig fast immer müde und abgeschlagen. Die chronische Entgleisung kündigt sich dann mit einer scheinbar unerklärlichen Gewichtsabnahme an. Besonders jugendliche Zuckerkranke verlieren merklich an Gewicht. Niemand hat bisher die Situation anschaulicher geschildert als die Ärzte im Altertum: »Fleisch und Bein schmelzen zu Urin zusammen. Die Flut ist nicht zu stoppen, als ob eine Wasserleitung geöffnet worden wäre. Der Durst ist unstillbar.« Wer solch akute Beschwerden an sich bemerkt, muss umgehend seinen Arzt aufsuchen.

Liegt über einen längeren Zeitraum eine schlechte Blutzuckereinstellung vor (Blutzucker im Mittel um 250 mg/dl), kann sich der Körper an diese schädlichen hohen Werte gewöhnen, d. h. die Symptome eines hohen Blutzuckers werden dann erst bei sehr hohen Blutzuckerwerten wahrgenommen.

Entgleister Diabetes

Die Zeichen eines entgleisten Diabetes sind unschwer aus den ablaufenden Stoffwechselstörungen abzuleiten. Wenn die Höhe des Blutzuckers die Nierenschwelle überschreitet (s. S. 34), erscheint Zucker im Urin. Natürlich kann der Zucker nicht in der uns bekannten kristallinen Form ausgeschieden werden, auch wenn die nächste Abbildung sehr anschaulich darstellt, welche Mengen mitunter bei schwer entgleister Stoffwechsellage ausgeschieden werden, sondern er muss in Wasser gelöst sein, damit er die Niere passieren kann. Wird viel Harnzucker ausgeschieden, also bei einer entgleisten Stoffwechsellage, verliert der Körper dabei beträchtliche Mengen an Flüssigkeit. Das Durstgefühl steigt. Aber auch vieles Trinken kann auf die Dauer nicht verhindern, dass der Körper austrocknet, dass im Harn sowohl Zucker (als Energielieferant für den Organismus) als auch wichtige Mineralsalze verloren gehen. Dieses Defizit an Flüssigkeit, Energie und Salzen macht müde; die Körperreserven werden angegriffen, es kommt zur Gewichtsabnahme.

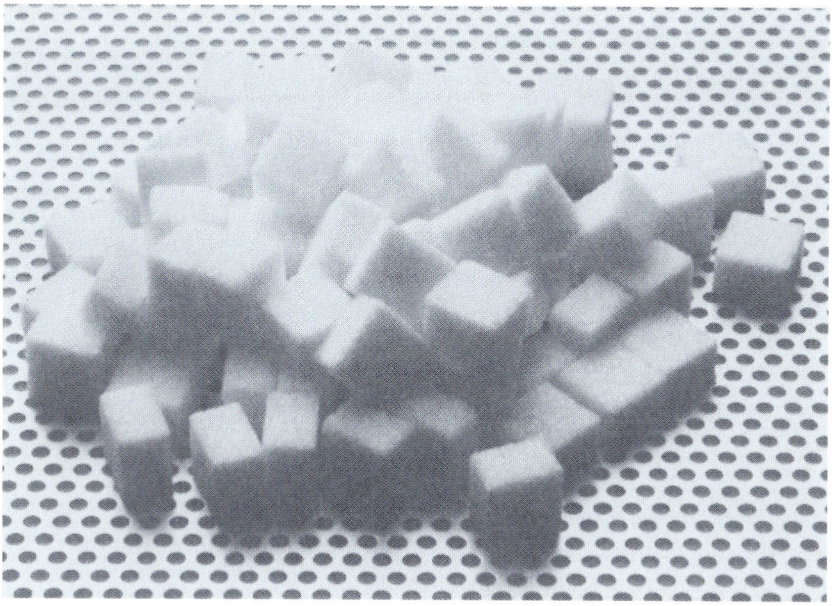

Diese Menge Würfelzucker entspricht einer Zuckerausscheidung von 250 g innerhalb von 24 Stunden.

Diabetisches Koma

Die Stoffwechselentgleisung kann bis zum diabetischen Koma fortschreiten. Koma bedeutet ganz allgemein Bewusstlosigkeit, im Fall eines diabetischen Komas Bewusstlosigkeit infolge Austrocknung und Übersäuerung des Bluts und der Gewebe. Man kann diesen Zustand mit einem absoluten Insulinmangel gleichsetzen. Dabei ist wichtig, dass Insulin nicht nur im Zucker-, sondern auch im Fettstoffwechsel regulierend eingreift. Die Hemmung auf den Fettabbau fällt weg, der Körper wird mit Fettsäuren überschwemmt, die in dieser Situation größtenteils nur unvollständig zu sauren Vorstufen des Azetons verbrannt werden können. So ist zu erklären, warum der Organismus übersäuert wird und weshalb sich ein drohendes Koma durch eine ausgeprägte Azetonausscheidung im Harn und in der Atemluft ankündigt. Dieser Zustand wird auch als Ketoazidose bezeichnet. Was zu tun ist, zeigt Ihnen das Schema auf S. 184.

Es kann lebensrettend sein, die Zeichen des beginnenden diabetischen Komas zu kennen. Zu den Erscheinungen des entgleisten Diabetes mit Durst, vermehrtem Wasserlassen, Müdigkeit und evtl. Gewichtsabnahme

Richtig handeln bei einer Stoffwechselentgleisung (Ketoazidose)

Bei Übelkeit, Erbrechen, Bauchschmerzen u./o. Blutzucker über 240 mg/dl

↓

① Azeton im Urin testen

Azeton ++ bis +++

↓

② Arzt informieren → ③ Holen Sie sich Hilfe, Sie dürfen nicht einschlafen

↓

④ Sofort 20 % der gesamten Tagesinsulindosis in Form von Normalinsulin/Insulin lispro oder Aspart spritzen, viel Wasser trinken, nach 2 Std. den Blutzucker messen

↓

Blutzucker erneut über 240 mg/dl und Azeton ++/+++

↓

Erneut 20 % der gesamten Tagesinsulinmenge in Form von Normalinsulin/Insulin lispro oder Aspart spritzen, viel Wasser trinken, nach 2 Std. den Blutzucker messen

↓

Blutzucker unter 240 mg/dl und Azeton ++/+++

↓

⑤ 10 % der gesamten Tagesinsulinmenge in Form von Normalinsulin/Insulin lispro oder Aspart spritzen, viel Wasser trinken, nach 2 Std. den Blutzucker messen

↓

Blutzucker unter 180 mg/dl und Azeton O/+

↓

⑥ Jetzt kein zusätzliches Insulin mehr spritzen, weiter viel Wasser trinken, 2 BE essen (günstig ist Banane), da der Blutzucker noch weiter absinkt → Hypoglykämiegefahr

kein Azeton im Urin

↓

② Blutzuckerkorrektur wie üblich 4 Std. nach der letzten Insulingabe

Zusätzlich:
- trinken Sie viel → ca. 1 Liter pro Stunde
- vermeiden Sie jegliche körperliche Anstrengung

gesellen sich noch Übelkeit, Erbrechen und Bauchschmerzen hinzu. Gerade das letzte Symptom hat schon oft zu Missdeutungen geführt, d. h. ein drohendes Diabeteskoma wurde fälschlich als Darminfekt, Lebensmittelvergiftung oder Blinddarmreizung angesehen. Der Geruch nach Azeton in der Atemluft – vergleichbar dem Geruch von faulen Äpfeln oder Nagellack – wird vom Patienten selbst meist nicht wahrgenommen.

Koma-Warnsymptome beachten

Alle im Kasten beschriebenen Erscheinungen sind, gleichgültig ob leicht oder schwer, als Vorboten und als Warnung anzusehen. Droht ein Koma, gehört der Patient umgehend ins Krankenhaus. Jeder Diabetiker kann in ein diabetisches Koma geraten, das auch heute noch lebensgefährlich ist. Nicht nur jugendliche Diabetiker (Typ-1-Diabetiker), sondern auch Zuckerkranke vom Erwachsenentyp (Typ-2) können davon betroffen sein. Jeder muss daher Vorsorge treiben.

Die beste Versorgemaßnahme, um Stoffwechselentgleisungen oder gar ein diabetisches Koma frühzeitig zu erkennen, ist die häusliche Selbstkontrolle von Blutzucker und Harnazeton durch den Patienten. Wie das im Einzelnen vor sich geht, wird in einem gesonderten Kapitel besprochen (S. 121 ff.). Gleichzeitig wird der Patient dadurch in die Lage versetzt, in Absprache mit dem Arzt notwendige Korrekturen an seiner Diabeteseinstellung vorzunehmen. Typ-1-Diabetiker müssen auf jeden Fall die richtigen Behandlungsmaßnahmen im Notfall kennen.

Insulinpumpen

Die Möglichkeit einer Behandlung mit Hilfe einer Insulininfusionspumpe – kurz Insulinpumpe – wurde schon mehrfach erwähnt. Solche Geräte sind mit immer neuen technischen Verfeinerungen mittlerweile seit mehr als 25 Jahren im praktischen Einsatz. Auch in der über 9 Jahre laufenden DCCT-Studie in den USA, mit der die Effekte einer guten Diabeteseinstellung eindeutig bewiesen wurden, hat die Anwendung von Insulinpumpen im Rahmen der intensivierten Insulintherapie eine große Rolle gespielt. Heute ist die Behandlung mit Hilfe einer Insulinpumpe eine fest etablierte und weit verbreitete Form einer intensivierten Insulintherapie.

Insulinpumpen befinden sich gewaltig im Vormarsch. In Deutschland wenden sie schon mehr als 20 000 Menschen mit Diabetes (vornehmlich Typ-1-Diabetiker) an.

Die Abbildung auf der nächsten Seite zeigt die derzeitige Generation der tragbaren Insulininfusionsgeräte, der »Insulinpumpen«. Für viele Patienten bedeutet die Verwendung der programmierbaren Pumpen einen echten Fortschritt, weil sich das Insulin damit wesentlich feiner und funktioneller dosieren lässt, auch wenn diese Geräte nach wie vor nicht »denken« und den Blutzucker messen können und der Diabetiker selbst diesen Part übernehmen muss. FIT kann man deshalb auch als funktionelle Insulin-Therapie übersetzen, die einem fast jegliche Aktivität erlaubt.

Für die Insulindosierung gelten demnach die gleichen Regeln in Bezug auf Mahlzeiten-, Korrektur- und Basalinsulin, wie sie im Kapitel »Die intensivierte Insulintherapie des Typ-1-Diabetikers« ab S. 131 ausführlich abgehandelt wurden. Einziger Unterschied ist, dass in den Insulinpumpen nur Normalinsuline, z.B. H-Tronin oder das besonders schnell wirksame Humalog bzw. Novo Rapid, verwendet werden und auch die Basalinsulinwirkung über eine kontinuierliche Infusion dieser Insuline (»Basalrate«) zustande kommt. Nachfolgend sollen daher vor allem Fragen beantwortet werden, wie sie von Noch-nicht-Pumpenträgern gestellt werden:

1. Was ist und wie funktioniert eine Insulinpumpe?
2. Was ist das Besondere an der Pumpenbehandlung?
3. Ist die Behandlung gefährlich, welche Komplikationen können auftreten?

4. Was muss ich selbst bei dieser Behandlung tun, was kann ich von der Behandlung erwarten?
5. Wer kommt für eine Behandlung mit Insulinpumpen in Frage?
6. Was ist auf diesem Gebiet in naher Zukunft an Neuentwicklungen zu erwarten?

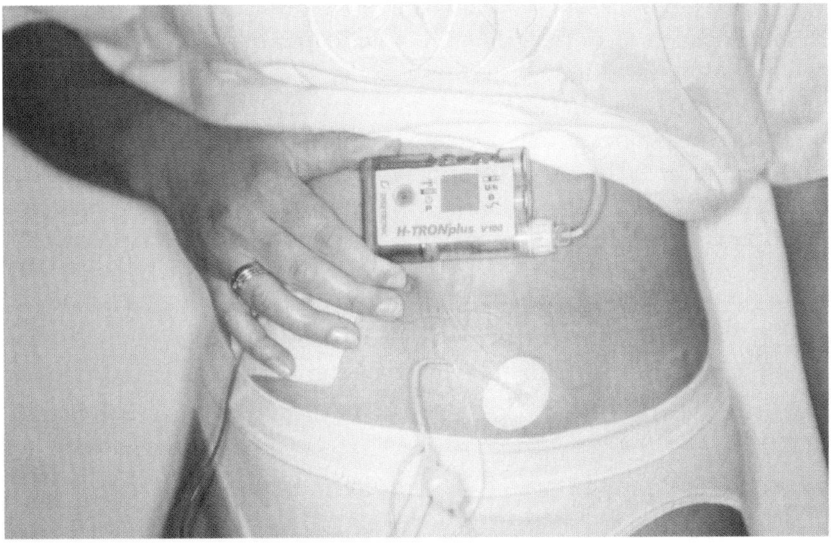

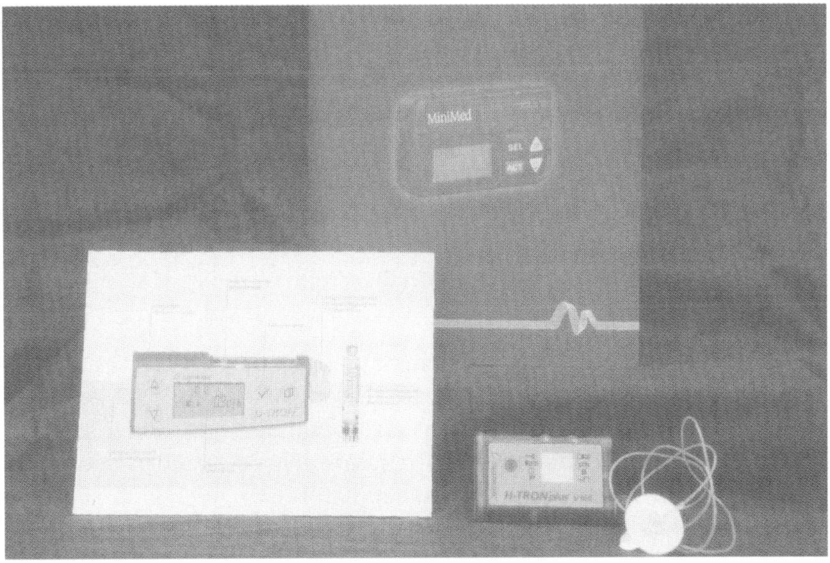

Kollektion von tragbaren Insulinpumpen.

Was ist und wie funktioniert eine Insulinpumpe?

Die derzeit in der ambulanten Behandlung von Diabetikern gebräuchlichen »Pumpen« (s. Abbildung vorherige Seite) werden am einfachsten als batteriebetriebene, elektronisch gesteuerte Präzisionsgeräte beschrieben, mit deren Hilfe versucht wird, das Insulin bedarfsgerechter über den Tag zu verteilen. Auf diesem Weg soll eine Verbesserung der Diabeteseinstellung erreicht werden. Über einen dünnen Plastikschlauch mit einer eingeschweißten Nadel gelangt das Insulin wie beim Spritzen in das Unterhautfettgewebe. Die Nadel kann vom Patienten, z. B. beim Schwimmen oder Duschen, entfernt und anschließend neu platziert werden. Eine Insulinpatrone enthält je nach Insulinkonzentration zwischen 126 I.E. (U 40) und 315 I.E. (U 100) Normalinsulin (z. B. H-Tronin 100). Humalog und Novo Rapid stehen auch in der Pumpe nur als U-100-Insulin zur Verfügung. Alle besitzen bestimmte Alarmeinrichtungen, z.B. wenn der Katheter verstopft oder die Batterie nicht ausreichend geladen sein sollte. Auch gegen eine nicht gewollte Insulinabgabe ist der Patient geschützt. Je nach Elektronik haben diese Insulinpumpen auch unterschiedliche Preise, die sich bei ca. 6 000,– DM pro Gerät bewegen.

Was ist das Besondere an der Pumpenbehandlung?

Im Gegensatz zur Spritzentherapie, wo ein spezielles Basalinsulin, z. B. Glargin oder ein NPH-Verzögerungsinsulin, den Grundbedarf abdeckt, wird bei der Pumpenbehandlung – wie bereits erwähnt – auch dieser basale Insulinbedarf durch die kontinuierliche Infusion von Normalinsulin (d. h. die Basalrate) erreicht. Im englischen Sprachgebrauch bezeichnet man die Pumpentherapie auch als CSII, d. h. kontinuierliche subkutane Insulininfusion. Es hat sich in den vergangenen Jahren gezeigt, dass dieser Grundbedarf bei den Patienten sehr verschieden ist und tageszeitlichen Schwankungen (z. B. Tag und Nacht) unterliegt, so dass mit Hilfe der Elektronik verschiedene Basalraten eingestellt werden müssen. Sie liegen im Durchschnitt zwischen 0,3 und 1,6 E Insulin/Std.

Das Mahlzeiteninsulin wird unter Einhalten der Regeln für den Spritz-Ess-Abstand per Knopfdruck als Insulinzusatzrate, auch Bolus genannt, abgerufen. Damit kann der Patient also besonders gut den Zeitpunkt seiner Mahlzeit bestimmen, er kann Mahlzeiten verschieben oder auch ausfallen lassen, braucht keine Zwischenmahlzeiten. Auch einmal länger schlafen ist kein Problem.

Zusammenfassend gesagt ist also die Pumpe nichts anderes als ein Insulindosiergerät, mit dem der Diabetiker die Insulinzufuhr unschwer auf seinen ganz persönlichen Bedarf abstimmen kann. Allerdings muss das Gerät Tag und Nacht getragen werden, eine »vollautomatische« Regelung des Blutzuckers und der Insulinzufuhr mit Hilfe einer gleichzeitigen kontinuierlichen Blutzuckermessung (Schlagwort: Zuckerfühler) ist noch nicht möglich. Es wird aber seit längerem daran gearbeitet.

Ist die Behandlung gefährlich? Welche Komplikationen können auftreten?

Die Behandlung mit einer Insulinpumpe ist nicht gefährlicher als die mit Spritzen. In beiden Fällen können in der Bemühung um eine möglichst gute Stoffwechseleinstellung Unterzuckerreaktionen auftreten, die jedoch durch eine sorgfältige Festlegung der Basalrate und Beachtung der Regeln für Mahlzeiten- und Korrekturinsulin weitgehend verhindert werden können. Sehr selten sind technische Fehler als Ursache von Entgleisungen möglich.

Im Gegensatz zum Insulinspritzen kommt es beim Herausrutschen der Nadel oder des Katheters (was eine Unterbrechung der Insulinzufuhr bedeutet) aber zu einem sehr raschen Blutzuckeranstieg, zu einer hyperglykämischen Entgleisung, da der Pumpenpatient nur ein sehr kleines Insulindepot unter der Haut hat. Dies tritt relativ selten auf und kann vom Patienten schnell durch kleine zusätzliche Insulingaben ausgeglichen werden.

Bei einigen Patienten kann es zu Hautreaktionen und Entzündungen an der Stelle der Metallnadel oder zu einer Pflasterallergie kommen, meist können diese Komplikationen jedoch durch Verwendung von Plastiknadeln bzw. eines anderen Pflasters beseitigt werden. Richtige Infektionen an der Einstichstelle sind relativ selten und treten meist bei zu langer Verweildauer der Nadeln auf.

Was muss ich selbst bei einer Behandlung mit einer Insulinpumpe tun? Was kann ich von der Behandlung erwarten?

In der obigen Beschreibung ist Ihnen wahrscheinlich aufgefallen, dass nirgends von einer automatischen Messung des Blutzuckers die Rede ist. Ein solches Gerät ist tatsächlich noch nicht verfügbar, der Patient muss deshalb täglich selbst regelmäßige Blutzuckerkontrollen (mindestens 4 pro Tag) durchführen. Ganz besondere Bedeutung hat auch die rechtzeitige Azetonmessung im Urin (s. S. 126).

Die Pumpe muss zwar im Prinzip Tag und Nacht getragen werden, kann aber für ca. 2 Stunden abgelegt werden (z. B. beim Turnen, Sport, Schwimmen, Sex). Für manche stellt das eine Behinderung dar, nicht zuletzt auch deshalb, weil man mehr oder weniger sichtbar über 24 Stunden am Tag an den Diabetes erinnert wird.

Nicht in jedem Fall gelingt es, die gewünschte »normoglykämische« Einstellung (also mit normalen Blutzuckerwerten) zu erreichen. Es lässt sich jedoch grundsätzlich feststellen, dass dies mit Hilfe der Insulinpumpen wesentlich einfacher möglich ist.

Wer kommt für die Behandlung mit Insulinpumpen in Frage?

Vorweg ist zu sagen, dass Patienten, die eine regelmäßige Selbstkontrolle ablehnen und nicht an einer Mitarbeit für eine strikte Stoffwechselführung interessiert sind, auch nicht für eine Behandlung mit Insulinpumpen geeignet sind. Positiv ausgedrückt, kommen alle diejenigen in Frage, die bereits eine intensivierte Insulintherapie durchführen, jedoch eine weitere Verbesserung der Blutzuckereinstellung und noch mehr Flexibilität wünschen. Besonders profitieren können Menschen mit unregelmäßigem Tagesablauf sowie Diabetiker mit ausgeprägtem Dawn-Phänomen (Unterzuckerung am frühen Morgen). In letzterem Fall kann man durch die programmierte Hochregulierung der Basalrate während des Schlafs, z. B. um 3 Uhr morgens, praktisch einen normalen Nüchternblutzucker erreichen.

Kommt für mich persönlich eine Pumpentherapie in Frage?

Wenn Sie daran denken, eine Pumpentherapie zu beginnen, sollten Sie sich über folgende Punkte im Klaren sein:

- Insulinpumpen sind kein Allheilmittel für Diabetiker. Sie können einerseits die Behandlung erleichtern, erfordern aber andererseits eine Menge Mitarbeit und Selbstverantwortung vom Patienten.
- Sie sollten die Grundprinzipien der Selbstkontrolle und Insulindosisanpassung bei intensivierter Insulinbehandlung bereits vorher beherrschen.
- Ein lang dauernde Stoffwechselverbesserung wird mit den zur Verfügung stehenden Pumpen auf sicherem Wege nur dann erreicht, wenn neben der Motivation und eigenverantwortlichen Mitarbeit des Patienten folgende Bedingungen gegeben sind:

- Behandlung durch ein in dieser Therapie erfahrenes Team mit der Möglichkeit einer Notfallbehandlung.
- Sorgfältiges Training in Programmierung, Bedienung und Handhabung der Pumpe im Rahmen eines Trainingsprogrammes.
- Regelmäßige Blutzucker-Selbstkontrollen mit Protokollierung sowie ggf. Harn-Azetonmessungen.

Sind Insulinpumpen alltagstauglich?

- Sie sind nicht unbedingt von der Pumpe abhängig. Die Anwendung kann jederzeit unterbrochen und durch eine intensivierte Insulintherapie mit Spritzen fortgeführt werden. Die »Pumpenpause« kann wenige Stunden oder auch Tage und Wochen dauern. Pumpe und Spritzen können sich sinnvoll ergänzen.
- Die meisten Sportarten sind erlaubt – bis hin zum Leistungssport –, ohne dass die Pumpe abgelegt werden muss. Bei Bedarf kann die einprogrammierte Basalrate für ein paar Stunden gesenkt werden, ohne dass das Programm der Basalrate geändert werden muss.
- Einige Pumpenmodelle sind wasserdicht und können auch beim Duschen und Baden getragen werden.
- Beim Schlafen liegt die Pumpe neben dem Schlafenden oder wird locker mit dem Tragegurt befestigt.
- Wenn Sie verreisen, sollten Sie sich das Attest für Pumpenträger von Ihrem Arzt ausfüllen lassen und stets bei sich tragen (s. S. 322).

Was ist auf diesem Gebiet in naher oder ferner Zukunft an Neuerungen zu erwarten?

Die neuen, wesentlich verkleinerten und mit einer ausgefeilten Elektronik versehenen, äußerlich tragbaren Pumpen werden in den nächsten 2 bis 3 Jahren wohl kaum noch wesentlich verändert werden. Eine Hilfe wäre durch sog. Glukose-Sensoren (»Blutzucker-Uhr«, »Zuckerfühler«) zu erwarten, die, möglicherweise ins Unterhautfettgewebe eingepflanzt, die zum Teil lästigen Blutzucker-Selbstkontrollen mit Teststreifen ersetzen könnten. Von einer völlig automatischen Blutzuckerregelung sind wir jedoch noch weit entfernt. Als neue Entwicklung bahnt sich eine mögliche Implantation von Insulindosierungsgeräten an.

Zum Schluss ist zu sagen: Wie jede medizinische Behandlungsform unterliegt auch die Pumpenbehandlung einer ständigen Erneuerung und Verbesserung durch die Forschung.

Hoffnungen auf neue Möglichkeiten der Behandlung

Die letzten Kapitel haben Ihnen gezeigt, dass die heutigen Behandlungsmöglichkeiten eigentlich für alle Formen von Diabetes sehr gut sind. Dennoch ist es nur allzu verständlich, wenn immer wieder gefragt wird: Geht es nicht noch einfacher, lässt sich Diabetes nicht verhindern, heilen oder zumindest so »automatisch« behandeln, dass er im Alltag kein Problem mehr darstellt? Die wichtigsten Hoffnungsgebiete für zukünftige Entwicklungen von neuen Technologien und Methoden sind nachfolgend dargestellt.

Der Traum von der künstlichen B-Zelle

Angesichts der überragenden Bedeutung einer guten Blutzuckereinstellung war es schon lange der Wunsch von Diabetikern und Diabetesärzten, das defekte Arbeitsprinzip der Insulin abgebenden B-Zellen in der Bauchspeicheldrüse künstlich zu ersetzen – die Idee einer künstlichen B-Zelle war geboren. Das Konzept einer B-Zelle mit ihren drei Teilen (Bildung des Insulins, Verpackung und Speicherung) wurde in der Abbildung auf Seite 33 gezeigt.

Ob wir hier mehr als 75 Jahre nach der Entdeckung des Insulins vor einer neuen medizinischen Großtat in der Diabetestherapie stehen, lässt sich derzeit nicht absehen. Immerhin laufen entsprechende Experimente schon über 30 Jahre! Besonders die Schaffung eines über Jahre zuverlässig messenden Blutzuckerfühlers ist das Problem (s. u.).

Wunschvorstellung »Blutzuckerfühler«

Wie viel angenehmer könnte das Diabetikerleben sein, wenn ein kleiner, z. B. am Handgelenk zu tragender Anzeiger – eine Art Blutzuckeruhr – fortlaufend für die Übermittlung des Blutzuckers sorgen würde. Man könnte dann viel einfacher mit dem Essen, dem Insulin oder der körperlichen Betätigung reagieren. Solche Ansätze haben die Forscher u. a. mit der »Ulmer Zuckeruhr« verfolgt – leider noch nicht mit dem gewünschten durchschlagenden Erfolg. Hauptproblem ist, dass die Messempfindlichkeit des Blutzuckerfühlers binnen Stunden nachlässt und zudem durch eine Reihe weiterer Einflüsse gestört werden kann. Eine verlässliche Steuerung der Insulinbehandlung lässt sich damit noch keineswegs erreichen, schon gar nicht ist beim Stand der jetzigen Möglichkeiten an die Verwirklichung einer automatisierten, selbstfunktionierenden B-Zelle, einer echten künstlichen Bauchspeicheldrüse zu denken.

Dennoch scheint jetzt mit der Mikrodialysetechnik, bei der die Spitze des Blutzuckerfühlers gespült wird, die Entwicklung so weit gediehen zu sein, dass der Blutzucker fortwährend über zwei bis drei Tage – allerdings unter Überwachung in der Klinik – gemessen werden kann, ähnlich wie in den Anfängen der 24-Stunden-Blutdruck- oder auch -EKG-Messung. Die Abbildung zeigt den verfügbaren Minimed-Sensor, der ebenfalls Messungen bis zu 72 Stunden erlaubt.

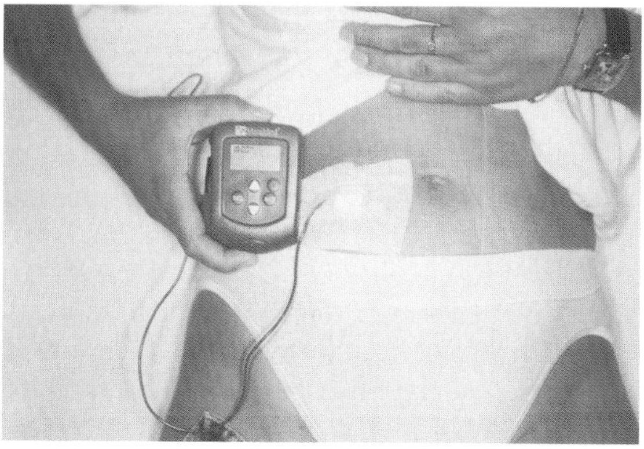

Glukose-Sensor (Minimed)

Mit dieser neuen Technologie lassen sich viel besser und schneller erfolgreiche Therapiekonzepte entwickeln, selbst bei Diabetikern ohne Insulinbehandlung, und Krankenhausaufenthalte abkürzen bzw. zukünftig vermeiden.

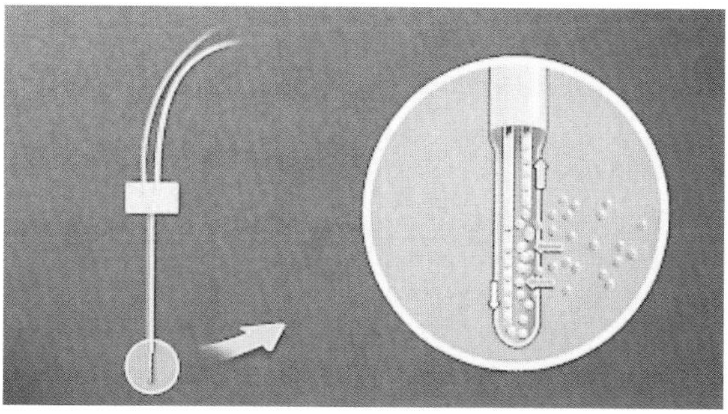

Glukosefühler mit Mikrodialyse-Nadel (auf der rechten Seite ist eine Vergrößerung der Nadelspitze zu sehen).

Berechtigterweise gehen die Wünsche aber weiter, z.B. in Richtung unblutige Blutzuckermessung. Prinzipiell gelingt das durch Lichtspektrenmessung im nahen Infrarotbereich. Mehrere methodische Ansätze befinden sich in experimenteller Erprobung, verschiedentlich wurde sogar schon die Markteinführung als unmittelbar bevorstehend angekündigt. Leider sind alle Methoden noch viel zu störanfällig, als dass man verlässlich etwas damit anfangen könnte, und den euphorischen Vorhersagen sind immer noch bittere Enttäuschungen gefolgt. Es wäre zu schön, wenn es doch gelingen sollte.

Wie weit ist man mit der Verpflanzung von Langerhansschen Inseln?

Im Tierversuch ist es relativ einfach möglich, durch die Übertragung isolierter Langerhansscher Inseln, die das Insulin bilden, einen Diabetes nachhaltig zu heilen. Die Anwendung solcher Behandlungsversuche auf den Menschen macht seit Jahren allerdings nur langsam Fortschritte. Schwierig sind die Probleme der Abstoßung der verpflanzten Gewebe (es sei denn, man setzt starke, aber nebenwirkungsträchtige Medikamente ein) und die Fragen eines Langzeitüberlebens der übertragenen Inseln. Erst ein im Jahr 2000 vorgestelltes neues Verfahren aus Edmonton, Kanada, hat den Hoffnungen neuen Auftrieb gegeben. Damit waren alle 12 transplantierten Langzeit-Typ-1-Diabetiker ein Jahr nach den meist mehrfach notwendigen Insel-Verpflanzungen »insulinfrei«, d.h. sie mussten kein Insulin spritzen. Mit einer in Gießen entwickelten Methode konnte bisher bei einem Drittel der Patienten, denen eine neue Niere eingepflanzt werden musste, »Insulinfreiheit« erreicht werden, trotz der notwendigen Behandlung mit Blutzucker steigernden Medikamenten zur Verhinderung von Abstoßungsreaktionen an der neuen Niere und den Inseln. Bei beiden Verfahren werden mittels eines Katheters ca. 1 Million Inseln in die Leber eingebracht. Natürlich handelt es sich dabei immer noch um eine experimentelle Therapie für »Spezialfälle«. Interessant sind auch seit einiger Zeit laufende Tierexperimente, bei denen die Inseln in Kunststoffhüllen gleichsam »verkapselt« werden. Damit will man die Abstoßung umgehen, ohne dass die Wirkung des Insulins, das die Umhüllung passieren kann, beeinträchtigt wird.

Die gleichzeitige Verpflanzung von Niere und Bauspeicheldrüse

Auftrieb bekommen hat in den letzten Jahren die gleichzeitige Verpflanzung einer Niere und eines Teils der Bauchspeicheldrüse, sozusagen als Standardverfahren, wenn eine Nierenverpflanzung erforderlich wird. An größeren Klinikzentren kann man damit rechnen, dass ein Jahr nach Verpflanzung die Niere in über 90 Prozent und die Bauchspeicheldrüse immerhin bei mehr als jedem zweiten Patienten noch funktioniert. Natürlich ist der Aufwand riesig; Zielgruppe sind jüngere Diabetiker mit einer fortgeschrittenen Nierenschwäche, die sonst einer regelmäßigen »Blutwäsche« (medizinisch nennt man das Dialyse) unterzogen werden müssten. In diesem Fall wird man auch in Kauf nehmen, dass die schon

Das Geschäft mit dem Diabetes

Dieses Thema ist zu traurig, als dass wir zu viel darüber schreiben sollten. Wir wollen es kurz und bündig machen: Der Diabetiker ist für Geschäftemacher ein interessanter Patient. Geht es doch darum, einem Menschen, der sich ein Leben lang mit einer Krankheit auseinander setzen, eine bestimmte Kost einhalten und ständig Medikamente einnehmen bzw. Insulin spritzen muss, etwas aufzuschwatzen, was ihm scheinbar Annehmlichkeiten bringt. So setzen die Geschäftemacher den Hebel dort an, wo der Diabetiker am ehesten verletzlich ist. Dies trifft zunächst auf die Diät zu, die mancher Patient nur ungern einhalten will, sowie auf die Medikamente, die er möglichst nicht nehmen möchte.

Immer wieder finden sich in der Presse Berichte und Anzeigen von Scharlatanen, die über Diabetikertee, Blütenpollen, zerstampfte Eierschalen, über elektronische Ströme, Akupunktur, Bauchspeicheldrüsenextrakte, obskure pflanzliche Präparate und Ähnliches berichten, um dem Diabetiker »die Diät, das Insulinspritzen und die schädlichen Tabletten« zu ersparen.

Wenn der Diabetiker so etwas liest, sollte er äußerst vorsichtig sein. Er soll sich immer von dem Gedanken leiten lassen, dass sein behandelnder Arzt ihm sicherlich dieses »wunderbare« neue Medikament oder die »einzigartige« Behandlungsmethode nicht vorenthalten würde, wenn damit der Diabetes auf so einfache Weise zu beeinflussen oder sogar zu »heilen« wäre. Warum sollte sich der Arzt mit einer Diätberatung oder mit einem Schulungskurs für das Insulinspritzen Mühe machen, wenn es doch ein Pflanzenwässerchen oder eine den Diabetes angeblich heilende Spezialkost gibt, die die ganzen Probleme mit einem Schlag lösen?

erwähnten Medikamente verabreicht werden müssen, welche die Abstoßung der verpflanzten Organe verhindern. Viele der erfolgreich behandelten Diabetiker können dann wieder ein weitgehend normales Leben führen – und das ohne Insulinspritze! Nur in extrem seltenen Fällen hat man sich bisher zu einer alleinigen Verpflanzung der Bauchspeicheldrüse entschließen können, mit allen Belastungen, die eine solche Operation mit sich bringt.

Kann das Immunsystem beeinflusst werden?

Angesichts der Tatsache, dass es sich beim Typ-1-Diabetes um eine Autoimmunkrankheit handelt, verwundert es heute niemanden mehr, dass das Immunsystem unterdrückende Medikamente, allen voran das Ciclosporin A, den Typ-1-Diabetes auch bei Ausbruch noch abschwächen können. Leider sind solche Erfolge nur kurzlebig und vorübergehend, und die Anwendung von das Immunsystem unterdrückenden Medikamenten mit ihren potenziellen Nebenwirkungen ist natürlich keine Lösung. Die Verfügbarkeit der Diabetes-Antikörper-Tests und die darauf basierende Vorhersagbarkeit eines Typ-1-Diabetes bei besonders gefährdeten Menschen hat aber zu experimentellen Strategien geführt, das endgültige Ausbrechen des Diabetes im Stadium des Prädiabetes (d.h. einer Vorstufe des Diabetes) zu verhindern.

Zwei Wege wurden vor allem beschritten:

- die versuchsweise Behandlung mit dem Vitaminabkömmling Nikotinamid,
- die frühe (und vorübergehende) Anwendung von Insulin.

Leider musste die groß angelegte deutsche Nikotinamidstudie (DENIS) wegen erwiesener Unwirksamkeit abgebrochen werden, eine europäische Studie läuft noch. Wirkungsvoller scheinen die verschiedenen Versuche einer vorübergehenden Insulintherapie zur Desensibilisierung und Ruhigstellung der Insulin produzierenden B-Zellen in der Bauchspeicheldrüse zu sein, die damit weniger angreifbar durch das fehlgesteuerte Immunsystem werden sollen. Hier wurden generell positive Effekte gesehen, das Auftreten eines Typ-1-Diabetes wurde aber nicht in jedem Fall verhindert. In Amerika versucht DPT 1 (Projekt zur Prävention des Typ-1-Diabetes) unter Einbeziehung von mehreren hundert Prä-Typ-1-Diabetikern die Frage der Wirksamkeit einer frühen Anwendung von Insulin (z.T. auch als Nasenspray) weiter abzuklären. Konzeptionell gehen die Hoffnungen aber noch weiter in Richtung einer Art Impfung mit Insulin. Wird das der ultimative Weg werden?

Hypoglykämie: Wenn der Zucker zu tief absinkt

Jeder Diabetiker, der mit Insulin oder mit Sulfonylharnstoff-Tabletten behandelt wird, kann eine Unterzuckerung bekommen. Der Arzt soll den Diabetiker zwar mit wenig Fremdwörtern belasten, aber neben dem Wort »Diabetes« sollte der Patient auch den Begriff der Hypoglykämie, der Unterzuckerung, kennen. Viele Diabetiker sprechen ja geradezu von ihren »Hypos«, wenn sie Reaktionen dieser Art nach Insulininjektion meinen.

Die häufigsten Ursachen für eine Unterzuckerung sind unten zusammengefasst. Auch an anderen Stellen dieses Buches wird immer wieder auf Hypoglykämien eingegangen. Lassen Sie sich aber durch gelegentliche leichte Unterzuckerungen nicht von einer guten Diabeteseinstellung abhalten! Leichte Hypoglykämien gehören speziell bei Insulin spritzenden Patienten zum Diabetesalltag. Schwere Hypoglykämien mit Bewusstlosigkeit sollten jedoch möglichst vermieden werden. Einer Hypoglykämie vorzubeugen, ist also eine wichtige Aufgabe der guten Diabetesbehandlung.

Häufige Ursachen für eine Unterzuckerung

- Auslassen einer Mahlzeit oder zu geringe oder verspätete Kohlenhydrat-(BE-)Zufuhr
- Außergewöhnliche körperliche Bewegung (die Hypoglykämie kann auch erst hinterher auftreten)
- Aus Versehen zu viel Insulin gespritzt
- Überdosis an Blutzucker senkenden Tabletten
- Gesunkener Insulinbedarf des Körpers (z. B. bei Gewichtsabnahme oder bei »Remission« eines Typ-1-Diabetes zu Beginn der Erkrankung)
- Alkohol (kann sich unter Umständen erst am nächsten Morgen bemerkbar machen)
- Erbrechen oder Durchfall

Blutzucker unter 50 mg%: Hypoglykämie

Wenn der Blutzucker unter 50 mg% absinkt, spricht man von einer Hypoglykämie. Dabei müssen noch keine Beschwerden auftreten; sie werden in der Regel erst bei Werten unterhalb 40 mg% beobachtet. Die Erscheinungen bei einem hypoglykämischen Schock sind vielschichtig, sie laufen bei jedem Patienten etwas unterschiedlich und meist nach einem persönlichen Muster ab. Die Auswirkungen von hormonellen Gegenreaktionen, psychischen Veränderungen und nervlichen Ausfallerscheinungen entwickeln sich oft nebeneinander. Die Zeichen einer leichten bzw. einer schweren Unterzuckerung zeigen die Erste-Hilfe-Seiten 204 und 205. Jeder Diabetiker hat etwas andere Anzeichen und diese können sich auch im Laufe der Zeit, bei neuer Therapie oder je nach Ursache ändern.

Zeichen einer leichten Unterzuckerung

Zeichen einer leichten Unterzuckerung sind teilweise hervorgerufen durch die Hormone der Gegenregulation und durch Zuckermangel im Gehirn.

Hormonelle Gegenregulation

Blässe
Schwitzen
Zittrigkeit
Herzklopfen
Angst und Druckgefühl

Zuckermangel im Gehirn

Kribbeln
Pelzigkeitsgefühl um den Mund
Kopfschmerzen
Heißhunger
Nervosität
»komische Gedanken«
weiche Knie

Zeichen einer schweren Unterzuckerung

Sie werden durch zu wenig Zucker im Gehirn hervorgerufen:
Konzentrationsstörungen
Sprachstörungen
Sehstörungen (Doppelbilder)
Schwindelzustände (als ob man betrunken wäre)
Aggressivität oder clownartiges Verhalten
Bewusstseinstrübung
Bewusstlosigkeit
Krampfanfall
»Schlaganfall«

»Anspringen« der Gegenregulation

Bei Unterzuckerungen leichteren Grades überwiegen die Zeichen der hormonellen Gegenreaktion. Das Nebennierenhormon Adrenalin ist in der Lage, den Reservezucker in der Leber zu mobilisieren und auf diese Weise den Blutzucker wieder zu erhöhen. Die Ausschüttung von Adrenalin und einer Reihe anderer Hormone (z.B. Glukagon, Wachstumshormon und Kortisol) während einer Hypoglykämie gewährleistet, dass der Körper im Allgemeinen von selbst – wenn auch erst nach einiger Zeit – aus einer Unterzuckerung »herausfindet«. Die Zufuhr von Glukagon mittels Spritze (s. Abb. S. 202) wird ja auch zur Notfallbehandlung bei schweren Hypoglykämien mit Bewusstseinsverlust eingesetzt. Besser ist natürlich die frühzeitige bzw. sofortige Zufuhr von Kohlenhydraten (s. weiter unten).

Verwechslung mit einem Betrunkenen

Bei stärker ausgeprägten Hypoglykämien stehen nervliche Ausfallerscheinungen und psychische Veränderungen im Vordergrund, wobei die selbstkritische Erkennung des eigenen Zustands fortschreitend abnimmt. Die Skala der Verhaltensstörungen reicht von Clownerie bis zu Aggressivität; oftmals werden solche Patienten von unwissenden Mitmenschen mit einem Betrunkenen verwechselt. Die herabgesetzte Hirntätigkeit äußert sich in Lässigkeit, mangelndem Antrieb und häufigem Gähnen sowie im Unvermögen, einfache Rechnungen durchzuführen oder kurze Zahlenreihen zu wiederholen.

Der schwere hypoglykämische Anfall kann bis zur Bewusstlosigkeit, teilweise mit Krampfanfällen, fortschreiten. Solche Hypoglykämien sind glücklicherweise selten, sie erfordern jedoch immer die sofortige Hinzuziehung eines Arztes.

Auch tablettenbehandelte Patienten können gefährdet sein

Im Kapitel über die Behandlung mit Tabletten ab Seite 84 wurde bereits erwähnt, dass Unterzuckererscheinungen auch nach der Einnahme von Tabletten vom Typ der Sulfonylharnstoffe beobachtet werden. Hier hat etwas völlig anderes zu gelten als bei den Hypoglykämien Insulin spritzender Patienten: Wenn tablettenbehandelte Diabetiker solche Erscheinungen wie Zittrigkeit, Kopfschmerz, Hungergefühl, Blässe, Bewusstseinstrübung oder sogar Bewusstlosigkeit aufweisen, muss dem behandelnden Arzt davon unter allen Umständen sofort Mitteilung gemacht und die Tablettenbehandlung abgesetzt oder geändert werden. Eine Änderung bedeutet entweder eine Verminderung der Tablettenmenge oder den Wechsel auf ein anderes Präparat.

An sich müsste es bei Diabetikern, die mit Tabletten behandelt werden, im Laufe der Zeit häufig zu solchen Erscheinungen kommen, wenn sie ihre Ernährung korrekt einhalten würden. Viele übergewichtige Patienten erhalten ja auch Tabletten verordnet, wenn sie nicht oder noch nicht ausreichend an Gewicht abgenommen haben. Wenn sie aber ihre Ernährung endlich doch umstellen und allmählich an Gewicht verlieren, muss zwangsläufig der Zeitpunkt kommen, zu dem sie die Tablettenbehandlung nicht mehr benötigen.

Nicht selten passiert es übrigens, dass die beim Arzt bestimmten Blutzuckerwerte normal oder leicht erhöht sind, während sich gerade zu Hause Unterzuckerungserscheinungen häufen. Wenn der Patient den Arzt nicht davon unterrichtet, bleibt dieser Zustand unentdeckt. Dies gilt umso mehr, wenn zu Hause nur Harnzuckermessungen durchgeführt werden, weil daraus ein Unterzucker nicht abgelesen werden kann (s. a. Kapitel »Die regelmäßige Selbstkontrolle«, Stichwort Blutzuckermessungen, S. 121 f.).

Bei Unterzucker: BE essen und Blutzucker messen

Zur Sicherheit und um die Verlässlichkeit der eigenen Warnzeichen zu überprüfen, sollten Sie einen Blutzucker-Schnelltest durchführen. Natürlich darf Sie das nicht vom Wichtigsten abhalten: von der umgehenden Zufuhr von Kohlenhydraten.

Bei einer Unterzuckerung essen Sie sofort 20 g Traubenzucker (das sind 4 Plättchen Dextro-Energen) oder die doppelte Menge an Rohrzucker (z. B. 8 Stück Würfelzucker) oder Sie trinken 200 ml Fruchtsaft oder Cola (»Not-BE«) und setzen oder legen sich hin und warten, bis die Hypoglykämie nach einigen Minuten abgeklungen ist. Körperliche Aktivität muss sofort unterbrochen werden, weil sie eine Unterzuckerung verstärkt.

Grundsätzlich führen in Flüssigkeit gelöste Kohlenhydrate zu einem rascheren Blutzuckeranstieg als feste Nahrungsmittel. Eventuell kann anschließend Obst oder Brot zur Stabilisierung des Blutzuckers zugeführt werden, speziell bei Typ-2-Diabetikern. Leider ist Schokolade zur Behandlung von Hypoglykämien ungeeignet. Sie wirkt zu langsam.

Hypoglykämie – wie beugt man vor?

- Einhalten der vorgeschriebenen Mahlzeiten, insbesondere der Kohlenhydratmengen (BE).
- Achten auf die richtige Insulinmenge. Achten auf den vorgeschriebenen Spritz-Ess-Abstand; Injektionen zur gleichen Uhrzeit beibehalten.
- Anpassen der Insulindosis (Verminderung) bei Sport und vermehrter körperlicher Bewegung (s. auch Kapitel über Dosisanpassung des Insulins, S. 210 ff.) sowie Bereithalten von zusätzlichen BE.
- Messen des Blutzuckers!
- Reduzieren der Insulindosis, wenn die Blutzuckerwerte insgesamt sehr niedrig liegen (s. Kapitel über Dosisanpassung und Insulin S. 135 ff.).
- Nie ohne Traubenzucker oder »Not-BE« aus dem Haus gehen.
- Stets Diabetiker-Ausweis bei sich tragen. (Für »Pumpen-Patienten« empfiehlt sich ein entsprechender Hinweis im Diabetiker-Ausweis.)

Nach jedem Unterzucker gilt:

Nachdenken, was die Ursache der Unterzuckerung war (s. S. 197 ff.)!
Zur Vorbeugung einer weiteren »Hypo« sollten Sie die genannten Regeln beachten!

Halten Sie Not-BE stets griffbereit

Traubenzucker in fester Form, z. B. Dextro-Energen, kann problemlos in jeder Tasche mitgeführt werden. Neuerdings gibt es auch ein Traubenzucker-Gel (Jubin), das rascher geschluckt werden kann.

Jeder – und gemeint ist wirklich jeder – mit Insulin behandelte Diabetiker, aber auch die Typ-2-Diabetiker mit Tablettenbehandlung müssen Tag und Nacht Traubenzucker griffbereit haben, also auch im Nachtkästchen.

Besonderheit für Patienten, die Acarbose einnehmen

Acarbosebehandelte Diabetiker sollten zur Behandlung von Hypoglykämien nur Traubenzucker einsetzen, keinen Rohrzucker. Durch Acarbose kann man zwar keinen Unterzucker bekommen, sondern nur durch eine gleichzeitige Behandlung mit einem Sulfonylharnstoff oder mit Insulin, aber Acarbose hemmt auch die Spaltung von Rohrzucker im Darm und damit die Aufnahme von Traubenzucker ins Blut.

So handeln Sie als Angehöriger richtig

Wie aber kann man dem hypoglykämischen, bewusstlosen Diabetiker helfen? Am besten sollten Sie Ihre Angehörigen schon vorher einmal über diese Notfallsituation aufgeklärt haben, damit sie dann richtig handeln können:

Sofort den Arzt verständigen und nicht versuchen, dem bewusstlosen Patienten, der nicht schlucken kann, zuckerhaltige Getränke einzuflößen. Vielmehr Luft- und Atemwege frei machen, evtl. Mund von Speiseresten säubern, Gebiss herausnehmen, den Bewusstlosen in eine stabile Seitenlage legen. Wenn Glukagon zur Verfügung steht – wobei man sich bereits vorher einmal mit der Bereitung der Glukagonspritze beschäftigt haben sollte –, soll Glukagon (1 mg) gespritzt werden (s. unten).

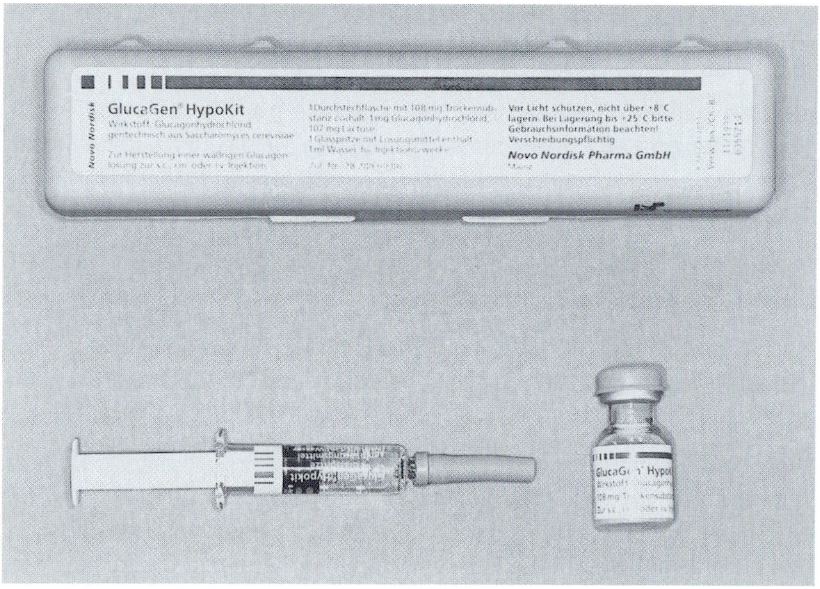

Glukagonspritze

So spritzen Sie Glukagon richtig

Mit der Glukagonspritze kann eine Hypoglykämie mit Bewusstlosigkeit in der Regel innerhalb weniger Minuten und lange vor Eintreffen des Notarztes behoben werden.

Glukagon ist ein Hormon, das genauso wie Insulin in den Inselzellen der Bauchspeicheldrüse gebildet wird (s. Abb. S. 33). Es führt zu einer Freisetzung von Zucker aus der Leber.

Die Glukagonspritze kann vom Arzt verordnet werden und ist im Kühlschrank zu lagern. Die Packung enthält ein Fläschchen und eine Spritze mit eingeschweißter Nadel. Im Fläschchen mit dem weißlichen, puderähnlichen Inhalt ist das Glukagon. Es muss zunächst mit dem Lösungsmittel aus der Spritze gelöst werden.

Dazu nimmt man die Spritze, entfernt die Schutzkappe und spritzt das Lösungsmittel in das mit Glukagon gefüllte Fläschchen. Der Inhalt wird so lange geschüttelt, bis das Glukagon gelöst ist. Danach wird die fertige Glukagonlösung in die Spritze aufgezogen.

Glukagon wird in das Fettgewebe (wie Insulin) oder in den Muskel (z. B. in den dicken Oberschenkelmuskel, etwas seitlich) gespritzt. Beide Formen der Einspritzung führen zu einem ähnlich raschen Anstieg des Blutzuckerspiegels. Nach dem Erwachen müssen dem Patienten sofort Kohlenhydrate (am besten in flüssiger Form) zugeführt werden, um die Zuckervorräte des Körpers wieder zu ergänzen. Andernfalls kann nach einer kurzen beschwerdefreien Zeit ein Rückfall in die Hypoglykämie auftreten.

Insgesamt ist die Glukagonspritze so hilfreich, dass es wünschenswert wäre, wenn jedem Insulin spritzenden Diabetiker bei einer Unterzuckerung mit Bewusstlosigkeit diese Hilfe durch Angehörige zuteil werden könnte. Dazu muss man sich aber auch rechtzeitig um eine entsprechende Information kümmern bzw. an einer Schulung teilnehmen.

Die Zuckerspritze durch den Notarzt

Bei einem bewusstlosen, hypoglykämischen Diabetiker wird der Notarzt sofort Traubenzucker in die Vene spritzen und damit den Blutzucker wieder erhöhen. Diese Möglichkeit der Behandlung muss wohl stets dem Arzt vorbehalten bleiben. Dieser wird den Patienten in der Regel damit rasch zum Aufwachen bringen oder, bei besonders tiefgreifender Bewusstseinsstörung und bei den langwierigeren Unterzuckerungen durch Sulfonharnstofftabletten, eine ein- bis mehrtägige klinische Behandlung mit Zuckerinfusion veranlassen.

Erste Hilfe

Richtig handeln bei einer Unterzuckerung (»Hypo«)

- **Warnzeichen einer leichten Unterzuckerung**

Blässe
Schwitzen
Zittrigkeit
Herzklopfen
Angst, Druckgefühl, Nervosität
Kribbeln
Pelzigkeitsgefühl um den Mund
Kopfschmerzen
Heißhunger
weiche Knie

- **Warnzeichen einer schweren Unterzuckerung**

Zusätzlich treten auf:

Konzentrationsstörungen
Sehstörungen (Doppelbilder)
Schwindel (als ob man betrunken wäre)
Aggressives oder »clownartiges« Verhalten
Bewusstseinsstörungen
Bewusstlosigkeit
Krampfanfälle
»Schlaganfall«

Sofort handeln!

1 Kohlenhydrate aufnehmen

- 4 Plättchen Dextro-Energen oder
- 8 Stück Würfelzucker oder
- 1 großes Glas Fruchtsaft oder Cola

2 Hinlegen oder -setzen

3 Blutzucker-Schnelltest durchführen

Testen Sie Ihren Blutzucker mit Ihrem Blutzuckermessgerät (s. S. 123)

Achtung, Acarbose-Patienten: Nur Traubenzucker einnehmen, keinen Haushaltszucker!

Erste Hilfe

Bei Bewusstlosigkeit – Sofortmaßnahmen für Außenstehende

1 Notruf

Notruf-Nummer: 112 bzw. 1922

- Hier ist ...
- Ein Diabetiker ist bewusstlos geworden
- Schicken Sie bitte einen Rettungswagen
- Meine Adresse und Telefonnummer ist ...

2 Keine Notfall-BE geben – Erstickungsgefahr bei Bewusstlosigkeit

3 Gebiss herausnehmen

4 Mund von Speiseresten säubern

5 Stabile Seitenlage

6 Glukagon spritzen

Bei Bewusstlosigkeit: Glukagon richtig spritzen

Notarzt verständigen (siehe oben); in der Zwischenzeit Glukagon spritzen.

1 Schutzkappe der Glukagonspritze entfernen

2 Lösungsmittel in das mit Glukagon gefüllte Fläschchen spritzen

3 Fläschchen schütteln, bis sich Glukagon gelöst hat

4 Glukagonlösung in die Spritze aufziehen

5 Spritzstelle suchen: Seite des Oberschenkels

6 Einstechen und spritzen

Sportlich aktiv und fit

Sport und körperliche Bewegung

Wer aktiv und fit sein will, betreibt natürlich Sport.

Bei allen Menschen mit Diabetes geht es darum, nicht nur unter dem Aspekt der Vermeidung von Folgeschäden und der Senkung des Blutzuckers Sport zu betreiben, sondern auch im Hinblick auf die Steigerung der Lebensfreude und zur Förderung des körperlichen und seelischen Wohlbefindens. Körperliche Aktivität vermittelt ein positives Lebensgefühl, denn Sport macht Spaß, hilft Ihnen, Stress abzubauen und hat einen positiven Einfluss auf den gesamten Stoffwechsel.

Körperliche Anstrengung ist nicht immer »nur« Sport; auch Gartenarbeit, Gymnastik oder Hausarbeit ist Muskelarbeit, die ebenfalls Auswirkungen auf den Stoffwechsel hat.

Positive Auswirkungen von regelmäßiger körperlicher Aktivität

- Senkt den Blutzucker mit weniger Insulin/Tabletten
- Steigert die Insulinempfindlichkeit
- Unterstützt Ihre Bemühungen bei der Gewichtsregulation
- Wirkt sich positiv auf den Fettstoffwechsel und den Blutdruck aus
- »Trainiert« Ihr Herz-Kreislauf-System
- Beugt Durchblutungsstörungen und somit Folgeerkrankungen vor

Diese positiven Effekte erzielen Sie aber nur dann,

- wenn Sie die Bewegung regelmäßig, d. h. mehrmals wöchentlich (mindestens 2- bis 3-mal pro Woche)
- für mindestens 20–30 Minuten durchführen.
- Dauer und Anstrengung sollten Sie allmählich steigern.

Sport hat Auswirkungen auf die Behandlung

Körperliche Betätigung wirkt blutzuckersenkend, vorausgesetzt, es ist ausreichend Insulin im Körper. Bei Sport und Bewegung wird mehr Glukose in der Muskulatur verbraucht, dazu reichen geringe Insulinmengen aus.

Der Insulinbedarf ist somit vermindert, denn gleichzeitig kommt es auch zu einer Steigerung der Insulinempfindlichkeit des Gewebes. Die Steigerung der Insulinempfindlichkeit durch regelmäßige Muskelarbeit kann in der Diabetes-Therapie – bei Typ-2 Diabetikern – gezielt genutzt werden und ist ein sehr wirkungsvolles Behandlungsprinzip.

Ein Diabetiker, der ausschließlich mit der richtigen, gesunden Ernährung den Stoffwechsel einstellen kann, hat die Möglichkeit, durch regelmäßige körperliche Bewegung längerfristig eine Tablettentherapie zu verhindern oder – falls er mit Tabletten behandelt wird – eine Umstellung auf Insulin hinauszuzögern.

Nicht nur beim gezielt ausgeübten Sport, sondern auch bei veränderter körperlicher Belastung in Freizeit und Beruf müssen Sie darauf achten, dass der Blutzucker im angetrebten Zielbereich bleibt.

Muskelarbeit senkt den Blutzucker

Während der Körper beim Stoffwechselgesunden die Insulineinsparung bei körperlicher Aktivität automatisch vornimmt, müssen Sie dafür Sorge tragen, dass Ihnen die Bewegung keine Unterzuckerung beschert. Hypoglykämiegefährdet durch Muskelarbeit sind vor allem Insulin spritzende Patienten, die auf Blutzucker senkende Tabletten vom Typ Sulfonylharnstoffe eingestellt sind. Allein mit Ernährung behandelte Diabetiker brauchen sich allerdings keine Sorgen zu machen.

Andererseits sollten Sie einen Insulinmangel vermeiden, weil Ihr Blutzucker sonst trotz Bewegung stark ansteigen wird. Fehlt nämlich Insulin völlig, vermag auch körperliche Belastung nicht mehr den Zucker zum Abströmen in die Muskulatur zu veranlassen, und zusätzlich kann die Leber ihre Zuckerspeicher freisetzen. Dies kann zu einer Ketoazidose bis hin zum diabetischen Koma führen.

Merke: Muskelarbeit kann fehlendes Insulin nicht ersetzen.

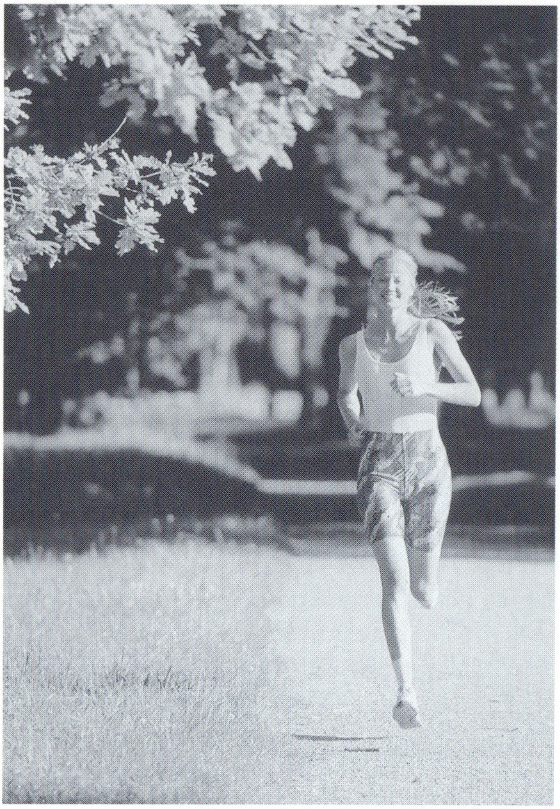

Sportlich aktiv und fit mit Diabetes.

Welche Sportarten sind geeignet?

Wenden wir uns nun sportlichen Aktivitäten im engeren Sinn zu. Natürlich geht es in erster Linie darum, was einem gefällt. (Fast ist es müßig, festzustellen, dass sportliches Training als angenehmer Nebeneffekt auch Durchblutungsstörungen vorbeugt und bei der Behandlung solcher Krankheiten – unter ärztlicher Anleitung – große medizinische Bedeutung besitzt.)

Geeignet in diesem Sinne sind vor allem Sportarten, die das Herz-Kreislauf-System sowie die Lungen in Anspruch nehmen. Geländelauf ist das Paradebeispiel dafür. »Lauf um dein Leben« – mit diesem Slogan sollen die bewegungsarmen durchblutungsgefährdeten Zivilisationsmenschen zum Mitmachen angeregt werden. Ebenfalls zu empfehlen sind Ausdauersportarten wie z. B. Rad fahren, Wandern, Schwimmen, Skilanglauf, Joggen. Tennis, Fußball etc. und Sportarten, die mit Partner betrieben werden, wie beispielsweise Boxen, Ringen, Tennis, Tischtennis oder Federball, erfüllen nur dann den hier beabsichtigten gesundheitlichen Zweck, wenn sie regelmäßig und mit genügender Intensität betrieben werden.

Weniger geeignete Sportarten sind z. B. Motorsport, Tauchen, Gleitschirmfliegen, Gletschertouren, bei denen Sie sich und andere im Falle einer Unterzuckerung gefährden. Aber Sie sollten selbst entscheiden, ob Sie solche Sportarten wählen.

Die Pulsregel: Wie stark darf ich mich belasten?

Welche Leistung soll erbracht werden oder, besser gesagt, wie sehr soll man sich belasten? Nach einer alten Faustregel sollte die Zahl der Pulsschläge während eines Ausdauertrainings ca. 180 weniger das Lebensalter in Jahren betragen. Dies entspricht etwa einer Anstrengung von 50 Prozent der maximalen körperlichen Leistungsfähigkeit. Man soll sich also nicht vollständig verausgaben. Außerdem empfiehlt es sich, langsam mit dem Training zu beginnen und dieses in kleinen Stufen zu steigern. Falsch wäre es, wollte man von einem Tag zum anderen die Versäumnisse von Jahren wieder gutmachen.

Auch Hochleistungssport ist möglich

Dies zeigen Beispiele von Menschen mit Diabetes, die als Profis in Fußball- oder Hockeymannschaften tätig sind und an extremen Sportwettbewerben wie dem Hawaii-Ironman teilnehmen. Diabetiker als Wimbledonsieger im Tennisspielen und Medaillengewinner in der Leichtathletik bestätigen, dass mit dem richtigen »Know-how« trotz Diabetes auch erfolgreicher Leistungssport möglich ist.

Ist Sport immer gesund?

Sie sollten sich auf jeden Fall vorher bei Ihrem Arzt einem Gesundheits-Check unterziehen (insbesondere wenn Herz-Kreislauf-Erkrankungen bestehen), abklären, ob es gesundheitliche Einschränkungen für Sie gibt und welche körperliche Belastung für Sie unbedenklich ist.

Gesundheitliche Einschränkungen bei bereits bestehenden Folgeschäden

- an den Augen (Retinopathie): Bei Glaskörperblutungen oder Ablösen der Netzhaut sind z. B. Kraftsportarten wegen des starken Blutdruckanstiegs ungünstig.

- an den Nerven (Neuropathie): Beim Vorliegen einer diabetischen Nervenveränderung an den Organen ist häufig die Steuerung von Blutdruck und Pulsfrequenz gestört.

Bei bestehenden Herz-Kreislauf-Erkrankungen

- Erkrankungen der Herzkranzgefäße
- schlecht eingestellter Blutdruck

Bei anderen Erkrankungen

- altersbedingte Verschleißerscheinungen an Wirbelsäule und Gelenken, z. B. Bandscheibenvorfall

Was ist beim Sport zu beachten?

Wie bei manch anderen Dingen auch sollten Sie, wenn möglich, Sport bzw. körperliche Aktivität vorher planen und überlegen, welche Vorbereitungen hinsichtlich des Diabetes zu treffen sind.

- Beachten Sie Ihren Trainingszustand. Menschen mit wenig Kondition haben geringere Glykogenspeicher und unterzuckern deshalb leichter.
- Planen Sie nach Möglichkeit die körperliche Anstrengung nach Dauer, Intensität, Art der Belastung und vom Zeitpunkt her.
- Überlegen Sie, welches Insulin zu dieser Zeit die Hauptwirkung hat.
- Überlegen Sie, wann Ihre letzte Mahlzeit war.
- Messen Sie den Ausgangsblutzucker, evtl. Azetontest.
- Messen Sie gerade zu Beginn des Diabetes die Blutzuckerwerte sehr engmaschig und dokumentieren Sie Ihre Ergebnisse exakt. Denn aus diesen Erfahrungswerten können Sie schon beim nächsten Mal Konsequenzen ziehen.
- Sorgen Sie für ausreichend Flüssigkeitszufuhr.
- Nehmen Sie alles mit, was Sie für Ihre Diabetesbehandlung benötigen.

Stoffwechselmaßnahmen vorher überlegen

Welche Maßnahmen zur Anpassung Sie ergreifen, hängt davon ab, wie gut Sie körperliche Aktivität planen, ob es sich um eine Kurzzeit- oder Langzeitbelastung handelt und natürlich auch von Ihrem Körpergewicht. Übergewichtige Patienten, die abnehmen wollen, sollten eine Verminderung der Insulin- bzw. Tablettendosis bevorzugen.

Merke

Bereiten Sie sich auf körperliche Aktivität vor – sonst kommt es zu Unterzuckerungen

- durch Insulinreduktion (vor, während und nach der körperlichen Anstrengung).
- Tablettenbehandelte Diabetiker können evtl. auch weniger Tabletten vom Typ der Sulfonylharnstoffe einnehmen oder/und
- essen Sie vorher zusätzliche Sport-BE's.

Allgemeine Hinweise:

- Ausgleich durch zusätzliche Sport-BE's (bei Kurzzeitbelastung (1–2 Std.) sowie bei spontaner Bewegung

Nicht immer lässt sich körperliche Bewegung so planen, dass eine Insulinreduktion rechtzeitig vorgenommen werden kann. In diesem Fall ist es notwendig, je nach Ausgangsblutzucker, vorher Zusatz-BE's (in flüssiger bzw. leicht verdaulicher Form) einzunehmen.

Faustregel:
Pro Stunde körperlicher Aktivität mittlerer Intensität ca. 1–2 BE

Geeignet sind schnell resorbierbare BE's: Traubenzucker, Fruchtsaft, Obst (insbesondere Banane), isotonische Sportdrinks.

Bei lang andauernder Belastung können **langsamer resorbierbare BE's** sinnvoll sein, z. B. Müsliriegel, Schokoriegel, belegtes Brot.

Entscheidend für die Menge der Zusatz-BE's ist natürlich der Ausgangsblutzucker vor dem Sport bzw. der Bewegung. Anpassen sollten Sie bei einem Wert nach dem Essen von 160 mg/dl, der ja auch ohne körperliche Anstrengung wieder absinken würde, genauso wie bei einem Nüchternblutzucker von 100 mg/dl. Haben Sie noch keine Kondition, sind Sie also untrainiert, essen Sie lieber etwas mehr als zu wenig!

Manchmal ist es auch erforderlich, nach der körperlichen Aktivität Zusatz-BE's einzunehmen, um Unterzuckerungen zu vermeiden, da die Bewegung wegen des so genannten Muskelauffülleffekts nachwirkt.

Keine körperliche Aktivität bei Ausgangsblutzucker unter 100 mg/dl. In diesem Fall ist es zuerst notwendig, durch 1–2 schnell resorbierbare Kohlenhydrate den Blutzucker etwas anzuheben.

Keine körperliche Aktivität bei Ausgangsblutzucker über 300 mg/dl, insbesondere wenn im Urin viel Azeton nachweisbar ist.

Besteht ein starker Insulinmangel, kann sich körperliche Bewegung sogar blutzuckersteigernd auswirken. Messen Sie auf alle Fälle bei Ausgangsblutzuckerwerten ab 250 mg/dl zusätzlich im Urin den Azetongehalt. Falls deutlich Azeton ausgeschieden wird, sollte jegliche körperliche Anstrengung unterbleiben und die Stoffwechsellage umgehend verbessert werden (siehe Seite 184 Behandlung einer Ketoazidose), sonst kann eine schwer wiegende Diabetesentgleisung durch Sport die Folge sein.

Die kritische Grenze liegt etwa bei einem Blutzucker von 300 mg/dl. Der in dieser Situation ausgeprägte Insulinmangel führt einerseits zu einer gesteigerten Zuckerausschüttung der Leber, andererseits bewirkt er eine verminderte Zuckeraufnahme durch die Muskulatur. Daraus ergibt sich ein Zuckeranstieg im Blut. Liegt der Blutzucker aber schon vor der Bewegung über 300 mg/dl, kann Muskelarbeit den entgleisten Stoffwechsel nicht mehr verbessern. Es kann zu einer Überschwemmung des Blutes mit freien Fettsäuren und deren Abbauprodukten, den Ketonkörpern, kommen, da der hemmende Einfluss des Insulins auf den Fettabbau wegfällt. Jetzt ist die Gefahr einer Ketoazidose gegeben. Bei einem derart entgleisten Stoffwechsel kann also erst nach der Zufuhr von kurz wirksamem Insulin wieder Muskelarbeit geleistet werden.

Verringerung der Insulindosis

Die Anpassung der Insulindosis an die Muskelarbeit ist am leichtesten bei jenen Patienten zu erreichen, die mit einer intensivierten Insulintherapie behandelt werden. Durch Verteilung der Insulininjektionen können sie die Insulinanpassung präziser vornehmen.

- **Spritzen Sie ein Normalinsulin:**
  Reduzieren Sie die Insulindosis, wenn die körperliche Aktivität innerhalb der nächsten 3 Stunden stattfinden wird.

- **Spritzen Sie ein kurz wirksames Sprintinsulin:**
  Reduzieren Sie die Insulindosis, wenn die körperliche Aktivität innerhalb der nächsten 2 Stunden stattfinden wird.

Sollten Sie mit der Bewegung wesentlich später beginnen, ist die Zufuhr von zusätzlichen BE's sinnvoller, denn sonst würde durch die Insulinverminderung Ihr Blutzucker zu stark ansteigen.

Insulinreduktion bei Kurzzeitaktivität (1–2 Stunden)

Nach dem Frühstück:
- Verminderung des Normal- bzw. Sprintinsulins um 30–50 % morgens.
- Um die Nachwirkung auszugleichen, evtl. Mahlzeiteninsulin mittags etwas reduzieren oder evtl. Zusatz-BE's.

Nach dem Mittagessen:
- Verminderung des Normal- bzw. Sprintinsulins um 30–50 % mittags.
- Um die Nachwirkung auszugleichen, evtl. Mahlzeiteninsulin abends etwas reduzieren oder evtl. Zusatz-BE's.

Nach dem Abendessen:
- Verminderung des Normal- bzw. Sprintinsulins um 30–50 % abends.
- Um die Nachwirkung auszugleichen, das Verzögerungsinsulin zur Nacht um ca. 25–30 % vermindern oder Zusatz-BE's einnehmen.
- Nach Möglichkeit um 2.00 Uhr Blutzucker prüfen.

Insulinreduktion bei Langzeitbelastung über den ganzen Tag

Langzeitbelastungen sind z. B. Fahrradtour, Skilanglauf, Wandern, Umzug, Hausputz, Gartenarbeit.

Nach Möglichkeit sollten Sie Langzeitbelastungen planen und Ihre Insulindosierung auf die körperliche Aktivität abstimmen. Reduzieren Sie die Insuline, die zum Zeitpunkt der Bewegung ihre Hauptwirkung haben.

Spritzen Sie ein Mischinsulin:

Reduzieren Sie die morgendliche Insulindosis, wenn Sie mit der körperlichen Aktivität spätestens 2–3 Stunden nach der morgendlichen Insulininjektion beginnen.

Üben Sie eine körperliche Aktivität in der Zeit hoher Insulinspiegel aus, ergibt sich ein wesentlich schnellerer Blutzuckerabfall, als wenn Sie die gleiche Aktivität am späten Nachmittag vor der Abendspritze – also in der Abklingphase der morgendlichen Insulindosis – durchführen.

Führen Sie eine intensivierte Insulintherapie durch, gilt folgende Faustregel:

- Verzögerungsinsulin:
  Tagsüber Insulinreduktion um ca. 30–50 %.

- Normalinsulin:
  Insulinreduktion um ca. 30–50 %, wenn die körperliche Bewegung innerhalb der nächsten 3 Stunden stattfinden wird.
- Kurz wirksames Sprintinsulin:
  Insulinreduktion um ca. 30–50 %, wenn die körperliche Bewegung innerhalb der nächsten 2 Stunden stattfinden wird.
- Nach körperlicher Aktivität Insulinreduktion um 25–30 %. Dies gilt auch für das Verzögerungsinsulin zur Nacht. Die meisten Hypoglykämien finden, bedingt durch das Auffüllen der Glykogenspeicher, nach dem Sport statt.
- Essen Sie mehr Kohlenhydrate und trinken Sie viel.
- Messen Sie auf jeden Fall den Blutzucker vor dem Schlafengehen. Bedenken Sie den Muskelauffülleffekt über die Nacht. Essen Sie bei Bedarf Zusatz-BE's.
- Sicherheit über die richtige Anpassung zur Nacht gibt Ihnen der Blutzuckerwert um 2.00 Uhr.
- Beachten Sie, dass das Auffüllen der Glykogenspeicher sich noch länger hinzieht. Deshalb kann es auch noch am nächsten Morgen erforderlich sein, die Insulindosierung etwas zu vermindern.

Körperliche Aktivität über einen längeren Zeitraum

- Bei sehr anstrengender körperlicher Belastung über mehrere Tage kann der Insulinbedarf noch weiter absinken.
- Entsprechend länger kann auch das Auffüllen der Glykogenreserven dauern.
- Durch den erhöhten Energieverbrauch sollten Sie auch zusätzlich mehr Kohlenhydrate essen.

Diese Tipps und Empfehlungen sind als Anhaltspunkte gedacht. Sie müssen natürlich individuell ausgetestet und nach Ihren eigenen Erfahrungen verändert werden.

Extra-Tipp:

Um Ihre individuelle Anpassung bei Sport bzw. körperlicher Aktivität ausfindig zu machen – wie viel Zusatz-BE's sind notwendig bzw. wie viel Insulin muss ich reduzieren –, ist es unbedingt erforderlich, dass Sie vor, während und nach der Aktivität Ihren Blutzucker testen. Somit lernen Sie Ihren Körper und das Blutzuckerverhalten besser kennen. Vergessen Sie nicht, Ihre Erfahrungen mit der Bewegung genau zu dokumentieren.

Seien Sie generell vorsichtig mit Alkohol nach körperlicher Aktivität. Zusammen mit dem Muskelauffülleffekt besteht die Gefahr einer schweren Hypoglykämie. Essen Sie in diesem Fall lieber etwas mehr Kohlenhydrate.

Blutzuckeranstieg beim Sport

Ursachen hierfür können sein:
- Zu viel Insulin reduziert.
- Zu viel Zusatz-BE's gegessen.
- Keine körperliche Anstrengung.
- Zu hoher Ausgangsblutzucker (auf Grund eines Insulinmangels gibt die Leber vermehrt Zucker ins Blut ab, dieser kann aber nicht verwertet werden).
- Hormone (z. B. Adrenalin, Glukagon, Cortisol, STH = somatotropes Hormon), die bei extremer körperlicher Belastung ausgeschüttet werden und auch noch nach dem Sport den Blutzucker ansteigen lassen.

Was tun?
- Nicht vorschnell den Blutzucker korrigieren, den Blutzuckerverlauf beobachten, nach 2 Stunden erneut testen.
- Ist der Blutzucker nicht abgesunken, dann vorsichtige Korrektur; der Körper ist auch nach dem Sport noch sehr insulinempfindlich.
- Haben Sie sich in den Abendstunden körperlich angestrengt, sollten Sie ganz besonders vorsichtig mit Blutzuckerkorrekturen vor dem Schlafengehen sein.

Es folgen zwei Beispiele für ganztägige dauernde körperliche Belastung sowie für ein zweistündiges Tennistraining:

Fallbeispiele

Herr F. plant eine Radtour

Herr F. möchte mit seiner Familie am Sonntag eine ganztägige Radtour unternehmen und hat am Samstag alle Vorbereitungen für diesen Ausflug getroffen. Da die Radtour durch sehr hügelige Gegenden führt und darum mit starker körperlicher Belastung einhergeht, hat er sich ausreichend Proviant sowie schnell verdauliche KH eingepackt. Die Blutzuckerteststreifen dürfen selbstverständlich ebenfalls nicht fehlen. Herr F. führt eine intensivierte Insulintherapie durch und spritzt ohne große körperliche Bewegung bei einer guten Blutzuckereinstellung morgens 14 E Normalinsulin und 8 E Verzögerungsinsulin, mittags 6 E Normalinsulin, abends 7 E Normalinsulin und spät 12 E Verzögerungsinsulin.

Am Sonntagmorgen misst er vor dem Frühstück seinen Blutzucker, der bei 130 mg/dl liegt. Angesichts der ganztägigen Radtour entschließt er sich, seine Insulindosis zu reduzieren. Aber um wieviel?

Aus Erfahrung weiß er, dass eine Reduzierung von 2 bis 3 Einheiten wenig dazu beiträgt, einer Unterzuckerung vorzubeugen, und eine Verminderung der Insulindosis um ca. 50 Prozent sinnvoller wäre. Er spritzt deshalb an diesem Morgen 7 E Normalinsulin und 4 E Verzögerungsinsulin.

	Insulin: Normalinsulin / Verzögerungsinsulin					Blutzucker:				Bemerkungen: z.B. Unterzucker, Ketonurie, Körpergewicht
Dat.	morgens		mittags	abends		morgens	mittags	abends	spät	
Sa	14	8	6	7	12	120	140	110	140	
So	7	4	3	5	9	130	110	100		Radtour ganzen Tag 10.00 120, 12.00 +2 BE

Bei einem Zwischenstopp und einem gemessenen Blutzucker von 120 mg/dl nimmt er sein zweites Frühstück ein.

Für ca. 12.30 Uhr ist das Mittagessen vorgesehen, und die Familie kehrt in ein Gasthaus ein. Herr F. misst seinen Blutzucker, der Wert beträgt 110 mg/dl. Da sich nach dem ersten Teilstück der Route ein großer Hunger eingestellt hat, will er das mittägliche Insulin nicht ganz weglassen, deshalb spritzt er 3 E Normalinsulin.

Gegen Abend kommt die Familie glücklich wieder nach Hause. Herr F. vermindert bei einem Blutzucker von 100 mg/dl vor dem Abendessen seine Normalinsulindosis auf 5 E und spät sein Verzögerungsinsulin auf 9 E. Warum tut er dies?

Er weiß aus Erfahrung, dass auch nach der Beendigung der Muskelarbeit, in diesem Falle der Radtour, die Muskeln verstärkt Traubenzucker aufnehmen und er durch die nachträgliche Reduzierung der Dosis einer nächtlichen Unterzuckerung vorbeugen kann.

Frau S. spielt Tennis

Am nächsten Wochenende will Frau S. an einem Tennisturnier teilnehmen. Kurzfristig hat sie heute für die Zeit nach dem Mittagessen Trainerstunden bekommen, um für den anstehenden Wettkampf zu trainieren. Sie hat morgens 12 E Normalinsulin und 8 E Verzögerungsinsulin gespritzt. Für das Mittagessen benötigt sie bei einem Blutzucker von 120 mg/dl normalerweise 8 E Normalinsulin.

	Insulin: Normalinsulin (weiß) / Verzögerungsinsulin (blau)					Blutzucker:				Bemerkungen: z.B. Unterzucker, Ketonurie, Körpergewicht
Dat.	morgens		mittags	abends		morgens	mittags	abends	spät	
Sa	12	8	8	7	10	110	120	140	130	
So	12	8		7	10	120	100	130		13.30 Training, 15.30 90 +1 BE

Sie misst jetzt vor dem Mittagessen einen Blutzucker von 100 mg/dl und entschließt sich, das Normalinsulin zum Mittag ganz wegzulassen. Die 2 Stunden Training haben sie körperlich geschafft. Der im Anschluss gemessene Blutzucker von 90 mg/dl zeigt ihr, dass es richtig war, die Insulindosis von mittags ganz zu streichen. Zur Sicherheit nimmt sie noch mindestens 1 BE zu sich.

Trifft sie sich sonst mit ihren Freundinnen zum einstündigen Tennismatch am Nachmittag, wobei sie nicht immer die Spielstärke ihrer Gegnerinnen einzuschätzen weiß, beugt sie üblicherweise mit Zusatz-BE einer Unterzuckerung vor.

Auch für den Alltag zutreffend

Diese Regeln treffen abgestuft natürlich auch auf alltägliche körperliche Betätigung zu. Beispielsweise werden schon viele Diabetiker festgestellt haben, dass die Stoffwechseleinstellung im Krankenhaus, die ja praktisch unter körperlichen Ruhebedingungen erfolgt, erst an die Verhältnisse im täglichen Leben angeglichen werden muss. Menschen, die an Wochenenden körperlich wesentlich aktiver sind als unter der Woche (oder umgekehrt sich dann ausruhen), müssen dies bei ihrer Insulintherapie bzw. ihrer Ernährung berücksichtigen.

Was Sie beim Sport immer dabeihaben sollten

Sport treibende Diabetiker benötigen nicht nur eine gute Sportausrüstung, sie müssen auch für ihren Stoffwechsel gerüstet sein. Dazu gehört,

- Blutzuckermessgerät/Teststreifen
- Azeton-Teststreifen
- Schnell wirksames Insulin
- Traubenzucker
- Zusatz-BE's, z.B. Banane, Müsli-Riegel, Trockenobst, Mineralwasser gemischt mit Fruchtsaft, isotonische Sportdrinks
- Glukagon

Außerdem sollte man seinen Diabetikerausweis mitführen, einschließlich des Vermerks, in welcher Weise andere Menschen dem Diabetiker beim Auftreten einer Hypoglykämie helfen können. Im Ausland sollte man eine Übersetzung dieser Anweisung in die Landessprache bei sich haben (s. S. 320 ff.). Für Pumpen-Träger kann der spezielle Hinweis auf die Insulinpumpe wichtig sein (s. S. 322). Wie im Kapitel »Hypoglykämie: Wenn der Zucker zu tief absinkt« ab S. 197 näher erläutert wurde, erwecken hypoglykämische Diabetiker nur allzu leicht den Eindruck von Betrunkenen und bleiben ohne notwendige Hilfe. Traubenzucker zur Beseitigung rasch einsetzender Unterzuckerungen sollte jeder Sport treibende Diabetiker griffbereit bei sich haben. Eine Glukagonspritze, in deren Handhabung ein Sportkamerad oder der Trainer eingewiesen ist, kann ebenfalls hilfreich sein. Die kleine Taschenapotheke soll ferner farbloses Merfen (zum Desinfizieren von Hautwunden) und Verbandspäckchen enthalten.

Haben Sie keine Bedenken: Der Diabetes ist kein Hindernis, das zu tun, was andere Menschen auch tun, nämlich sportlich aktiv und fit zu sein. Voraussetzung ist aber, dass Sie gut geschult sind und die Möglichkeiten, die Diabetestherapie an den Sport richtig anzupassen, auch anwenden.

Folgeschäden vermeiden und rechtzeitig behandeln

Man muss offen darüber reden: Gefäßkrankheiten bestimmen heute in weiten Kreisen unserer Bevölkerung die Lebenserwartung. Nicht nur beim Diabetiker. Tatsache aber ist, dass zuckerkranke Menschen noch häufiger, als es dem Durchschnitt entspricht, Gefäßstörungen entwickeln. Die chronische Stoffwechselkrankheit Diabetes bereitet den Boden dazu. Man hat dies – wie bereits erwähnt – auch mit dem Schlagwort »das zweite Gesicht der Zuckerkrankheit« belegt. Auch Störungen an den Nerven gehören dazu.

Ziel dieses Kapitels soll es nicht sein, Ängste zu erzeugen, sondern vielmehr Wege aufzuzeigen, wie man sich möglichst vor Gefäßkomplikationen schützt oder sie zumindest so früh erkennen kann, dass die zum Teil sehr wirksamen Behandlungsmöglichkeiten voll ausgeschöpft werden können.

Makro- und Mikroangiopathie: Gefäßschäden mit Folgen

Zwei große Gruppen von Gefäßkrankheiten – von Angiopathien, wie man in der Fachsprache sagt – sind voneinander zu unterscheiden: die Makroangiopathie (von makros = groß), die sich an den großen und mittleren Arterien abspielt und die Diabetiker wie Nichtdiabetiker befallen kann, und die Mikroangiopathie (von mikros = klein), die nur bei Diabetikern die kleinsten Blutgefäße, die Kapillaren, befällt.

Die Makroangiopathie entspricht dem Bild der Arteriosklerose, im Volksmund auch als »Arterienverkalkung« bezeichnet, die praktisch jeder Mensch im Alter erlebt. Allerdings erkranken Diabetiker öfter, früher und stärker, Frauen genauso wie Männer. Die Art des Diabetes spielt dabei *keine* ausschlaggebende Rolle. Gerade Patienten mit dem oft so verharmlosend bezeichneten »leichten Zucker« erweisen sich in der Praxis als besonders anfällig.

Sind die Herzkranzgefäße betroffen, droht ein Herzinfarkt. Die Beschwerden, die einem solchen Ereignis in der Regel vorangehen, wie Enge- oder Druckgefühl oder Brennen hinter dem Brustbein, ausgelöst durch körperliche Belastung, z.B. durch Treppensteigen, sind beim Diabetiker oftmals nur gering ausgeprägt. Im Gehirn können die Störungen an den Gefäßen zu einem Schlaganfall führen. Schließlich können die größeren und mittleren Blutgefäße der Beine eingeengt oder sogar verschlossen sein. Die dadurch gestörte Blutzirkulation mag in Ruhe noch ausreichend sein, unter Belastung aber treten oft typische Beschwerden in Form von Schmerzen in der Wade oder auch im Oberschenkel auf. Der Betreffende muss stehen bleiben, was oft durch einen Blick in das nächste Schaufenster getarnt wird und deshalb zu dem Namen »Schaufensterkrankheit« geführt hat. Nicht selten ist jedoch bei Zuckerkranken gleichzeitig die Schmerzempfindlichkeit in den Beinen gestört, so dass die drohende Gefahr nicht sofort bemerkt wird. Mit Fortschreiten der Erkrankung können die Zehen oder der Fuß brandig werden; eine Gangrän entwickelt sich, wie der Arzt sich ausdrückt.

Schalten Sie Ihre Risikofaktoren aus

In der Medizin ist heute eine ganze Reihe von Risikofaktoren bekannt, die der Makroangiopathie Vorschub leisten. Dazu zählen Zigarettenrauchen, Übergewicht, hoher Blutdruck, erhöhte Blutfettwerte und die Zuckerkrankheit. Also nicht nur die Zuckerkrankheit ist ein Risikofaktor! Daher ist es auch verständlich, dass nicht allein Diabetiker an Gefäßstörungen erkranken. Die Kombination von mehreren Risikofaktoren vervielfacht die Gefahr, dass die Blutgefäße sich arteriosklerotisch verändern – das haben groß angelegte Untersuchungsreihen bewiesen. Darüber hinaus scheinen Rauchen und hoher Blutdruck auch die diabetische Mikroangiopathie an Auge und Niere (s. unten) ungünstig zu beeinflussen.

Beispiele

Risiken für die großen Blutgefäße sind
- Bluthochdruck
- erhöhte Blutfette
- Rauchen
- erhöhter Blutzucker

Risiken für die kleinen Blutgefäße sind
- erhöhter Blutzucker
- Bluthochdruck
- Rauchen
- erhöhte Blutfette

Es lohnt sich, und dies gilt ganz besonders für Diabetiker, jeden einzelnen Risikofaktor anzugehen und auszuschalten. Dass man das Rauchen einstellen oder an Gewicht abnehmen kann, braucht nicht diskutiert zu werden, selbst wenn es in der täglichen Praxis oft die größten Schwierigkeiten bereitet. Auch einen Bluthochdruck kann man meist gut und dauerhaft behandeln, ebenso die erhöhten Blutfette. Über die gute Diabeteskontrolle und ihren Nutzen haben wir ja in diesem Buch schon zur Genüge gesprochen. Alle aufgeführten Risikofaktoren sind also wirksam zu bekämpfen. Gibt das nicht ein bisschen Zuversicht?

Bluthochdruck: Heute sehr gut zu behandeln

Fast 90 Prozent aller Typ-2-Diabetiker und etwa ein Drittel aller Typ-1-Diabetiker leiden gleichzeitig unter Bluthochdruck. Angesichts dieser Häufigkeiten und der enormen Bedeutung für die Entstehung der Gefäßschäden an den großen und kleinen Blutgefäßen werden an vielen Diabetes-Zentren auch strukturierte Hypertonie-Schulungskurse angeboten. Wenn Sie betroffen sind, sollten Sie unbedingt diese Chance nutzen!

Schätzen Sie Ihren Blutdruck ein

Niedriger Blutdruck	< 110/60 mmHg
Normaler Blutdruck	110–130/60–85 mmHg
Hoher Blutdruck	⩾ 140/90 mmHg

Bluthochdruck – medizinisch: Hypertonie – ist eine Kreislauferkrankung, bei der in den Blutgefäßen ein erhöhter Druck herrscht. Sehr oft bemerkt man lange Zeit gar nichts vom Bluthochdruck. (Das ist im Übrigen ganz ähnlich wie beim Typ-2-Diabetes, mit dem im Rahmen des metabolischen Syndroms offensichtlich eine gemeinsame erbliche Veranlagung besteht.) Häufig lässt sich schon bei 30- und 40-Jährigen eine Hypertonie nachweisen, gerade bei Diabetikern (Typ I und Typ II) oder Menschen, die dann später Diabetes entwickeln. Bleibt eine Hypertonie über Jahre unbehandelt, kommt es zu den oben beschriebenen Schäden am Herzen und an den Blutgefäßen.

Bei einem Erwachsenen liegt der systolische Blutdruck (d.h. der obere Wert) in Ruhe normalerweise unter 140 mmHg, der diastolische (untere Wert) unter 90 mmHg (mmHg bedeutet »Millimeter Quecksilbersäule«

und ist ein Maß für den Druck). Eine Hypertonie liegt dann vor, wenn bei mehreren Blutdruckmessungen an verschiedenen Tagen die Blutdruckwerte in Ruhe erhöht sind. Es genügt, wenn einer der beiden Werte erhöht ist. Besonderen Stellenwert sowohl für die Diagnose als auch die Therapie der Hypertonie hat die ambulante 24-Stunden-Blutdruckmessung erhalten, weil damit tageszeitliche Schwankungen erfasst werden und die Werte tatsächlich der alltäglichen Belastung entsprechen. Es gelten etwas andere (niedrigere) Grenzwerte.

Für die Behandlung sollten immer auch die nichtmedikamentösen Möglichkeiten wie Gewichtsabnahme, körperliche Aktivierung und Einstellen des Rauchens (aktiv und fit!) bedacht werden. Erst auf dieser Grundlage kommen dann gegebenenfalls zusätzlich Blutdruck senkende Medikamente zum Einsatz.

Medikamente gegen den Bluthochdruck

Die fünf wichtigsten Gruppen von Tabletten (»Basis-Medikamente«) sind nachfolgend kurz charakterisiert.

- Betablocker (»Stressschützer«) verringern die Herzarbeit, indem der Puls (Herzschlag) sinkt, und vermindern so den Blutdruck.
- Diuretika sind Entwässerungsmedikamente, welche die Natrium- und Harnausscheidung steigern. Dadurch sinkt die Blutmenge in den Gefäßen, und der Blutdruck fällt.
- Kalzium-Antagonisten entspannen bzw. erweitern die Blutgefäße. Der Blutdruck sinkt.
- ACE-Hemmer beeinflussen das Hormonsystem von Renin und Angiotensin, das den Blutdruck hochhält. Dadurch nimmt der Blutdruck ab. In die gleiche Richtung wirken AT1-Rezeptor-Antagonisten, welche die Bindung von Angiotensin (AT) an eine seiner Bindungsstellen hemmen.
- Alpha-1-Blocker dämpfen in Gehirnzentren das System, das den Blutdruck hochhält. Die Blutgefäße erweitern sich, und der Blutdruck fällt.

Praktisch jede Form von Hypertonie lässt sich heute sehr gut behandeln. Oft ist dazu allerdings eine Kombinationstherapie mit mehreren Medikamenten notwendig. Entscheidend für eine erfolgreiche Therapie ist auch hier eine gute Selbstkontrolle durch den Patienten. Dabei haben sich strukturierte Schulungsprogramme als besonders wirkungsvoll erwiesen. Abschließend sind daher einige gängige Blutdruckmessgeräte zur Selbstmessung genannt.

Blutdruckmessgeräte zur Selbstmessung

- Blutdruckmessgeräte mit Stethoskop
  z. B. boso-ergotest (Bosch + Sohn), Hestia HS 50 (Hestia)
- Elektronische Geräte
  z. B. Blutdruck-Computer »medicus« (Bosch + Sohn), Visomat compact (Hestia)
- Blutdruckmessgeräte für das Handgelenk (sie erfordern sorgfältige Handhabung)
  z. B. visomat handy (Hestia), Blutdruck-Uhren (Nais)

Hypertonie ist nicht heilbar, sondern eine lebenslange Krankheit. Wenn man bei den Blutdruck-Selbstmessungen unter der Behandlung gute Blutdruckwerte von unter 140/85 mmHg erzielt, sollte man daher nicht den Fehler machen, die Medikamente abzusetzen, sondern vielmehr sich freuen, dass das Therapieziel erreichbar ist, und die Medikamente regelmäßig weiternehmen. Auch Blutdruck senkende Mittel können natürlich nur wirken, wenn sie eingenommen werden.

Aspirin stoppt die Makroangiopathie

Sollten sich bei Ihnen tatsächlich Schäden an den großen Blutgefäßen eingestellt haben, müssen Sie gemeinsam mit Ihrem Arzt überlegen, ob nicht die regelmäßige Einnahme von Azetylsalizylsäure (ASS, der Wirkstoff von Aspirin) empfehlenswert ist. Es hat sich nämlich gezeigt, dass eine tägliche Zufuhr von 100 bis 300 mg Aspirin das weitere Fortschreiten dieser Gefäßschäden verhindern bzw. verlangsamen kann, speziell auch bei Diabetikern.

Betablocker und Fettsenker nach Herzinfarkt

Für die Behandlung von Menschen im Anschluss an einen Herzinfarkt hat sich eine Reihe von positiven Erkenntnissen ergeben. So werden die Lebensaussichten über die nächsten Jahre durch die konsequente Einnahme von Betablockern sowie von Fettsenkern aus der Gruppe der sog. Statine ganz beträchtlich verbessert. Diabetiker profitieren davon genauso wie Nichtdiabetiker. LDL-Cholesterinwerte im Blut von zumindest unter 125, besser unter 100 mg/dl sollten in dieser Situation angestrebt werden. Mit den Statinen, welche die Cholesterin-Produktion in der Leber hemmen, ist das auch erreichbar, z.T. in Kombination mit weiteren Medikamenten. Nicht genug kann in diesem Zusammenhang auch die Bedeutung einer guten Diabeteseinstellung betont werden (unter Umständen muss auch auf Insulin umgestellt werden), aber das ist für die Leser dieses Buches wohl schon selbstverständlich.

Diabetische Netzhauterkrankung – wie wird behandelt?

Bei der Mikroangiopathie können besonders zwei Organe in Mitleidenschaft gezogen werden: Auge und Niere. Die diabetische Netzhauterkrankung, auch Retinopathie genannt, kann vom Arzt in einem recht frühen Stadium erkannt werden, da die Gefäße des Augenhintergrundes einer direkten Untersuchung mit dem Augenspiegel zugänglich sind. Wie der Augenhintergrund normalerweise aussieht, zeigt die folgende Abbildung.

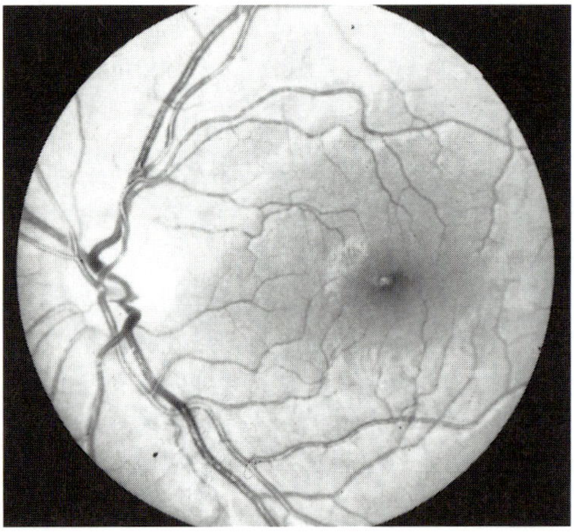

Fotografie eines normalen Augenhintergrundes. Die helle Scheibe links ist der Sehnerv, die dunkle Zone rechts die Stelle des schärfsten Sehens (»Makula«). Die Blutgefäße überziehen den Augenhintergrund wie Straßen eine Landkarte.

Bei der diabetischen Retinopathie sieht man zunächst an den Kapillaren der Netzhaut kleine Aussackungen, die sog. Mikroaneurysmen. Später können noch fettartige Ablagerungen sowie kleinste Blutungen in der Netzhaut hinzukommen (sog. »nicht proliferative Retinopathie«). Patienten mit diesen Veränderungen leiden glücklicherweise nur selten unter Sehstörungen.

Zu einem kleinen Prozentsatz verläuft die Retinopathie wesentlich schwerwiegender: Es bilden sich neue Blutgefäßchen, die Blut in das

Augeninnere austreten lassen (sog. »proliferative Retinopathie«). Bei solchen Zuckerkranken ist das Augenlicht gefährdet. Retinopathie ist also nicht gleich Retinopathie.

Behandlung mit Lichtstrahlen

Es gibt bis heute keine Medikamente, welche die Retinopathie eindeutig und wirksam eindämmen können. Aber es steht seit einigen Jahren die sog. Lichtkoagulation als Erfolg versprechende Maßnahme zur Verfügung. Es wird dabei versucht, mit Lichtstrahlen – in der Regel mit Laserstrahlen – veränderte Kapillaren am Augenhintergrund zu veröden und damit Blutungen vorzubeugen. Es besteht kein Zweifel mehr, dass dieser den Patienten wenig belastende Eingriff gute Erfolgsaussichten eröffnet. Die Durchführung ist einfach. Sie erfolgt z. T. in lokaler Betäubung und kann in der Regel ambulant vorgenommen werden.

Wichtig ist die regelmäßige weitere Überwachung des Netzhautbefunds, so dass bei Bedarf die Behandlung fortgesetzt werden kann. Wenn der Augenarzt Ihnen zu einer Lichtkoagulation rät, sollten Sie nicht zögern.

Entfernung des Glaskörpers

Schließlich kann bei dauerhaft blutig getrübtem Glaskörper des Auges dessen operative Entfernung (»Vitrektomie«) in Frage kommen, ein Verfahren, das in einem recht großen Prozentsatz der Fälle das Augenlicht wieder verbessert.

Auf Sehstörungen, die auf andere diabetesbedingte Ursachen zurückzuführen sind, kommen wir im übernächsten Kapitel zu sprechen.

Diabetische Nierenerkrankungen: Eiweiß im Harn

Ebenfalls sehr ernst zu nehmen sind die Folgen der diabetischen Mikroangiopathie an der Niere, der Nephropathie, wie man in der Fachsprache sagt.

Mikroalbuminurie wegweisend

Man hat herausgefunden, dass viele Jahre, z.B. ein Jahrzehnt, bevor schwerwiegende Störungen an den Nieren auftreten, bei gefährdeten Diabetikern bereits geringe Mengen von Eiweiß im Urin (eine sog. Mikroalbuminurie) auf das kommende Risiko hinweisen. Definiert ist die Mikroalbumiunrie als 20–200mg Albumin (= ein spezielles Eiweiß) pro Liter Urin. Allerdings erfordert der Nachweis spezielle Testmethoden, die normalen Teststreifen zum Nachweis von Eiweiß genügen nicht. Es gilt daher, diese Patienten durch entsprechende Untersuchungen frühzeitig zu erkennen. Auch die Selbsttestung mithilfe spezieller Teststreifen (z.B. Micral-Test S) macht Sinn: Man kann nämlich durch eine möglichst vollkommene Normalisierung des Blutdrucks (siehe S. 221/222) – neben einer möglichst guten Diabeteseinstellung – eine ernsthafte Verschlechterung der Nierenfunktion zumindest um Jahre hinausschieben, wenn nicht sogar noch aufhalten.

Eine Mikroalbuminurie kann auch auf generelle Veränderungen an den großen Blutgefäßen hinweisen. Patienten mit Mikroalbuminurie müssen also besonders sorgfältig auf »Herz und Nieren« (und Gefäße) untersucht und ein Bluthochdruck »aggressiv« (d.h. unter 130/80 dl/mg) behandelt werden. Besonders günstig wirkt sich diese Therapie mit den auf S. 222 genannten ACE-Hemmern aus, denen eine spezielle Schutzwirkung auf die Niere zugeschrieben wird. Die Albuminausscheidung im Urin kann sich durch kurzfristige körperliche Einflüsse (z.B. Sport, schlechte Stoffwechseleinstellung, Harnwegsinfekte, fieberhafte Erkrankungen) erhöhen. Alle Mikroalbuminuriebefunde sollten daher eingehend mit dem Arzt besprochen werden.

Eiweißverlust, Ansammlung von Gewebswasser und erhöhter Blutdruck kennzeichnen häufig die diabetische Nierenerkrankung, die in ein chronisches Nierenversagen einmünden kann. Auf die dann oft lebensrettenden und in den letzten Jahren wesentlich verbesserten Maßnahmen der Blutwäsche (Dialyse) und der Nierenverpflanzung wurde bereits hingewiesen.

Insgesamt bleibt festzustellen, dass besonders die Mikroangiopathie meist erst nach einer Reihe von Diabetesjahren, also nach 10 bis 15 Jahren, auftritt. Niemand darf sich daher in falscher Sicherheit wiegen, wenn bei einem schlecht eingestellten Diabetes bislang keine Störungen an der Niere aufgetreten sind.

Vorbeugen ist wichtiger als Heilen

Man sollte bei vorbeugenden Untersuchungen nach einer Art Vorsorgeplan (s. Merkblatt nächste Seite) verfahren, da die Frühdiagnose von Risikofaktoren ebenso wie von bereits bestehenden Gefäßveränderungen die besten Behandlungsergebnisse gewährleistet. Die Deutsche Diabetes-Gesellschaft hat dazu eigens den Gesundheitspass Diabetes entwickelt. Vorsorgeuntersuchungen werden heute schon auf vielen medizinischen Gebieten durchgeführt, zum Teil sogar vom Gesetzgeber garantiert. Manche Patienten müssen dabei erst eine psychologische Schranke überwinden, sie leben nach der Devise: »Solange keine Spätschäden ausdrücklich festgestellt worden sind, werden schon keine vorhanden sein.« Das ist ein Irrtum. Wertvolle Zeit für die Behandlung kann so verstreichen.

Halbjährlich bis jährlich sollten – falls keine komplizierenden Umstände zu öfteren Kontrollen zwingen – die Blutfette Cholesterin und Triglyzeride gemessen, der Augenhintergrund gespiegelt und die Zusammensetzung des Harns (Harnstatus einschließlich der Suche nach einer evtl. Mikroalbuminurie) sowie Harnstoff bzw. Kreatinin im Blut (als Maß für die Nierenleistung) überprüft werden. Gleiches gilt für das Kontrollieren (Inspektion) der Füße durch den Arzt. Nach 10 Diabetesjahren sollte man beim Augenspiegeln in jedem Fall auf einen halbjährlichen Rhythmus übergehen. Ebenso sind häufigere Kontrollen bei beginnender Retinopathie angebracht. Der Harnstatus ist nicht zu verwechseln mit den Harnzuckerkontrollen; der Harnstatus zeigt an, ob z. B. eine Harnwegsentzündung vorliegt oder ob – wie bereits erwähnt – Eiweiß durch die Nieren ausgeschieden wird.

Ebenfalls jährlich sollte – vor allem bei über 35 Jahre alten Patienten – ein »Gefäßstatus« erhoben werden, einschließlich EKG, Abhören der Brustorgane und Blutdruckmessung, Aufsuchen der Pulse an den Beinen und am Hals sowie eine Untersuchung des Nervensystems (Reflexe, Vibration, Mikrofilament) erfolgen. Darüber hinaus sind bei jedem Arztbesuch Blutdruckmessungen erforderlich.

Merkblatt

Untersuchungen schützen vor Folgekrankheiten

Lassen Sie folgende Untersuchungen regelmäßig durchführen, um Folgekrankheiten zu vermeiden oder frühzeitig zu erkennen. Tragen Sie die bei den Untersuchungen gemessenen Werte und die vom Arzt festgelegten Therapieziele in Ihren Diabetes-Gesundheits-Pass ein.

Bei jedem Arztbesuch:	Gewicht, Blutdruck, Blutzucker
Viertel- bis halbjährlich:	Blutzucker, HbA_{1c}-Wert, Mikroalbuminurie
	Fußinspektion
	Auch die Frage nach dem Risikofaktor Rauchen gehört zur Überwachung des möglichen Risikos von Spätfolgen.
	Halbjährliche Augenspiegelungen, wenn der Diabetes schon länger als 10 Jahre besteht.
Jährlich:	Augenärztliche Kontrolle, also Spiegelung des Augenhintergrundes
	Nierenfunktionstest; dabei wird der Blutdruck, die Ausscheidung von Eiweiß im Harn (Mikroalbuminurie) und das Kreatinin gemessen und ein Urinstatus durchgeführt.
	Untersuchung des peripheren Nervensystems, also der Nerven in Armen und Beinen inklusive eines Stimmgabeltests.
	Untersuchung der Gefäße (Gefäßstatus) einschließlich einer Doppler-Untersuchung (eine Form des Ultraschalls)
	Ruhe-EKG, ggf. Belastungs-EKG und Herz-Echo
	Blutfette (Lipidstatus): Cholesterin (HDL und LDL) und Triglyzeride; die Zielwerte werden je nach individuellem Therapieziel festgelegt.

Nervenstörungen und sonstige Begleiterscheinungen

»Sonstige« klingt nach zweitrangig, wenig bedeutungsvoll. Dies ist aber im vorliegenden Fall durchaus nicht zutreffend. Eine Reihe von wichtigen Anmerkungen für den Diabetikeralltag und für manche Sondersituationen verbirgt sich hinter der Überschrift »Nervenstörungen und sonstige Begleiterkrankungen«.

Bereits seit mehr als 200 Jahren ist in der Medizin bekannt, dass bei Zuckerkrankheit neben Schädigungen der Blutgefäße auch Störungen der Nervenfunktion auftreten. In der Fachsprache bezeichnet man diese als diabetische Neuropathie (Neuro = Nerven, pathie = Krankheit). Anfangs führte die enge Verknüpfung von Nervenstörungen mit der Zuckerkrankheit sogar zu der Annahme, dass die Zuckerkrankheit von einer Schädigung des Nervensystems ausgeht. Heute besteht natürlich kein Zweifel mehr, dass die diabetische Neuropathie die Folge einer ungenügenden Einstellung des Diabetes ist.

Wie unangenehm sich die Neuropathie mit Ameisenlaufen, Kribbeln, Brennen, extremer Berührungsempfindlichkeit, aber auch Gefühlsverlust an den Füßen und Unterschenkeln bemerkbar machen kann, wird im Kapitel über den diabetischen Fuß ab S. 235 noch eingehend erörtert. Prinzipiell aber können alle Teile des Nervensystems betroffen sein. Vereinzelt auftretende Lähmungen von Muskeln, die z.B. plötzliches Schielen bedingen, können ebenso auf die diabetische Neuropathie zurückzuführen sein wie Ausfälle des unbewussten Nervensystems, die sich in Veränderungen des normalen Herzrhythmusverhaltens, in Magenentleerungsstörungen, Blasenlähmung oder Impotenz äußern können. Auf all diese Störungen wollen wir weiter hinten eingehen, vorher aber noch einen kurzen Blick auf die Behandlungsmöglichkeiten werfen.

Verbesserte Behandlung durch gute Diabeteseinstellung

Insgesamt haben sich die Behandlungserfolge bei diabetischer Neuropathie wesentlich verbessert. Größte Bedeutung kommt einer möglichst optimalen Stoffwechseleinstellung zu. Es war eine der ersten Erfahrungen mit den Insulinpumpen, dass sich die Nervenstörungen nach Normalisierung der Blutzuckerwerte zurückbilden können. Immer ist zu überlegen, ob nicht eine Insulinbehandlung eingeleitet oder verbessert werden muss. Auch sollte unbedingt auf Alkohol und Rauchen verzichtet werden, da Alkohol und Nikotin Nervengifte sind.

Bisher stehen zur medikamentösen Behandlung vor allem Abkömmlinge von Vitaminen, insbesondere Thioctsäure (Thioctacid) zur Verfügung. Ihre Anwendung bringt in erster Linie als Infusionsbehandlung über 2 Wochen Erfolge, die im Einzelfall eindrucksvoll, allgemein aber eher begrenzt sind. Ansonsten kommen Schmerzen dämpfende Mittel wie Carbamazepin (Tegretal), Gabapentin (Neurontin), allgemein beruhigende oder echte Schmerzmittel in Frage. Weitere Medikamente sind in Erprobung. Eine Marktreife ist bisher nicht abzusehen. Manche Entwicklungen, wie z. B. die Aldose-Reduktase-Hemmer, haben aber nicht zum Ziel geführt.

Nun zu einigen der vielen Gesichter der diabetischen Nervenerkrankung im Besonderen.

Verlangsamte Magenentleerung

Die diabetische Neuropathie befällt gelegentlich auch die Eingeweide. Der Magen kann unbeweglich werden, die Speisen werden nur verlangsamt transportiert. Die Diagnose wird meist zufällig gestellt; es können aber auch Beschwerden, beispielsweise Erbrechen, auftreten. Manchmal kann diese Störung sogar für einen labilen Diabetes mitverantwortlich sein, wenn die Speisen zu lange im Magen verweilen und nur verzögert durch den Darm aufgenommen werden. Für die Magenentleerungsstörung kann Domperidon (Motilium) sehr hilfreich sein.

Durchfälle können sich im Gefolge der sehr seltenen Neuropathie des Darms entwickeln. Erst wenn der Arzt die üblichen Ursachen für das Krankheitssymptom »Durchfall« ausgeschlossen hat – wie z. B. eine Darminfektion –, darf man die Diagnose »diabetesbedingte Durchfälle« ernsthaft erwägen. Interessanterweise lassen sich diese Darmstörungen mit Antibiotika (Tetracyclin) oft sehr gut behandeln, obwohl ihnen ursprünglich keine Infektion zugrunde liegt.

Diabetische Blasenlähmung

Auch der Harnwegs- und Geschlechtstrakt kann auf verschiedene Weise neuropathisch verändert sein. Bei der diabetischen Blasenlähmung ist das hervorstechende Merkmal die anfängliche Beschwerdearmut, bevor sich das vollständige Krankheitsbild ausgeprägt hat. Die Abstände zwischen dem Wasserlassen vergrößern sich, der Harnfluss wird schwächer, es kommt zum Harnträufeln und zu dem Gefühl einer unvollständigen Blasenentleerung. Schließlich kann eine Harnsperre eintreten. Natürlich müssen andere Krankheitsursachen für diese Erscheinungen ausgeschlossen werden. Solche Patienten kommen meist gut zurecht, wenn sie die Anweisung befolgen, vierstündlich Urin zu lassen – sozusagen nach der Uhr – und durch Druck mit der Hand von außen die Blase vollständig zu entleeren.

Erektionsstörungen

Häufig treten bei zuckerkranken Männern auch Störungen der Sexualfunktion auf. Fast jeder zweite Diabetiker erlebt im Verlauf seiner Krankheit derartige Schwierigkeiten. Meist wird aus falsch verstandenem Schamgefühl der Arzt nicht zu Rate gezogen, und der Betreffende quält sich mit Komplexen und Partnerproblemen. Dabei können Erektionsstörungen oft Erfolg versprechend behandelt werden. Die gute Diabeteskontrolle bildet auch hier eine unabdingbare Voraussetzung. Als medikamentive Therapie kann auch das Medikament Viagra® (Wirkstoff: Sildenafil) in Frage kommen. Über eine Verstärkung der Durchblutung des Penis kann die Erektionsschwäche behandelt werden. Bevor Sie das verschreibungspflichtige Medikament einnehmen, sollten Sie in jedem Fall mit Ihrem Arzt sprechen, da in bestimmten Fällen Viagra gefährlich sein kann. Gegenanzeigen sind u.a. schwere Herz-Kreislauf-Krankheiten und die Einnahme von »Nitro«-Präparaten.

Positive Erfahrungen hat man auch gemacht mit verschiedenen Vakuumpumpen als Erektionshilfe und mit Einspritzungen in den Schwellkörper des männlichen Gliedes, die der Patient selbst einfach erlernen und durchführen kann. Bezüglich einer detaillierten Information und genauen Dosierung der Injektionslösung, z.B. eines »Prostaglandins« (Prostavasin), wendet man sich am besten an einen darin versierten Urologen. Mit einer Art kleinen Pipette kann Prostavasin auch in die Harnröhre, d.h. ohne Spritze, zur Auslösung einer Erektion zugeführt werden. Operative Verfahren zur Behebung der Impotenz sind jedenfalls kaum mehr nötig!

Vorübergehende Muskellähmungen

Manchmal kann die Neuropathie auch vorübergehende Lähmungen, z.B. der Gesichtsnerven, besonders der Augenmuskelnerven, sowie am Fuß den sog. Fallfuß verursachen. Diese Störungen bilden sich meist innerhalb kurzer Zeit spontan wieder zurück. Insgesamt, das sei wiederholt, sind alle Neuropathieformen, mit Ausnahme der Missempfindungen und des fehlenden Schmerzgefühls an den Beinen, recht selten.

Häufige Gallensteine

Übergewichtige Diabetiker neigen, wie alle übergewichtigen Menschen, vermehrt zur Entwicklung von Gallensteinen. Diese lassen sich heute meist sehr einfach mit der überhaupt nicht belastenden Ultraschall-Diagnostik (»Sonographie«) feststellen. Allerdings bringt die akute Gallenkolik bei Zuckerkranken häufig ernstere Probleme mit sich als bei Nichtdiabetikern; so ist beispielsweise die Komplikationsrate der Notfalloperationen wegen solcher Krankheiten viermal so hoch wie gewöhnlich. Je nach Beschwerden und Gesundheitszustand des Patienten muss daher rechtzeitig überlegt werden, was bei Gallensteinen zu tun ist, z. B. die Beseitigung durch ambulante mikrochirurgische Eingriffe (sog. minimal-invasive Verfahren).

Mastfettleber verschwindet durch Gewichtsabnahme

Oft hört man Meinungen wie »Meine Leber ist durch den Diabetes angegriffen worden«. Das stimmt nur sehr bedingt, beispielsweise bei Patienten mit einer vorübergehenden Leberverfettung infolge ungenügender Stoffwechselführung. Meist verhält sich die Sache umgekehrt. Fettleber und Zuckerkrankheit sind Ausdruck der gleichen Ursache: des Übergewichts des Patienten. Deshalb leiden so viele erwachsene Diabetiker an einer Fettleber. Hinter der früher so gebräuchlichen, schicksalhaft klingenden Bezeichnung »diabetische Fettleber« verbirgt sich nichts anderes als eine Mastfettleber. Die Gegenprobe zeigt die Richtigkeit dieser Feststellung: Magert ein übergewichtiger Diabetiker zum Normalgewicht ab, verschwindet auch die Fettleber. Dass übermäßiger Alkoholgenuss zur Leberverfettung führt, sei nachdrücklich miterwähnt.

Wie steht es aber mit der Schrumpfleber des Diabetikers und der chronischen Leberentzündung? Man weiß heute mit ziemlicher Sicherheit, dass diese Krankheiten nicht als Folge der Zuckerstoffwechselstörung aufzufassen sind, sondern umgekehrt, sie begünstigen den Ausbruch eines erblich vorgegebenen Diabetes im Sinne eines Manifestationsfaktors, wie bereits besprochen wurde.

Anfällig für Hautinfektionen und Juckreiz

Auch die Haut, in der der Diabetiker steckt, kann Probleme bereiten. Meist handelt es sich um Infektionen wie Furunkulose oder Pilzkrankheiten, deren Entwicklung durch eine schlechte Stoffwechseleinstellung mit Austrocknung der Haut gefördert wird. Es kann aber auch aufgrund der gleichen Ursache zu einem quälenden Juckreiz kommen, bei Frauen vor allem an der Scheide. An dieser Erscheinung leiden fast 50 Prozent aller Frauen bei der Entdeckung ihres Diabetes. Bei der Behandlung muss neben guter Diabeteskontrolle und den vom Arzt zu verordnenden Heilmaßnahmen eine fast übertriebene Sauberkeit im Vordergrund stehen. Noch ein Wort zu den Infektionen ganz allgemein: Bei guter Diabeteseinstellung sind zuckerkranke Menschen nicht infektionsanfälliger als andere.

Eine seltene Hautveränderung bei Diabetikern ist die sog. Necrobiosis lipoidica. Die Necrobiosis ist weder ansteckend noch besonders gefährlich. Meist im Bereich der Schienbeine, aber auch an anderen Körperstellen verdickt sich zunächst ein Hautbezirk fleischfarben und etwas höckrig. Im weiteren Verlauf wird die Hautstelle dünn und gelblich durchscheinend, umgeben von einem roten Rand kleinster Blutgefäßchen. Man sollte solche Bezirke vor Verletzungen schützen, weil Wunden in diesem Bereich nur zögernd abheilen.

Gestörte Sehkraft

Vorweg – es geht jetzt nicht um diabetische Veränderungen des Augenhintergrunds. Aber hat sich nicht schon einmal Ihr Blick vorübergehend getrübt? Bedingt durch eine Stoffwechselentgleisung können Verschiebungen im Wasser- und Salzgehalt der Augenlinse auftreten, bei erhöhten Blutzuckerwerten kann man kurzsichtiger werden. Nach erfolgter Einregulierung des Diabetes geht diese Erscheinung langsam zurück, die Patienten werden nicht selten anschließend weitsichtig. Keinesfalls sollte man sich jetzt eine neue Brille verordnen lassen! Sie würde schon nach kurzer Zeit nicht mehr passen. Zu einer vorübergehenden Weitsichtigkeit kann es auch bei Unterzuckerung kommen. Außerdem können Sehstörungen bei Hypoglykämie dadurch verursacht werden, dass das Sehen als Leistung des Gehirns vom Nachschub mit Zucker abhängig ist, der während einer Unterzuckerung nur spärlich fließt. Über all diesen Ausführungen darf man natürlich nicht übersehen, dass Diabetiker, wie jedermann, auch andere Augenkrankheiten entwickeln können. Das sollte ein Grund mehr sein, die im Vorsorgeplan (s. S. 228) vorgeschlagenen augenärztlichen Kontrollen regelmäßig wahrzunehmen.

Informiert sein baut Ängste ab

Warum haben wir die Komplikationen und Begleitkrankheiten des Diabetes mellitus so ausführlich und mit dieser Deutlichkeit dargestellt? Ganz abgesehen von dem Recht des Patienten, auch über unangenehme Dinge informiert zu werden, glauben wir, dass Sie die Anweisungen Ihres Arztes nur dann überzeugt und mit besonderer Aufmerksamkeit befolgen können, wenn Sie um die geschilderten Zusammenhänge wissen.

Die richtige Pflege diabetischer Füße

»Was hat denn die Fußpflege mit meinem Diabetes zu tun?« oder »Wollen Sie mir vielleicht auch noch vorschreiben, wann ich mir meine Füße waschen soll?« – Nicht selten werden solche oder ähnliche Antworten auf die Frage gegeben: »Haben Sie schon einmal von der richtigen Fußpflege bei Diabetes gehört?« Keine Angst, lieber Leser – wir möchten Ihnen auf keinen Fall Vorschriften machen, sondern Ihnen lediglich einige wichtige Informationen und Ratschläge zur Fußpflege erteilen. Andererseits ist gerade dieses Kapitel für wirklich alle Diabetiker wichtig, gleichgültig ob man an einem Typ-1- oder Typ-2-Diabetes leidet. So alt kann man als Diabetiker gar nicht werden, dass es nicht mehr von großer Bedeutung wäre, Schädigungen an den Füßen vorzubeugen. Langwieriges und unangenehmes Kranksein kann sonst die Folge sein: Die Füße des Diabetikers neigen, besonders nach längerer Diabetesdauer und vor allem bei hohen Blutzuckerwerten, zu Durchblutungs- und Nervenstörungen.

Wie sich Durchblutungs- und Nervenstörungen äußern

- **Durchblutungsstörungen** werden durch Schmerzen beim Gehen, z.B. in den Waden, Oberschenkeln oder in den Füßen, bemerkt. Diese Beschwerden bessern sich meist nach Stehenbleiben innerhalb von 1 bis 2 Minuten. Man spricht deshalb auch von der so genannten Schaufensterkrankheit (s. S. 220).
- **Nerven- oder Gefühlsstörungen** äußern sich durch Missempfindungen in den Beinen und Zehen. Besonders nachts und in der Wärme belästigen einen taubes Gefühl, »Ameisenlaufen«, Brennen oder stechende Schmerzen.

Gleichzeitig, und das ist wahrscheinlich weniger bekannt, geht bei den diabetischen Nervenstörungen das Gefühl für Wärme, Kälte, Schmerz und Druck verloren. Dies hat zur Folge, dass Verletzungen am Fuß oft wochenlang nicht ernst genommen werden. »Es tut doch nicht weh, also kann es auch nicht schlimm sein«, so denken leider viele Patienten. Geradezu verhängnisvoll wirkt sich das aus, wenn gleichzeitig noch die Durchblutung eingeschränkt ist.

Diabetischer Fuß – Anzeichen für Nerven- und Durchblutungsstörungen

Nervenstörungen	Durchblutungsstörungen
Kältegefühl	kalte Füße
Kribbeln	Wadenschmerzen beim Gehen
Taubheitsgefühl	Besserung durch Stehenbleiben
Ameisenlaufen	blasse oder bläuliche Haut
Schmerzen in Ruhe, speziell nachts	dünne, trockene, pergamentartige Haut
Wadenkrämpfe in Ruhe	schmerzhafte Zehenrötung
Besserung durch Gehen	schmerzhafte Wunden
trockene, rissige Haut	fehlende Fußpulse
Hornhautschwielen	
abgeschwächtes Temperatur- und Schmerzempfinden	
Schwellung	
schmerzlose Wunden	
vom Arzt gut tastbare Fußpulse	

Schauen Sie sich einmal täglich Ihre Füße an!

Bei vielen Leuten führen die Füße, im Gegensatz zu den übrigen Körperteilen, bezüglich der Pflegemaßnahmen nicht selten ein bedauerliches »Stiefkinddasein«. Nun wird der eine oder andere denken, so etwas kann mir nicht passieren! An Hand einiger Beispiele kann man aber unschwer sehen, wie schnell es manchmal zu Problemen kommen kann.

Wanderer oder Bergsteiger werden sicher zustimmen, dass es gerade bei ausgedehnten Spaziergängen oder Bergtouren mit ungeeignetem oder schlecht passendem Schuhwerk schnell zu Blasen an den Füßen kommen kann. Diabetiker mit Gefühlsstörungen an den Füßen bemerken diese Verletzungen evtl. erst am Abend beim Schuhe- bzw. Strümpfeausziehen – durch Zufall –, es hat ja nichts weh getan! Das Gleiche kann bei einem Besuch im Theater oder einer Tanzveranstaltung passieren – welche Frau verzichtet schon gerne auf elegantes, wenn auch nicht immer bequemes oder modernes Schuhwerk? Sportler, z. B. Fußball- oder Tennisspieler, Skifahren, Jogger etc., sollten nach ihren »Aktivitäten« immer die Füße auf Verletzungen (Risse oder Blasen) untersuchen, um spätere Komplikationen zu vermeiden.

Sollten Sie zu dem Personenkreis gehören, der berufsbedingt zum Tragen von speziellem Schuhwerk, z. B. Gummistiefel, Gummischuhe, feste Lederschuhe (»Knobelbecher«), verpflichtet ist, gehört die Inspektion der Füße durch den Arzt zu den regelmäßig erforderlichen Untersuchungen. Darüber hinaus ist für jeden Diabetiker wichtig, einmal täglich seine Füße sorgfältig zu betrachten!

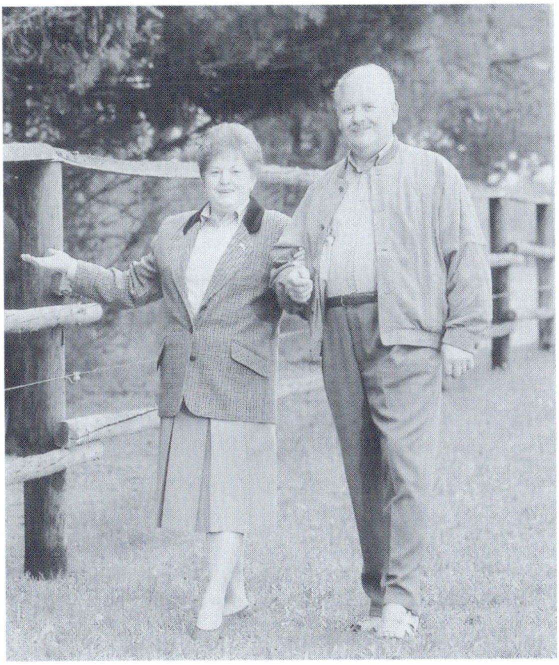

Kontrollieren Sie nach jedem Spaziergang, ob Sie sich Blasen gelaufen haben.

Wie kann man Fußverletzungen vorbeugen?

- Wechseln Sie täglich Ihre Socken oder Strümpfe. Achten Sie auf deren hohen Naturfasergehalt (z. B. Baumwolle), außerdem sollten sie zur Desinfektion bei mindestens 60 Grad gewaschen werden.
- Beim Schuhkauf sollten Sie auf breite, nicht zu flache, aber auch nicht zu hohe Schuhe achten. Ihr »Schuhwerk« soll bequem und nicht zu eng sein. Am besten kaufen Sie Schuhe nachmittags, wenn die Füße etwas angeschwollen sind. Neue Schuhe sollten zunächst nur stundenweise getragen werden, damit sie sich allmählich Ihrer Fußform anpassen können.

- Das Material sollte vorwiegend aus Leder und stabil sein (Sohlen möglichst fußgepolstert). Gummi- und Turnschuhe steigern die Neigung zu Fußschweiß. Wander-, Berg- und Skischuhe stets zu Hause zur Probe tragen. Allen Sportlern sei ganz besondere Sorgfalt beim Schuhkauf empfohlen.

- Bei sportlicher Betätigung werden die Füße stärker belastet. Nehmen Sie sich also genügend Zeit, die richtigen Schuhe zu finden, denn die Freizeitgestaltung sollte zum Vergnügen und nicht zur Qual werden! Abgetragene Schuhe gehören auf den Müll! Auch sollten Sie Ihre Schuhe stets innen mit der Hand auf Unebenheiten überprüfen, um Verletzungen zu vermeiden (Nägel, Steinchen, loses Futter usw.).

- Bei Fußdeformierungen (wie Hammerzehen, Überbein etc.) evtl. orthopädische Schuhe, bei Spreizfuß und Plattfuß frühzeitig angepasste Einlagen tragen.

- Nicht barfuß laufen, insbesondere nicht in Hallenbädern und Hotelzimmern; es besteht die Gefahr einer Fußpilzinfektion. Am Strand besteht durch herumliegende Glasscherben, Seeigel, zerbrochene Muschelteile, spitze Steine etc. Verletzungsgefahr mit nachfolgender Infektion. Patienten mit bereits nachgewiesenen Nerven- oder Durchblutungsstörungen sollten diesen Punkt zu 100 Prozent befolgen.

- Tägliche Fußgymnastik und regelmäßige Bewegung fördern die Durchblutung, z.B. Zehenstände, Zehengreifübungen, Fußkreisen, Trockenradfahren im Liegen usw. Eine Anleitung zur Fußgymnastik finden Sie ab Seite 241.

- Bei Behandlung durch die Fußpflegerin unbedingt auf den Diabetes hinweisen.

- Sie können die Sensibilität und Druckempfindlichkeit durch den Mikrofilamenttest selbst messen. Das Mikrofilament (eine Art langer Borste) ist in jeder Apotheke erhältlich.

Fußpflege – so machen Sie es richtig

Sie sollten – wie bereits erwähnt – täglich die Füße auf jegliche Veränderung hin ansehen, insbesondere die Zehenzwischenräume und die Fußsohlen betrachten. Benützen Sie dazu notfalls einen Spiegel! Oder bitten Sie einen Angehörigen. Bei der täglichen bzw. wöchentlichen Fußpflege gehen Sie in folgenden Schritten vor:

- Waschen Sie die Füße täglich mit lauwarmem (ca. 37°) Seifenwasser, aber höchstens 3 Minuten, damit die Haut nicht zu sehr aufweicht. Prüfen Sie bei Gefühlsstörung an den Füßen vor dem Fußbad die Wassertemperatur mit dem Ellenbogen oder einem Thermometer.
- Die Füße gut trocknen, besonders zwischen den Zehen. Verwenden Sie am besten ein weiches Handtuch, damit die Haut durch das Trockenreiben nicht verletzt wird.
- Die Hornhaut kann durch Abreiben mit Bimsstein oder mit einem batteriebetriebenen Hornhautrubbel (z. B. Pedibelle oder Hestia pedial) entfernt werden.
- Hornhautpartien (Ferse und Sohle) mit sehr fetthaltiger Creme oder Salbe einreiben, um Risse zu vermeiden. Diese Salben aber nicht zwischen die Zehen oder auf wunde Stellen bringen.
- Die Fußnägel gerade abzwicken und mit einer stumpfen Nagelfeile gerade abfeilen und nur so weit kürzen, dass sie mit dem Zehenrand abschließen. Ein Einwachsen der Fußnägel lässt sich so vermeiden.

Bei allen Veränderungen wie Blasen- oder Hühneraugenbildung, Geschwüren – ob schmerzhaft oder nicht –, Rötungen, Schwellungen, Einrissen, Hautabschilferungen – besonders zwischen den Zehen (Pilzinfektion) – sofort zum Arzt gehen. Nehmen Sie alle Veränderungen an Ihren Füßen sehr ernst!

Was Sie Ihren Füßen nicht zumuten sollten

Um Verletzungen und Infektionen zu vermeiden, sollten Sie auf folgende Punkte möglichst verzichten:

- Die Benutzung von Gegenständen, mit denen man sich leicht verletzen kann. Dazu gehören: spitze Scheren, Nagelhautscheren, Hornhauthobel und Rasierklingen.
- Zu heiße Fußbäder, Wärmflaschen und Heizkissen. Wechselbäder nur nach Rücksprache mit dem Arzt anwenden.
- Einengende Socken, Strumpfbänder und stramme Verbände – sie stören die Durchblutung.
- Intensive Sonnenbäder, die zu Sonnenbrand führen.
- Hühneraugenpflaster und andere Pflasterverbände. Sie können sich zu einem Infektionsherd entwickeln.
- Feuchte Umschläge und Salbenverbände bei Wunden, sofern sie nicht vom Arzt verordnet wurden.
- Verletzungen, gleichgültig welcher Art, die nicht ernst genommen und nicht von einem Arzt behandelt werden.

Was kann Ihr Arzt vorbeugend untersuchen?

- Er kann durch Tasten der Fußpulse die Durchblutung prüfen.
- Er kann mit der Stimmgabel, dem Mikrofilament und dem Reflexhammer die Fußnerven prüfen.
- Er sollte regelmäßig Ihre Füße auf Veränderungen kontrollieren.
- Er kann durch eine Pedografie (Messung der Druckverteilung bzw. -belastung des Fußes) abklären, ob auf Grund von Nervenveränderungen eine Fehlbelastung im Fußsohlenbereich vorliegt, die behandelt werden muss.

Auch Gefäße können trainiert werden

Diabetiker, die an Durchblutungsstörungen leiden, sollten durch entsprechende Übungen den Blutkreislauf in den Beinen trainieren. Solche Patienten kann man oft schon aufgrund ihrer typischen Beschwerden erkennen: Sie müssen beim Spaziergang alle 300 oder 400 Meter stehen bleiben und betrachten dann – bis der Schmerz schwindet – ein Schaufenster (»Schaufensterkrankheit«, s. a. S. 220). Nicht durchgeführt werden dürfen die Übungen in unserem kleinen Fußgymnastikprogramm ab Seite 241, wenn bereits eine Gangrän oder schon in Ruhe durchblutungsbedingte Schmerzen in der Wade oder im Oberschenkel bestehen. Sofort unterbrochen werden müssen sie, falls dabei Schmerzen auftreten.

Exkurs

Kleine Fußgymnastik für Diabetiker – turnen Sie Ihre Füße fit

Planen Sie jeden Abend etwa 15 Minuten für Ihre Fußgymnastik ein. Sollten Schmerzen auftreten, unterbrechen Sie sofort die Übungen und konsultieren Sie Ihren Arzt.

Jede Übung 10x

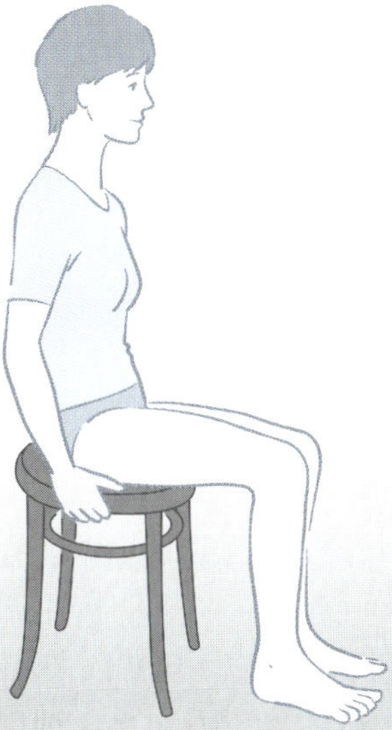

Ausgangsstellung

Sie sitzen aufrecht auf einem Stuhl oder auf einem Hocker

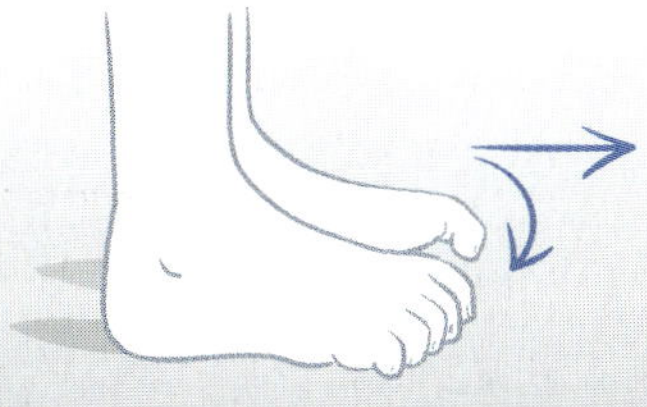

Übung 1

Zehen krallen und wieder strecken

Die Übungen sind dem Buch »Wie behandle ich meinen Diabetes – für Diabetiker, die nicht Insulin spritzen« der Autoren V. Jörgens, P. Kronsbein und M. Berger, Verlag Kirchheim, Mainz, 1984, entnommen.

Übung 2

Abwechselnd Vorfuß und Ferse anheben

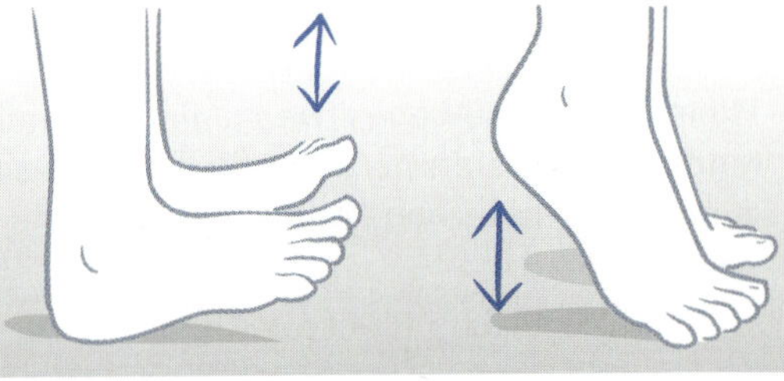

Übung 3

1. Füße anheben
2. Vorfüße nach außen kreisen lassen

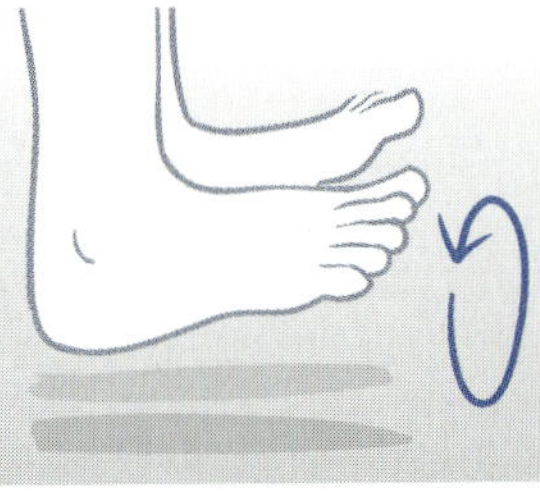

Übung 4

Fersen nach außen kreisen lassen

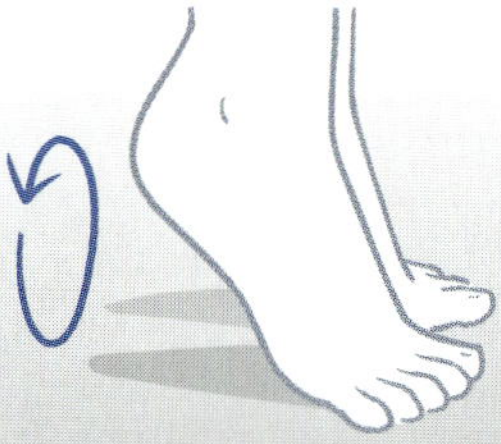

Übung 5 (je Bein 10x)

1. Knie anheben
2. Bein strecken
3. Fuß strecken
4. Kniegelenk beugen
5. Fuß wieder aufsetzen

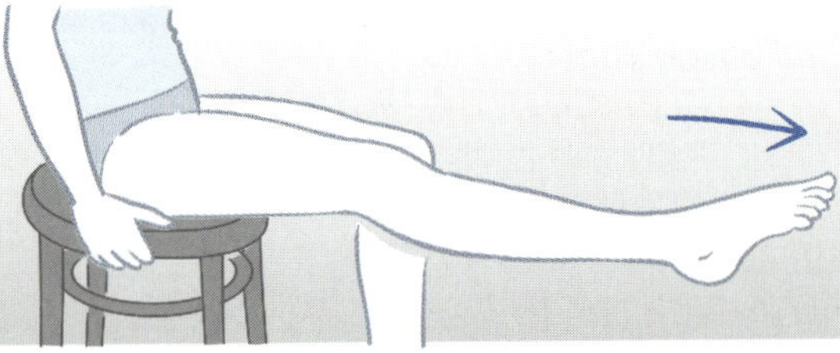

Übung 6 (je Bein 10x)

1. Bein gestreckt heben
2. Fußspitze zur Nase zeigen lassen
3. Ferse auf den Boden

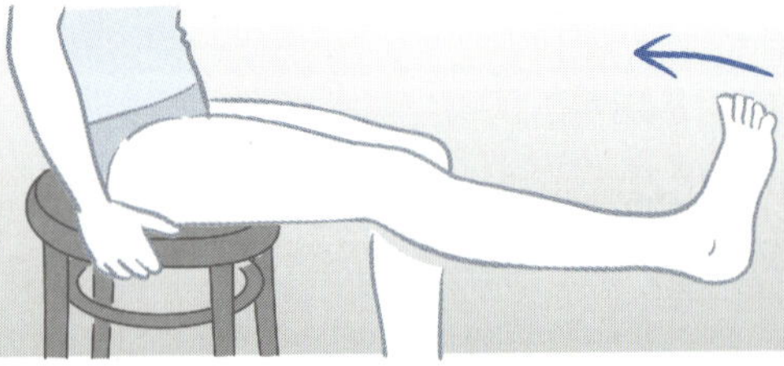

Übung 7

wie Übung 6,
aber mit beiden Beinen

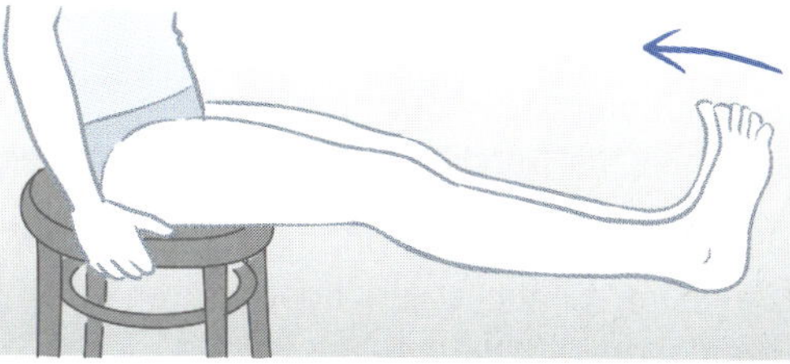

Übung 8

1. Beide Beine gestreckt in der Luft halten
2. Füße im Sprunggelenk strecken und beugen

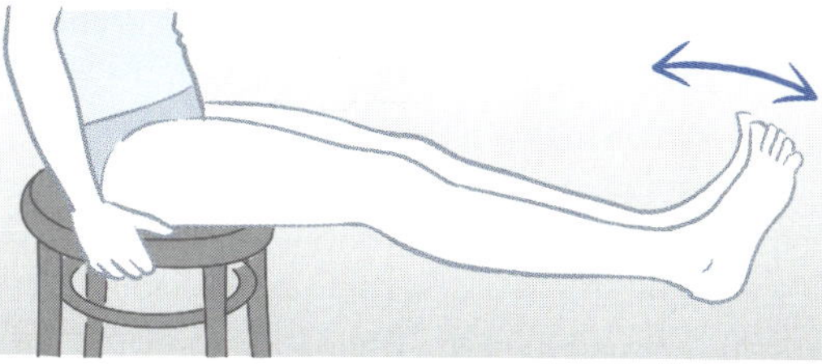

Übung 9 (je Bein 10x)

1. Bein gestreckt anheben
2. Fuß im Sprunggelenk kreisen lassen (10x links herum, 10x rechts herum)

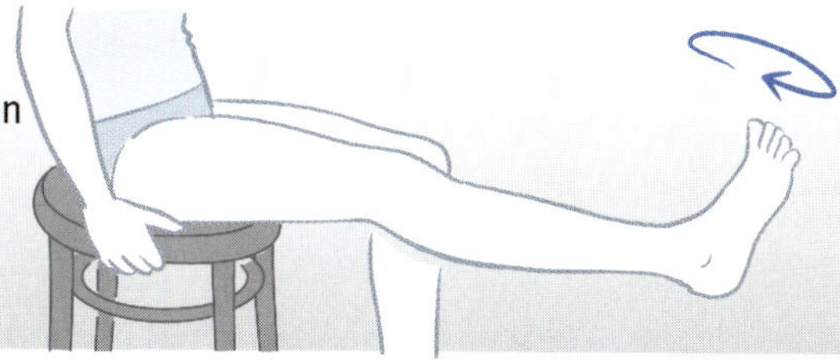

Übung 10 (1x)

1. Mit beiden Beinen eine Zeitungsseite zerknüllen, wieder glattstreichen, dann zerreißen
2. Schnipsel mit den Füßen auf eine zweite Zeitungsseite legen
3. Alles mit den Füßen zu einem Ball zusammenpacken

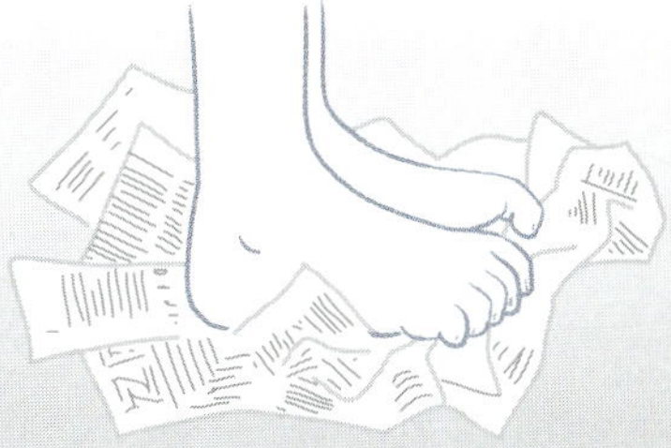

Gehübungen

Gehübungen können bei Patienten mit einer »Schaufensterkrankheit« sehr wirksam sein. Zunächst wird die schmerzfreie Wegstrecke unter Standardbedingungen, d. h. ein Doppelschritt pro Sekunde, ausgemessen. Zum Training werden dann zwei Drittel dieser Strecke unter gleichen Bedingungen mehrmals hintereinander sowie einige Male täglich zurückgelegt. Oft lässt sich schon nach 8-tägigem Training eine deutliche Verlängerung der schmerzfreien Wegstrecke feststellen; die Trainingsstrecke wird dann entsprechend angepasst.

Exkurs

Rollübung nach Ratschow

Die Rollübung nach Ratschow gehört zu den bekanntesten Übungen zur Steigerung der Durchblutung der Füße und der Beine.

1. Im Bett oder auf einer Übungsmatte auf den Rücken legen.
2. Beine mit möglichst durchgedrückten Knien senkrecht hochstrecken – die Hände halten die Beine fest.
3. Füße aus den Fußgelenken heraus drehen (rollen); Geschwindigkeit: 1 Umdrehung in 2 Sekunden.
4. 2 Minuten lang die Füße rollen.
5. Aufsetzen und die Füße 2 Minuten lang herabhängen lassen.
6. Übungsablauf wiederholen, 20 Minuten am Stück üben.
7. Abschließend etwas umhergehen.
8. Im Tagesverlauf die Übungssequenzen wiederholen.

a

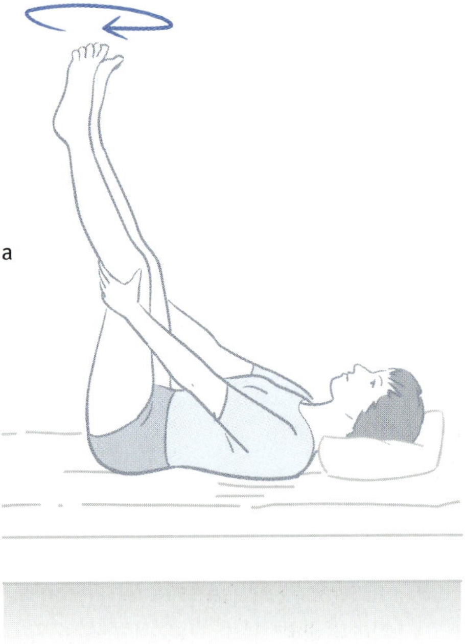

b

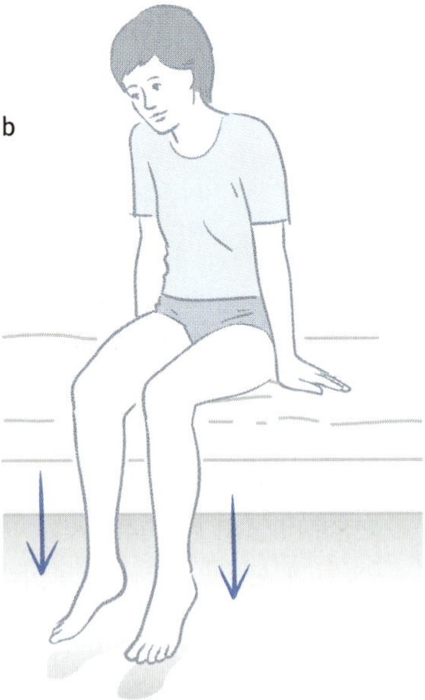

Der kranke Diabetiker

»Bedingt gesund« – so bezeichnet man gemeinhin den Zustand, in dem Diabetiker leben. Was aber ist mit dem Diabetes, wenn Diabetiker, wie alle Menschen irgendwann einmal, eine andere Krankheit bekommen? Wie sollen sie sich z. B. mit dem Insulinspritzen verhalten, wenn sie infolge einer Halsentzündung oder einer Magen-Darm-Verstimmung nur wenig essen können? Haben die verordneten Medikamente einen Einfluss auf den Diabetes oder auf die Harnzuckerkontrollen? Was ist zu beachten, wenn man ins Krankenhaus muss? Auf solche Fragen soll dieses Kapitel Antwort geben.

Insulin niemals weglassen – Dosis bei Krankheit anpassen

Vielleicht haben Sie schon die Erfahrung gemacht, dass sich bei Krankheit der Insulinbedarf verändert. Besonders bei fieberhaften Infekten kann der Insulinbedarf enorm ansteigen. Wenn Ihre Blutzuckerwerte höher sind als sonst, brauchen Sie mehr Insulin. In jedem Fall ist es verkehrt, die Insulinspritze oder die Blutzucker senkenden Tabletten in der Annahme wegzulassen, man brauche diese Medikamente nicht, da man ja fast nichts esse. Auch der hungernde Organismus benötigt eine gewisse Menge an Insulin, sonst entsteht ein diabetisches Koma (s. S. 181 ff.). Ebenso ist es nicht ratsam, die gleiche Insulin- oder Tablettendosis wie bisher zu sich zu nehmen, ohne vorher den Stoffwechsel zu überprüfen. Die Dosis kann zu groß (s. Beispiele auf den nächsten Seiten, Fall 1), zu gering (Fall 2) oder sogar richtig (Fall 3) sein.

Tipp:

Bei Krankheit/Fieber und Infekten regelmäßig, möglichst alle 2–3 Stunden, Blutzucker und Azeton testen.

Sind Ihre Blutzuckerwerte erhöht, aber Sie haben keine Azetonausscheidung, sollten Sie ca. 10–20% mehr Insulin spritzen. Erhöhen Sie deshalb alle Ihre Insulindosen so lange, bis Ihr Blutzucker annähernd im Zielbereich liegt. Sobald die Krankheit abklingt, sollten Sie wieder relativ auf Ihre ursprünglichen Insulinmengen zurückgehen.

Extra-Tipp:

Sollten sich Ihre Blutzuckerwerte drastisch verschlechtern und eine Azetonausscheidung auftreten, ist es ratsam, wenn Sie eine intensivierte Insulintherapie durchführen. Gehen Sie dabei nach dem auf Seite 184 abgedruckten Schema vor.

Geht es Ihnen zunehmend schlechter, sind Sie sehr müde bzw. schläfrig und sind Sie eventuell sogar allein, sollten Sie Ihren Arzt oder Ihr Diabeteszentrum um Hilfe bitten.

Was tun bei Brechdurchfall?

Wenn Ihnen ein Infekt das Essen unmöglich macht, dürfen Sie keinesfalls das Insulin ganz weglassen. Es besteht sonst die Gefahr einer Stoffwechselentgleisung. Auch in dieser Situation gilt die engmaschige Kontrolle (alle 2–3 Stunden) von Blutzucker und Azeton.

Für Patienten mit intensivierter Insulintherapie

Sind die Blutzuckerwerte normal bzw. nur leicht erhöht, so ist folgendes Vorgehen empfehlenswert:

- Spritzen Sie zunächst nur das Verzögerungsinsulin.
- Blutzuckerkorrekturen:
  - mit Normalinsulin alle 3–4 Stunden,
  - bei Verwendung von einem kurz wirksamen Sprintinsulin alle 2–3 Stunden.
- Sobald es wieder möglich ist – langsamer Kostaufbau. Bei Unsicherheit, ob Sie die Nahrung bei sich behalten, spritzen Sie das Essensinsulin lieber 1–2 Stunden nach der Mahlzeit.

Für Patienten mit Mischinsulinen

Sind die Blutzuckerwerte normal bzw. nur leicht erhöht, so ist folgendes Vorgehen empfehlenswert:

- Spritzen Sie nur ca. 30–50% der sonst üblichen Insulinmengen.
- Verständigen Sie Ihren Arzt – wenn sich die Stoffwechsellage verschlechtert.

Beispiele

Fall 1: Nachspritzen bei höheren Blutzuckerwerten

Der Patient leidet unter Übelkeit und Erbrechen, womöglich zusammen mit Durchfällen, oder an einer Halsentzündung oder – allgemeiner ausgedrückt – an einem fieberhaften Infekt. Die Urinproben für Azeton fallen stark positiv aus, durchgeführte Blutzuckermessungen zeigen Werte über 300 mg%. In dieser Situation muss die gleiche Insulindosis zuzüglich 10 Prozent der Insulintagesdosis (also z. B. bei 40 E Tagesdosis 4 E extra) gespritzt bzw. die gleiche Tablettenmenge eingenommen werden wie an anderen Tagen auch, obwohl man nur wenig Nahrung zuführt. Anschließend müssen die Harnuntersuchungen auf Azeton jedesmal durchgeführt werden, wenn der Patient Wasser lässt, am besten komplettiert durch dreistündliche Blutzuckermessungen. Der Arzt ist unbedingt zu verständigen. Nur wer keinen Arzt oder kein Krankenhaus erreichen kann, darf bzw. muss selbstständig handeln, wenn nach 3 Stunden bei den Stoffwechselkontrollen noch keine Besserung der Ergebnisse eingetreten ist. Es werden jetzt 4 bis 6 E Normal- bzw. Sprintinsulin (ca. 10 bis 15 Prozent der Insulingesamttagesdosis), also schnell wirksames Insulin, nachgespritzt. Das ist auch für Patienten gültig, die normalerweise mit Diät und Blutzucker senkenden Tabletten eingestellt sind, falls sofort eine Möglichkeit zur Insulininjektion besteht. Hat sich nach weiteren 2 Stunden an den Befunden nichts geändert, spritzt man nochmals die gleiche Insulinmenge. Danach wartet man 3 Stunden und injiziert, falls auch dann keine Besserung eingetreten ist, weitere 8 bis 12 E Normalinsulin. Gegebenenfalls wird diese Maßnahme nach weiteren 3 Stunden wiederholt. Sinkt dagegen der Blutzucker auf Werte von 180 mg% und darunter und das Harnazeton verschwindet, darf kein Normalinsulin mehr gegeben werden. Jetzt sollten 2 BE gegessen werden, am besten 1 Banane.

In jedem Fall ist es vorteilhaft, in kleineren Portionen Wasser oder Tee zu trinken, pro Stunde mindestens einen halben Liter. Wenn es der Magen erlaubt, sollte Haferschleim oder Haferbrei gegessen werden. Auch wenn damit die akute Notfallsituation behoben ist, darf man nicht vergessen, die üblichen Insulinmengen zu spritzen. Ähnlich verhält es sich mit der Tabletteneinnahme.

Solche Regeln können natürlich nur Anhaltspunkte liefern; die ärztliche Hilfe können und wollen sie keinesfalls ersetzen. Versuchen Sie daher rechtzeitig, ärztliche Hilfe zu erhalten. Bedenken Sie auch, dass Übelkeit und Erbrechen ein diabetisches Koma ankündigen können. Vergewissern Sie sich also nochmals über die einschlägigen Erscheinungen dieser schweren Komplikation im Kapitel »Wann wird es gefährlich« bzw. in den Innenseiten des Buchumschlages.

Fall 2: Normale bis niedrige Blutzuckerwerte

Der Patient leidet an ähnlichen Krankheitserscheinungen wie in Fall 1. Aber, und das ist der entscheidende Unterschied, die gemessenen Blutzuckerwerte liegen um 100 mg% oder deutlich darunter. Daher sollte die Insulin- oder Tablettendosis auf drei Viertel bis zwei Drittel der sonst üblichen Menge verringert werden. Die Nahrung, vor allem die Kohlenhydrate, sollte in kleinen Mengen als Tee mit Zwieback oder als Haferschleim eingenommen werden. Stellt sich trotzdem eine Unterzuckerung ein, darf Tee mit Traubenzucker getrunken werden. Auch in diesem Fall müssen die Blutzuckerwerte häufig kontrolliert werden, damit man sieht, ob man die Medikamentendosis nicht zu weit herabgesetzt hat und deshalb zum nächsten fälligen Zeitpunkt die Menge ein wenig erhöhen muss.

Fall 3: Leicht erhöhte Blutzuckerwerte

Die Situation ist dem Fall 2 sehr ähnlich. Allerdings besteht eine geringfügige Harnzuckerausscheidung, gemessene Blutzuckerwerte liegen bei 150 bis 200 mg%. Man ändert daher die gewöhnliche Insulin- oder Tablettendosis nicht. Ansonsten verfährt man wie in Fall 2.

Tipps für die Kohlenhydratzufuhr bei Brechdurchfall

- Coca Cola (keine Cola light) schluckweise trinken; schlagen Sie jedoch vorher die Kohlensäure heraus. Colagetränke stoppen den Brechreiz. 100 ml Cola entspricht 1 BE.
- Salzstangen knabbern. Sie gleichen den Salzverlust aus. 15 g entsprechen 1 BE (ca. 15–20 Stück).
- Tee mit Traubenzucker schluckweise trinken. Pro Tasse 2 gehäufte Teelöffel Traubenzucker (10 g) und eine Prise Salz.
- Elektrolytmischungen (Elotrans oder Oralpädon).
- Zwieback, 2 Stück entsprechen 1 BE.
- Banane, ½ Banane entspricht 1 BE.
- Haferflocken, 2 Esslöffel entsprechen 1 BE.
- Geriebener Apfel, 100 g entsprechen 1 BE.

Meistens dauert der typische Durchfall bei Reisen in südliche Länder 2–3 Tage. Nehmen Sie eine gut sortierte Reiseapotheke mit. Tritt nach 3 Tagen keine Besserung ein, sollten Sie einen Arzt aufsuchen.

Welche anderen Medikamente beeinflussen den Blutzucker?

Wenn zusätzlich zur Diabetesbehandlung weitere Medikamente eingenommen werden müssen, lohnt es sich, zu überlegen, ob damit nicht die Blutzuckerwerte auf irgendeine Weise beeinträchtigt werden. Dass vor allem Kortison und seine Abkömmlinge, aber auch manche Harn treibende bzw. Blutdruck senkende Mittel sowie die Antibabypille den Zuckerstoffwechsel belasten, wurde bereits erwähnt. Die Diabeteseinstellung ist deshalb an die veränderten Gegebenheiten anzupassen. Ähnliches kann unter Umständen auch für Patienten gelten, die mit einem Nikotinsäurepräparat oder mit Indometacin, einem Mittel gegen rheumatische Gelenkschmerzen, behandelt werden. Die örtliche Anwendung von Kortison, z. B. als Salbe, beeinflusst – wie schon früher erwähnt – die Qualität der Stoffwechseleinstellung nicht. Dagegen können so harmlos erscheinende Medikamente wie Stärkungs- und Kräftigungsmittel oder Hustensäfte reinen Zucker enthalten, der natürlich auch in dieser Form für den Diabetiker nicht zuträglich ist.

Einige Medikamente steigern die Wirkung der Blutzucker senkenden Tabletten vom Typ der Sulfonylharnstoffe, indem sie deren Ausscheidung durch die Niere verzögern oder im übrigen Körper mit diesen in eine Wechselbeziehung treten. Auf diese Weise können Hypoglykämien (s. Kapitel: »Hypoglykämie: Wenn der Zucker zu tief absinkt«, ab S. 197) entstehen. Zu dieser Gruppe von Medikamenten zählen Blut verdünnende Substanzen wie Marcumar, ferner verschiedene Rheuma-Medikamente, Sulfonamide, Salizylate (in vielen Schmerz- und Fiebertabletten enthalten) sowie Pyrazolone (ebenfalls oft in Fieber senkenden Tabletten zu finden).

Verfälschte Harnzuckerergebnisse durch Medikamente

Alle Bestimmungsmethoden für Zucker im Urin können durch Medikamente gestört werden, die zur Behandlung der akuten Krankheit verabreicht werden. So können z. B. Teststreifen und Teststäbchen ein falschnegatives Resultat anzeigen, wenn Vitamin C eingenommen wird und dessen Gehalt im Urin sehr hoch ist.

Wenn man ins Krankenhaus muss

Was aber soll alles beachtet werden, wenn ein Diabetiker ins Krankenhaus muss? Meist geht es dabei nicht ohne Aufregungen ab. Man ist gar nicht vorbereitet auf alles, was einen bei der Einlieferung erwartet. Man vergisst, dem Arzt im Krankenhaus Dinge mitzuteilen, die dieser eigentlich erfahren sollte. Der Diabetikerausweis mit den regelmäßig eingetragenen ärztlichen Befunden, der Gesundheitspass Diabetes sowie die Aufzeichnungen über die eigenen häuslichen Selbstkontrollen sind deswegen unbedingt mitzubringen. Es empfiehlt sich, auch am Morgen der Krankenhausaufnahme die übliche Menge Insulin zu spritzen oder die übliche Zahl Tabletten einzunehmen und zu frühstücken, es sei denn, dass mit den Ärzten im Krankenhaus ausdrücklich etwas anderes vereinbart worden ist.

Außerdem: Blutzuckermessgerät, Teststreifen, Insulinpens etc. mitnehmen!

Tipp: Wenn Sie dazu in der Lage sind, sollten Sie auch im Krankenhaus Ihre Diabetesbehandlung (Selbstkontrolle, Injektionen) wie gewohnt selbst weiterführen.

Zu einigen Fragen, die mit Sicherheit im Krankenhaus gestellt werden, sollte man sich bereits zu Hause Notizen machen. Dazu gehören:

- Wie lange besteht die Zuckerkrankheit?
- Wie wurde sie bisher behandelt? Diät? Insulin- oder Tablettendosis?
- Andere Medikamente? Wofür?
- Frühere Krankenhausaufenthalte? Weshalb? Liegen darüber evtl. Arztberichte vor?
- Grund für die jetzige Krankenhauseinweisung?
- Seit wann bestehen die jetzigen Beschwerden? Wie wurden sie bisher behandelt?
- Ferner sind alle Hinweise wichtig, die Rückschlüsse auf womöglich bereits vorhandene Diabeteskomplikationen ziehen lassen, also z. B. das Ergebnis der letzten augenärztlichen Untersuchung oder des EKG. Wie hoch ist der Blutdruck? Präzise Angaben zu diesen Fragen können das Anlaufen der richtigen Behandlung wesentlich beschleunigen und sogar den Krankenhausaufenthalt verkürzen.

Gut eingestellter Diabetes – kein Hindernis für eine Operation

»Ob ich denn als Diabetiker überhaupt operiert werden kann?« haben sich schon manche Patienten gefragt. Keine Angst! Gut vorbereitete Diabetiker können genauso operiert werden wie Nichtdiabetiker in der gleichen Situation!

Allerdings sollten die Ärzte Erfahrung haben im Umgang mit Problemen der Stoffwechselführung. In der Regel sollte ein Internist als Konsiliararzt, also als beratender Arzt, die Diabetesüberwachung übernehmen. Diese Voraussetzungen sind vor allem in größeren Krankenhäusern gegeben. Und natürlich sollten Sie selbst Ihr Wissen bei der Stoffwechselführung Ihres Diabetes miteinbringen, Blutzuckerkontrollen durchführen, mit dem Narkosearzt die Insulintherapie im Zusammenhang mit der Operation besprechen etc.

Wissenswertes und Praktisches in Kurzform

Dieses Kapitel fasst für Typ-2-Diabetiker in 5 bzw. 6 Lerneinheiten das Wichtigste in Frage und Antwort zusammen. Das beginnt bei den notwendigen Selbstkontrollen, setzt sich fort mit der richtigen Durchführung der Ernährung und der sachgemäßen Vorsorge für die Füße und hört auch bei der sinnvollen Verwendung des Blutzucker senkenden Tabletten noch nicht auf. Für Typ-2-Diabetiker mit Insulinbehandlung ist ein spezieller Insulin-Abschnitt angefügt. Natürlich sollte das Ganze dann in den entsprechenden Kapiteln dieses Buches – evtl. zusammen mit den Angehörigen – vertieft werden.

1. Schulungseinheit

Was ist Diabetes mellitus?

Was ist Diabetes mellitus?
Warum habe ich Typ-2-Diabetes?
Was ist ein normaler Blutzucker?
Was ist ein erhöhter Blutzucker?
Was ist Insulin?
Wie wirkt Insulin?
Was bewirkt eine Gewichtsabnahme?
Wie wirkt körperliche Bewegung?
Wie wirken Blutzucker senkende Tabletten?
Wann muss man Insulin spritzen?
Welche Formen des Typ-2-Diabetes gibt es?

❓ Was ist Diabetes mellitus?

Diabetes wird verursacht durch einen Mangel an (körpereigenem) Insulin bzw. eine mangelnde Wirkung des vorhandenen Insulins. Dadurch kommt es zu einer Störung des Stoffwechsels mit einer Erhöhung des Blutzuckers.

❓ Warum habe ich Typ-2-Diabetes?

Diese Form des Diabetes tritt erst bei Erwachsenen über 40 Jahren auf, die in der Regel erblich stark vorbelastet sind. Dabei produziert die Bauchspeicheldrüse zwar noch Insulin, aber es wird nur verzögert abgegeben und kommt zudem nicht richtig zur Wirkung. Mit steigendem Körpergewicht erschöpfen sich die Insulin bildenden Zellen vorzeitig, bei stark übergewichtigen Patienten sogar besonders schnell. Übergewicht begünstigt also das Auftreten von Typ-2-Diabetes.

Was ist ein normaler Blutzucker?

Jeder Mensch hat Blutzucker. Normalerweise beträgt er im Nüchternzustand zwischen 60 und 100 mg% und steigt nach dem Essen nicht über 140 mg% an.

Was ist ein erhöhter Blutzucker?

Beim unbehandelten Diabetiker liegen die Blutzuckerwerte deutlich höher: meist über 200 mg%, nicht selten bei 300 bis 400 mg%. Denn wegen des Insulinmangels können die Kohlenhydrate (der Traubenzucker) aus dem Blut nicht in die Körperzellen (Muskel, Fett) hineingelangen und der Blutzucker steigt an. Die überhöhten Blutzuckerwerte nennt man Hyperglykämie.

Was ist Insulin?

Insulin ist ein Hormon, das in der Bauchspeicheldrüse gebildet wird. Es wird in die Blutbahn abgegeben, wenn der Blutzucker ansteigt. Insulin fehlt beim Diabetiker bzw. es kommt nicht richtig zur Wirkung.

Wie wirkt Insulin?

1. Insulin senkt den Blutzucker.
2. Insulin ist entscheidend für den Aufbau von Körpersubstanz, speziell von Fettgewebe.
3. Wenn Insulin fehlt bzw. wenn es nicht richtig zur Wirkung kommt – wie bei übergewichtigen Diabetikern –, steigt der Blutzucker an.

Was bewirkt eine Gewichtsabnahme?

Eine Gewichtsabnahme ist bei vielen übergewichtigen Typ-2-Diabetikern die wichtigste Maßnahme zur Senkung des Blutzuckers überhaupt. Durch die Verringerung des Fettgewebes wird der Körper wieder wesentlich empfindlicher gegenüber dem noch vorhandenen Insulin, so dass dann praktisch normale Blutzuckerwerte erreicht werden können. Auf diese Weise lässt sich Diabetes mehr oder weniger zum »Verschwinden« bringen. Blutzucker senkende Tabletten können das nicht! Allerdings kann sich bei einer erneuten Gewichtszunahme der Diabetes – genauso regelhaft – wieder verschlimmern.

Wie wirkt körperliche Bewegung?

Regelmäßige körperliche Bewegung senkt den Blutzucker und macht den Körper des Diabetikers wieder empfindlicher gegenüber seinem noch vorhandenen Insulin in der Bauchspeicheldrüse.

Wie wirken Blutzucker senkende Tabletten?

Fünf Gruppen von Medikamenten stehen zur Einzel- und Kombinationsbehandlung zur Verfügung:

Gruppe	Wichtigster Vertreter
• Alpha-Glucosidasehemmer	Glucobay
• Biguanide	Glucophage
• Sulfonylharnstoffe	Amaryl
• Glinide	Novonorm/Starlix
• Insulinsensitizer (Glitazone)	Avandia/Actos

Diese Medikamente haben unterschiedliche Wirkmechanismen, die sich zum Erreichen einer möglichst guten Diabeteseinstellung sinnvoll kombinieren lassen.

- Alpha-Glucosidasehemmer verzögern die Aufnahme von Kohlenhydraten aus dem Darm ins Blut, senken so den Blutzuckerspiegel nach dem Essen und wirken damit insulinsparend bzw. entlasten die Bauchspeicheldrüse bei der Insulinabgabe ins Blut. Die Tabletten werden mit Beginn der Mahlzeit eingenommen (nicht vorher!).
- Biguanide bremsen die Zuckerabgabe der Leber und verbessern außerdem die Zuckerverwertung in der Muskulatur. Sie senken den Blutzucker sowohl nüchtern als auch nach dem Essen und wirken insulinsparend. Sie sind mit dem Essen bzw. unmittelbar danach einzunehmen.
- Sulfonylharnstoffe steigern die Insulinabgabe aus der Bauchspeicheldrüse ins Blut (enthalten aber selbst kein Insulin). Mit dem Mehr an

Insulin werden die Blutzucker nüchtern nach dem Essen gesenkt. Das Standardpräparat Amaryl wird mit Beginn des Frühstücks eingenommen.

- Glinide haben ähnliche Wirkung wie Sulfonylharnstoffe. Sie regeln die Insulinausschüttung gezielt zu den Mahlzeiten, d.h.: eine Hauptmahlzeit – eine Tablette, keine Hauptmahlzeit – keine Tablette.
- Insulinsensitizer bewirken, dass das noch vorhandene Insulin oder auch gespritztes Insulin besonders effektiv den Blutzucker senkt, indem sie z.B. die Blutzuckeraufnahme durch Insulin in die Muskulatur steigern. Sie werden mit dem Essen eingenommen.

Der Arzt kann ganz individuell das richtige Medikament für Sie auswählen und dabei das Für und Wider abwägen. Zu Beginn der Behandlung mit Blutzucker senkenden Tabletten wird man bevorzugt Medikamente einsetzen, die insulinsparend wirken.

Wann muss man Insulin spritzen?

Insulin muss gespritzt werden, wenn die Bauchspeicheldrüse nicht mehr in der Lage ist, genügend Insulin zur Verfügung zu stellen, und der Diabetes deshalb mit fettarmer, ausgewogener Ernährung oder auch mit Blutzucker senkenden Tabletten nicht mehr ausreichend eingestellt werden kann.

Für Typ-2-Diabetiker kommt unter Umständen auch eine Kombinations-Behandlung mit Insulin und Blutzucker senkenden Tabletten in Frage. Diese Behandlung sieht eine Fortführung der Tabletteneinnahme vor; zusätzlich werden kleine Mengen Insulin meist vor dem Frühstück gespritzt.

Welche Formen des Typ-2-Diabetes gibt es?

Bei Typ-2-Diabetikern unterscheidet man 2 Formen: den Typ-2a-Diabetiker, der bei der Entdeckung der Erkrankung schlank ist, und den Typ-2b-Diabetiker, der bei der Entdeckung übergewichtig ist.

Diabetestyp 2a

Alter:	über 40 Jahre
Gewicht:	normal
Entwicklung:	langsam
Ursache:	Erbanlage, verzögerte Insulinabgabe

Diabetestyp 2b

Alter:	über 40 Jahre
Gewicht:	übergewichtig
Entwicklung:	langsam
Ursache:	Erbanlage, Übergewicht

Behandlung:	1. richtige Ernährung 2. richtige Ernährung und Tabletten 3. richtige Ernährung, Tabletten und Insulin 4. richtige Ernährung und Insulin	Behandlung:	1. richtige Ernährung – Gewichtsabnahme 2. richtige Ernährung und Tabletten 3. richtige Ernährung, Tabletten und Insulin 4. richtige Ernährung und Insulin
Heilungschancen:	keine	Heilungschancen:	keine

2. Schulungseinheit

Hoher Blutzucker und Stoffwechsel-Selbstkontrolle

Welche Beschwerden macht ein zu hoher Blutzucker?
Wodurch kann der Blutzucker ansteigen?
Womit kann man den Blutzucker senken?
Warum muss ein zu hoher Blutzucker gesenkt werden?
Wie kann man zu hohen Blutzucker selbst kontrollieren?
Was ist die „Nierenschwelle"?
Wie wird die Nierenschwelle bestimmt?
HbA1 bzw. HbA1c – was ist das?

❖ Welche Beschwerden macht ein zu hoher Blutzucker?

Man muss nicht sofort Beschwerden haben, wenn der Blutzucker zu hoch ist. Längerfristig werden dadurch die Blutzuckergefäße und die Nervenbahnen, speziell die Gefühlsnerven an den Beinen, geschädigt. Außerdem werden Infekte begünstigt, vor allem an der Haut und an den äußeren Geschlechtsorganen; unangenehmer Juckreiz kann sich einstellen. Bei höheren Blutzuckerwerten wird auch Zucker im Urin ausgeschieden.

Zu den mehr akuten Beschwerden gehören:

- Müdigkeit und Schlappheit
- häufiges Wasserlassen
- Durst
- Gewichtsabnahme
- Sehstörungen (meist verschwommenes Sehen)
- schlechte Wundheilung
- Austrocknung – trockene Haut

Das diabetische Koma ist die extremste – unter Umständen lebensbedrohliche – Komplikation bei zu hohem Blutzucker und einem absoluten Insulinmangel. Anzeichen dafür sind (neben den vorher geschilderten Beschwerden):

- Übelkeit
- Erbrechen
- Bauchschmerzen
- vertiefte, zwanghafte Atmung
- Bewusstseinstrübung und Bewusstseinsverlust

Man kann dabei nach Azeton riechen (wie Nagellackentferner oder faule Äpfel) und scheidet Azeton im Urin aus. Allerdings können bei älteren Menschen die Warnzeichen weniger stark ausgeprägt sein.

Wichtig: Bei einem diabetischen Koma muss man unbedingt sofort im Krankenhaus behandelt werden.

? Wodurch kann der Blutzucker ansteigen?

Ursachen können sein:

- Fehler bei der Ernährung, d.h. zu viel Kohlenhydrate bzw. Berechnungseinheiten (BE) gegessen
- Fehler bei der Einnahme der Blutzucker senkenden Tabletten oder beim Insulinspritzen
- zu wenig Bewegung
- Gewichtszunahme
- Infekte, Fieber und andere Krankheiten (ganz wichtig bei Grippe, Zahneiterung, Bronchitis, Harnwegsinfekten usw.)
- Fortschreiten des vorhandenen Insulinmangels in der Bauchspeicheldrüse
- Medikamente, z.B. Kortison
- Änderung der Lebensumstände, Aufregung und Stress (werden in ihrer Bedeutung meist überschätzt)

Der gut geschulte Diabetiker sollte Blutzuckerwerte wie ein Nichtdiabetiker aufweisen. Meistens aber sollte der Blutzucker Tag und Nacht unter 200, besser noch unter 180 mg% liegen.

Womit kann man den Blutzucker senken?

Die wichtigsten Maßnahmen sind:

- richtige Ernährung und, wenn erforderlich, Gewichtsreduktion, d.h. Reduzierung von Fett
- regelmäßige körperliche Bewegung
- regelmäßige Einnahme von Blutzucker senkenden Tabletten und Anwendung von Insulin

Warum muss ein zu hoher Blutzucker gesenkt werden?

Dies ist notwendig, wenn man die akuten und längerfristigen Beschwerden und Komplikationen wirksam bekämpfen will. Aber auch wenn man (noch!) keine Beschwerden bemerkt, muss man den Blutzucker senken, damit akute Beschwerden sowie Schäden an den Blutgefäßen und Nervenbahnen gar nicht erst auftreten. Dies gilt ganz besonders für die Schäden an Herz, Gehirn, Beinen, Füßen, Augen und Nieren.

Wie kann man zu hohen Blutzucker selbst kontrollieren?

Hierfür stehen Teststreifen zur Verfügung, mit denen man ganz einfach die Blutzuckerwerte und den Zucker im Urin messen kann.

- Nicht insulinpflichtige Diabetiker sollten täglich 1–2 Stunden nach den Hauptmahlzeiten mit dem Diaburtest 5000 ihren Urin auf Zucker kontrollieren. In der Regel sollte der Urin zuckerfrei sein.
- Insulinpflichtige Diabetiker sollten dagegen vor jeder Insulinspritze ihren Blutzucker messen.
- Diabetiker, die nur morgens Insulin spritzen und zusätzlich Blutzucker senkende Tabletten einnehmen (Kombinationstherapie), sollten vor der Spritze und 1–2 Stunden nach dem Frühstück ihren Blutzucker bzw. Urinzucker messen.

In besonderen Situationen häufiger testen:

- bei Blutzuckerwerten von 250 mg% und darüber
- bei Krankheit, Fieber, Infektion und Operation sowie
- bei extremer körperlicher Belastung

Wenn sich Ihre Messergebnisse nicht verbessern, nehmen Sie Kontakt zu Ihrem behandelnden Arzt auf.

Was ist die »Nierenschwelle«?

Steigt der Blutzuckergehalt im Blut über einen bestimmten Bereich hinaus an (meist bei 180 mg%), kann die Niere den Zucker nicht mehr zurückhalten. Er erscheint im Urin. Diese »Grenze« bezeichnet man als »Nierenschwelle«. Die Harnzuckerausscheidung ist also ein Spiegelbild des Blutzuckers. Hohe Harnzuckerausscheidung bedeutet hohe Blutzuckerwerte. Umgekehrt weiß man bei Harnzuckerfreiheit, dass der Blutzucker unterhalb der Nierenschwelle liegt, also normalerweise unter 180 mg%.

Wie wird die Nierenschwelle bestimmt?

Man kann die Nierenschwelle annähernd bestimmen, indem man den Blutzucker und den Urinzucker in frischen Proben einige Male gleichzeitig misst und vergleicht:

Parallel zu den Blutzucker-Messzeiten (z. B. Tagesprofil) testet man jeweils den frischen Urin. Frischer Urin ist der Urin, der sich nicht länger als 30 Minuten in der Blase angesammelt hat. Für die Messung des frischen Urins wird ca. 30 Minuten vor der Insulinspritze die Blase komplett entleert. Kurz vor dem Spritzen wird nochmals Urin gelassen und dieser dann getestet.

Beispiel:

Harnzucker	Blutzucker
2 %	240 mg%
0 %	170 mg%
1 %	200 mg%
0,1 %	190 mg%

Die Blutzuckerwerte, bei denen eine beginnende Harnzuckerausscheidung auftritt, entsprechen der Nierenschwelle (im Beispiel handelt es sich um den Wert 180).

HbA1 bzw. HbA1c – was ist das?

Das ist ein Wert, mit dem man feststellen kann, wie gut die Stoffwechseleinstellung der letzten 2–3 Monate war.

Hierbei wird ermittelt, wie groß der Anteil des roten Blutfarbstoffes ist, an dem sich der Traubenzucker anlagert (angegeben in Prozent).

Je höher nun das HbA1 bzw. HbA1c ausgefallen ist, umso schlechter war rückwirkend der Blutzucker eingestellt.

Je nach Bestimmungsmethode gibt es unterschiedliche normale Bereiche. Fragen Sie Ihren Arzt nach Ihrem Wert und nach dem normalen Bereich und tragen Sie das Ergebnis in Ihr Tagebuch ein.

Merke: Alle Messergebnisse sollten in einem Diabetiker-Tagebuch notiert und zu jedem Arztbesuch mitgebracht werden. Dann können Sie mit Ihrem Arzt als »Partner« Ihre Einstellung besprechen.

Bei hohen Messergebnissen sollten Sie möglichst rasch mit Ihrem Arzt Kontakt aufnehmen.

3. Schulungseinheit

Diabeteskost – richtige Ernährung

Was muss man bei der richtigen Kost beachten?
Warum muss man Zucker vermeiden?
Warum muss man viele kleine Mahlzeiten einnehmen?
Wie berechnet man Kohlenhydrate?
Wie berechnet man Fett?
Wer berechnet was?
Welche nichtalkoholischen Getränke kann man trinken?
Was muss man über Alkohol wissen?
Sind besondere Diabetiker-Nahrungsmittel erforderlich?

Was muss man bei der richtigen Kost beachten?

Beim Diabetiker ist vor allem der Kohlenhydrat-Stoffwechsel gestört. Kohlenhydrate sind enthalten in allen zucker- und stärkehaltigen Nahrungsmitteln. Alle Kohlenhydrate werden im Körper mehr oder weniger rasch zu (Trauben-)Zucker umgewandelt. Je mehr und je schneller sie in die Blutbahn kommen, desto höher kann der Blutzucker ansteigen.

Zuckerhaltige Nahrungsmittel schmecken häufig süß und sind allgemein bekannt:

- alle Süßigkeiten sowie Marmeladen und Limonaden (Haushalts-, Rohr- und Rübenzucker);
- alle Obstsorten, Südfrüchte, Fruchtsäfte (Fruchtzucker); Weintrauben (Traubenzucker);
- Milch, Buttermilch, Joghurt und Kefir (Milchzucker);
- Biere – auch alkoholfreies Bier und Malzbier (Malzzucker).

Stärkehaltige Nahrungsmittel sind:

- alle Getreideprodukte wie Brot, Teigwaren, auch Gries und Haferflocken, sowie Kartoffeln, Reis und Hülsenfrüchte.

Weitere Nährstoffe sind Fett und Eiweiß. NB.: Diabeteskost ist eine ideale Ernährung für jeden Menschen, ob Diabetiker oder nicht!

❖ Warum muss man Zucker vermeiden?

Traubenzucker, Haushaltszucker und Malzzucker erhöhen »massiv« den Blutzucker. Mit Zucker oder Honig gesüßte Getränke sind daher zu meiden (z. B. Limonaden). Ungünstig und deshalb nur ab und zu in kleinen Mengen erlaubt sind Süßigkeiten wie Kuchen, Kekse und Schokolade. Zum Süßen sollte vorwiegend Süßstoff verwendet werden. Kohlenhydrathaltige Nahrungsmittel, die gleichzeitig Ballaststoffe enthalten, sind zu bevorzugen (Vollkornprodukte, Obst, Gemüse, Salate). In bestimmten Portionen ebenfalls erlaubt sind alle Brotsorten, Nudeln, Reis, Kartoffeln, Milch und flüssige Milchprodukte.

❖ Warum muss man viele kleine Mahlzeiten einnehmen?

Der Diabetiker benötigt je nach Therapie alle 2–3 Stunden eine kleine Mahlzeit. Dann steigt der Blutzucker weder überschießend hoch an, noch fällt er zwischendurch zu tief ab (»Unterzucker«). Dies ist besonders wichtig, wenn Blutzucker senkende Medikamente wie Insulin (insbesondere Mischinsuline und in der Regel auch Normalinsulin) oder Tabletten (insbesondere Tabletten vom Typ Sulfonylharnstoffe) verwendet werden.

❖ Wie berechnet man Kohlenhydrate?

Kohlenhydrate können in Gramm oder Portionen gemessen werden. Eine Portion entspricht 10–12 g Kohlenhydrate (= eine Schätzeinheit von 1 Berechnungseinheit, abgekürzt BE). Mit Hilfe dieser Recheneinheit können Nahrungsmittel gegeneinander ausgetauscht werden. Zum Beispiel entsprechen einer Portion: 30 g Schwarzbrot, 80 g Kartoffeln, 15 g Reis (trocken), ¼ l Milch oder 190 g Erdbeeren. Am besten verwendet man zum Abschätzen eine Küchenwaage oder Küchenmaße.

❖ Wie berechnet man Fett?

In der vorgesehenen Fettmenge muss das Fett als Brotaufstrich, aber auch das Fett zum Kochen, Braten usw. und das versteckte Fett in Fleisch,

Wurst, Milch usw. beachtet werden. Günstige Zubereitungsarten für Diabetiker sind Dünsten, Grillen, Garen im Tontopf, in Folie oder in Spezialgeschirr. Fett ist besonders energiereich und macht dick!

Wer berechnet was?

Der übergewichtige Typ-2-Diabetiker sollte in erster Linie seine Kalorien berechnen. Das bedeutet vor allem Fett einsparen, weil zu viel Fett die nötige Gewichtsabnahme unmöglich macht. Durch die Gewichtsabnahme wird der Körper nämlich wesentlich empfindlicher gegenüber dem noch vorhandenen Insulin.

Der schlanke Typ-2-Diabetiker dagegen sollte seine Kohlenhydrate (BE) berechnen. Um Blutzuckerspitzen nach dem Essen zu vermeiden, ist es zudem sinnvoll, sich ballaststoffreich zu ernähren.

Welche nichtalkoholischen Getränke kann man trinken?

- **Getränke ohne Anrechnung:**
  Tee, Kaffee, Mineralwasser, Süßstofflimonaden, Zitronensaft, Sauerkrautsaft und alle Light-Getränke (z. B. Coca-Cola light, Fanta light, Sprite light ...).
- **Getränke mit Anrechnung:**
  Obstsäfte (naturrein), Diabetikerfruchtsäfte, Milch, Buttermilch, Molke, Kefir, Joghurt, Dickmilch, Karottensaft.
- **Zu meiden sind:**
  Limonaden, Süßmoste, Fruchtsaft-, Kakao-Fertiggetränke, fertige Milchmixgetränke.

Was muss man über Alkohol wissen?

Alkohol ist ähnlich energiereich wie Fett und macht ebenfalls dick. In Absprache mit dem behandelnden Arzt sind bestimmte alkoholische Getränke für den Diabetiker möglich (aber immer nur in Verbindung mit einer kohlenhydrathaltigen Mahlzeit), wie 1 Flasche Lightbier, ¼ l bis ½ l trockener naturreiner Wein oder auch ein Gläschen Cognac, Whisky bzw. klarer Schnaps. Weniger günstig sind alle normalen Biere einschließlich Weißbier, Pils, Südweine; ungünstig sind Auslesen, Spätlesen, Liköre und normaler Sekt.

Sind besondere Diabetiker-Nahrungsmittel erforderlich?

- **Nützlich sind:** Süßstoff, süßstoffgesüßte Light-Getränke, Diabetikermarmelade (möglichst kalorienreduziert, d.h. mit Süßstoff gesüßt), Diabetiker-Dunstobstkonserven.
- **Nicht zu empfehlen sind:** Diabetikerkuchen, Diabetikerpralinen und Diabetikerschokolade. Dabei müssen der Kohlenhydrat- und Fettgehalt in der Ernährung berücksichtigt werden. Diese Produkte enthalten oft besonders viel Fett und sind daher nicht günstig.
- **Unnötig sind:** Diabetikermehl, Diabetikernudeln, Diabetikerbrot, Diabetikerpudding (BE-Gehalt verringert, aber anzurechnen. Kaloriengehalt gleich, da Eiweiß erhöht).

4. Schulungseinheit

Diabetische Folgeerkrankungen und Fußpflege des Diabetikers

Was versteht man unter Folgeerkrankungen?
Welche Risiken für Folgeerkrankungen gibt es?
Welche speziellen Vorsorgeuntersuchungen sollten bei Diabetikern regelmäßig durchgeführt werden?
Warum ist die Fußpflege für den Diabetiker so wichtig?
Wie kann man Komplikationen an den Füßen vorbeugen?
Wie wird sachgemäße Fußpflege praktisch durchgeführt?
Worauf muss man bei neuropathisch veränderten Füßen zusätzlich achten?
Was muss man tun, wenn am Fuß eine Verletzung aufgetreten ist?

Was versteht man unter Folgeerkrankungen?

Wenn der Blutzucker über lange Zeit erhöht ist, können sich Durchblutungsstörungen an den kleinsten Gefäßen und an den Nerven einstellen. Besonders betroffen sind die Augen, Nieren und Füße. Um diesen Folgeerkrankungen vorzubeugen, ist es wichtig, dass der Blutzucker langfristig gut eingestellt ist.

Welche Risiken für Folgeerkrankungen gibt es?

Nicht nur zu hoher Blutzucker ist für die Blutgefäße schädlich. Das Erkennen und Ausschalten von weiteren Risiken ist für das längerfristige Wohlergehen entscheidend. Das gilt sowohl für Veränderungen an den großen Blutgefäßen als auch für Störungen an den kleinen Gefäßen.

Risiken für die großen Blutgefäße sind:

- Bluthochdruck
- erhöhte Blutfette
- Rauchen
- erhöhter Blutzucker

Risiken für die kleinen Blutgefäße sind:

- erhöhter Blutzucker
- Bluthochdruck
- Rauchen

❖ Welche speziellen Vorsorgeuntersuchungen sollten bei Diabetikern regelmäßig durchgeführt werden?

Halbjährlich bis jährlich sollte untersucht werden:

- Blutfette: Cholesterin (Unterteilung in HDL = gutes Cholesterin, LDL = schlechtes Cholesterin) und Triglyzeride
- Augen: Augenhintergrund spiegeln (Pupille muss weit getropft werden)
- Nieren: Messung der Eiweißausscheidung im Urin (Mikroalbuminurie) und Blutuntersuchung (Kreatinin), Urin-Status (Ausschluss: Harnwegsinfekt)
- Nerven: Untersuchung der Füße, Überprüfung der Temperatur- und Schmerzempfindlichkeit, Vibrationsempfinden
- Blutgefäße: EKG, Abtasten und Abhören der Schlagadern an den Beinen und am Hals
- Blutdruck: regelmäßige Blutdruckkontrolle

Mit solchen Vorsorgeuntersuchnungen werden z. B. Augenhintergrundveränderungen so rechtzeitig festgestellt, dass man mit einer Laserbehandlung einer Sehverschlechterung entgegenwirken kann. Auch Nieren- und Herzerkrankungen sowie ein hoher Blutdruck lassen sich frühzeitig erkennen und damit besser behandeln.

❖ Warum ist die Fußpflege für den Diabetiker so wichtig?

Die Füße eines Diabetikers sind besonders gefährdet; dort können sowohl Nervenstörungen als auch Veränderungen an den großen und kleinen Blutgefäßen sowie an den Knochen auftreten.

Zusammenfassend unterscheidet man folgende Anzeichen:

Nervenstörung:

- Kribbeln, Ameisenlaufen
- Brennen, Pelzigkeitsgefühl
- stechende Schmerzen in Ruhe
- verminderte Empfindung von Schmerzen und Temperatur
- Überempfindlichkeit, Missempfinden
- Gefühllosigkeit
- trockene, spröde Haut

Durchblutungsstörung:

- kalte, bläuliche Füße
- Schaufensterkrankheit
- Infektionsneigung
- schlechte Wundheilung
- empfindliche Haut

❖ Wie kann man Komplikationen an den Füßen vorbeugen?

Die beste Vorbeugungsmaßnahme ist eine dauerhaft gute Diabeteseinstellung. Außerdem sollte man als Diabetiker seine Füße täglich auf Veränderungen hin betrachten, vor allem auch die Zehenzwischenräume und die Fußsohlen. Gegebenenfalls sollte man einen Spiegel zuhilfe nehmen. Jegliche Verletzungen, Risse, Rötungen, Fußpilz, Hühneraugen, Hornhautschwielen, eingewachsene Zehennägel sind dem Arzt zu zeigen.

Der Arzt kann mit einfachen Maßnahmen die Durchblutung und das Empfindungsvermögen der Füße, z. B. mit der medizinischen Stimmgabel, kontrollieren und entsprechende Verhaltensregeln empfehlen.

❖ Wie wird sachgemäße Fußpflege praktisch durchgeführt?

- Tägliches Waschen mit lauwarmem (35 °) Wasser, nicht länger als 3–5 Minuten, damit die Haut nicht aufweicht. Die Temperatur des Badewassers ist mit dem Ellbogen oder einem Thermometer zu kontrollieren.
- Füße gut abtrocknen, vor allem auch Zehen und Zehenzwischenräume.
- Hornhautschwielen täglich vorsichtig mit „Bimsstein“ behandeln oder mit einem batteriebetriebenen „Hornhautrubbel“ (z. B. Pedibell).

- Hautpartien an der Ferse oder Fußsohle mit fetthaltiger Creme oder Salbe einreiben, um Risse zu vermeiden, nicht aber die Zehenzwischenräume oder gar wunde Stellen.
- Zehennägel gerade mit einer abgerundeten Feile kürzen.
- **Nichts zu suchen** haben bei der Fußpflege Scheren, Hornhauthobel oder -raspel, Messer, Rasierklingen und ähnlich scharfe oder spitze Gegenstände!

Worauf muss man bei neuropathisch veränderten Füßen zusätzlich achten?

- Täglich Socken oder Strümpfe (mit lockeren Bündchen aus Baumwolle oder Wolle) wechseln.
- Bequemes, aber Halt gebendes Schuhwerk aus Leder tragen, keine zu hohen Absätze, Sandalen nur mit Fußbett. Alle Schuhe, auch Wander- oder Skischuhe, langsam „einlaufen". Schuhe innen von Hand auf mögliche Gefahren kontrollieren, z.B. auf drückende Nahtstellen oder herausstehende Nägel. Nur ganze Einlegesohlen verwenden.
- Bei Fußdeformierungen, wie Hammerzehen und Überbeinen, genügend geräumige Schuhe, evtl. orthopädische Schuhe tragen; bei Spreiz- oder Plattfuß entsprechend angepasste Einlagen (keine halben Einlagen) verwenden.
- Wegen der Verbrennungsgefahr keine Wärmflaschen oder Heizdecken an den Füßen verwenden. Bei kalten Füßen Wollsocken tragen.
- Nich barfuß laufen, insbesondere nicht am Strand oder im Garten.
- Für regelmäßiges (tägliches) Training der Durchblutung sorgen: schnelleres Gehen, Zehenstandsübungen (30 x morgens und abends), Fußkreisen oder Trockenradfahren im Liegen (täglich für 2 Minuten) u.ä.; unterbrechen, wenn Schmerzen auftreten.
- Beim medizinischen Fußpfleger auf den Diabetes hinweisen.
- Wunden müssen desinfiziert und steril abgedeckt werden (Vorsicht mit Salben und Pflaster).

Was muss man tun, wenn am Fuß eine Verletzung aufgetreten ist?

Alle Verletzungen und sonstige Veränderungen an den Füßen sollte man sehr ernst nehmen und vom Arzt behandeln lassen. Wenn Verletzungen aufgetreten sind, ist es unbedingt erforderlich, den Fuß ruhig zu stellen.

5. Schulungseinheit

Unterzucker und körperliche Bewegung

Was ist ein Unterzucker?
Wer kann Unterzucker bekommen?
Wodurch kann eine Unterzuckerung auftreten?
Was muss man bei einer Unterzuckerung tun?
Was ist eine vernünftige körperliche Bewegung?
Was muss man bei körperlicher Bewegung und Sport beachten?

Was ist ein Unterzucker?

Von Unterzucker (Hypoglykämie) spricht man, wenn die Blutzuckerwerte unter 50 mg% absinken.

Warnzeichen können sein: Blässe, Schweißausbruch, Herzklopfen, Heißhunger, Kribbeln, Pelzigkeitsgefühl um den Mund, weiche Knie, Zittrigkeit, Nervosität, Angstgefühl, Kopfschmerzen.

Schwere Zeichen einer Unterzuckerung sind z. B. Sprach-, Seh- und Konzentrationsstörungen, Wesensveränderungen (wie aggressiv, albern, weinerlich sein), Verwirrtheit, Torkeln, Bewusstlosigkeit, Krämpfe, kurzzeitige Lähmungserscheinungen.

Von Patient zu Patient sind diese Warnzeichen verschieden, auch treten sie nicht alle gleichzeitig auf und können sich im Laufe der Jahre ändern.

Wer kann Unterzucker bekommen?

Diabetiker, die Blutzucker senkende Tabletten vom Typ der Sulfonylharnstoffe oder Glinide einnehmen und/oder Insulin spritzen, können Unterzucker bekommen.

Diabetiker, die nur eine Diabeteskost einhalten, und Nichtdiabetiker können keinen Unterzucker bekommen.

Bei Einnahme von Blutzucker senkenden Tabletten vom Typ der Acarbose oder der Biguanide kann es nur dann zu einer Unterzuckerung kommen, wenn gleichzeitig Insulin oder Sulfonylharnstoffe bzw. Glinide verwendet werden.

❓ Wodurch kann eine Unterzuckerung auftreten?

Eine Unterzuckerung kann auftreten, wenn

- zu wenig oder zu spät Kohlenhydrate gegessen werden
- zu viel Insulin gespritzt wird (z. B. beim Insulinaufziehen Fehler gemacht werden)
- oder zu viel Blutzucker senkende Tabletten vom Typ der Sulfonylharnstoffe oder Glinide eingenommen werden
- oder infolge außergewöhnlicher körperlicher Bewegung
- und nach Alkoholgenuss

❓ Was muss man bei einer Unterzuckerung tun?

In jedem Fall müssen umgehend Kohlenhydrate zugeführt werden. Bei leichter Unterzuckerung 2 BE als Fruchtsaft.

Bei schwerer Unterzuckerung 20 g (= 4 bis 5 Täfelchen) Traubenzucker, 8 Stück Würfelzucker, mit Zucker gesüßte Limonaden oder Cola-Getränke. Hinsetzen oder hinlegen! Zur Stabilisierung des Blutzuckers kann die Zufuhr von weiteren 1–2 BE Obst oder Weißbrot sinnvoll sein.
Bei bewusstlosen Patienten ist der Notarzt zu verständigen!

Mit Sulfonylharnstoff behandelte Diabetiker mit einer schweren Unterzuckerung müssen in jedem Fall für einige Tage im Krankenhaus behandelt werden. Eine solche Unterzuckerung kann über Stunden und Tage immer wieder auftreten.

Aber: Gelegentliche leichte Unterzuckerungen dürfen nicht von der guten Diabeteseinstellung abhalten!

Und: Jeder Diabetiker muss immer eine „Not-BE" greifbar haben. Ohne Traubenzucker sollte man das Haus nicht verlassen!

N.B.: Bei Einnahme von Glucobay kann zur Bekämpfung von Unterzuckerungen nur Traubenzucker eingesetzt werden!

❓ Was ist eine vernünftige körperliche Bewegung?

Sie soll Herz und Kreislauf „trainieren", ohne dass es dabei zur Überforderung kommt. Außerdem soll sie die Diabeteseinstellung verbessern helfen. Das wird am besten erreicht, wenn sie regelmäßig und in genügendem Umfang und Ausmaß ausgeübt wird. Körperliche Bewegung wirkt wie zusätzliches Insulin: Durch regelmäßige Bewegung sind demnach Insulin und Tabletten einzusparen. Nicht mit Insulin oder Sulfonylharnstoff behandelte Diabetiker können aber durch körperliche Aktivitäten nicht in einen Unterzucker geraten!

Geeignet sind:

- schnelleres Spazierengehen und Wandern
- Rad fahren
- Schwimmen
- Gartenarbeit
- Gymnastik
- Tennis
- andere Ballspiele
- evtl. langsameres Laufen („Joggen“)
- Tanzen

Dagegen sind Kraftsportarten, Motorsport, Surfen oder auch Kegeln weniger geeignet.

Was muss man bei körperlicher Bewegung und Sport beachten?

Mit dem Arzt soll vorher besprochen werden, wie die medikamentöse Behandlung bei Sport angepasst werden kann. Unliebsame Unterzuckerungen können sonst die Folge sein. In Frage kommen kann z. B. die Verminderung der vorhergehenden Insulindosis um 30–50 % der üblichen Insulinmenge. Extra Broteinheiten kommen erst in zweiter Linie in Betracht oder bei einer nahenden Unterzuckerung (1–2 BE Obst, Weißbrot, Fruchtsaft).

Traubenzucker sollte immer mitgeführt werden. Natürlich ist auf das Einhalten der sonst üblichen Mahlzeiten zu achten. Wichtig ist ferner, auch die Harn- bzw. Blutzuckerkontrollen entsprechend durchzuführen und ins Protokollheft mit den dazugehörigen Vermerken einzutragen.

6. Schulungseinheit

Nur für Insulin spritzende Diabetiker

Wann muss man Insulin spritzen?
Welche Insulinarten gibt es?
Wie ist Insulin aufzubewahren?
Was braucht man zum Insulinspritzen?
Wie wird Insulin richtig aufgezogen?
Wohin spritzt man Insulin?
Was müssen Diabetiker beachten, die Insulin spritzen?

� Wann muss man Insulin spritzen?

Insulin muss gespritzt werden, wenn die Bauchspeicheldrüse nicht mehr in der Lage ist, genügend Insulin zur Verfügung zu stellen und der Diabetiker deshalb mit Diät und Blutzucker senkenden Tabletten nicht mehr ausreichend eingestellt werden kann. Nicht selten kann auch eine Kombinationsbehandlung mit Tabletten vom Typ des Amaryl und Insulin nützlich sein.

� Welche Insulinarten gibt es?

Wir unterscheiden:

- **Schnell und kurz wirkende Normal- oder Altinsuline,** stärkste Wirkung nach ca. 2 Stunden, Wirkdauer etwa 4–6 Stunden. Diese Normalinsuline sind vom Aussehen her klar.
  Einige Normalinsuline:
  Actrapid HM, Insuman Rapid, Normalinsulin H, Velasulin Human.
- **Mittellang wirkende NPH-Verzögerungs- oder Basalinsuline,** stärkste Wirkung nach ca. 4–6 Stunden, Wirkdauer zwischen 8–12 Stunden. Diese Verzögerungsinsuline sind trüb, so dass man sie unbedingt vor dem Aufziehen durchmischen muss, d. h. durch Rollen oder Kippen des Insulinfläschchens.
  Einige Verzögerungsinsuline:
  Insuman Basal, Insulatard H, Protaphan HM.
- **Mischinsuline** aus Normal- und NPH-Verzögerungsinsulinen. Auch das Mischinsulin muss vor dem Spritzen durchgemischt werden.

Einige Mischinsuline:
Actraphane HM (30/70), Insuman Comb 25 (25/75), Mixtard H (30/70), Profil III (30/70). Die Angaben in Klammern geben die Mischungsverhältnisse von Normal- und Verzögerungsinsulinen in Prozent an, wobei das Normalinsulin zuerst genannt wird.

- **Besonders schnell und kurz wirkende Insulin-Analoge**
  z. B. Humalog oder Novo Rapid, stärkste Wirkung nach ca. 1 Stunde, Wirkdauer etwa 3 Stunden
- **Besonders lang wirkende Insulin-Analoge**
  z. B. Lantus, Wirkdauer ca. 24 Stunden, keine Gipfelwirkung

Ferner unterscheiden sich die Insuline vom chemischen Aufbau her, ob sie dem menschlichen (human) oder dem tierischen Insulin (Rind, Schwein) entsprechen. Humaninsulin wird nicht vom Menschen, sondern aus Schweineinsulin hergestellt oder aus besonders gezüchteten Bakterien oder Hefepilzen.

Prägen Sie sich den Namen Ihres Insulins gut ein!

Wie ist Insulin aufzubewahren?

Ihren Insulinvorrat sollten Sie nach Möglichkeit im Kühlschrank (Gemüsefach – keinesfalls im Tiefkühlfach) aufbewahren. Das oder die jeweils in Gebrauch befindlichen Insulin-Fläschchen bzw. -Patronen können aber ohne weiteres bei Zimmertemperatur z. B. im Küchenschrank, in der Handtasche usw. aufbewahrt werden.

Auf Reisen genügt es, wenn das Insulin vor direkter Sonnenbestrahlung oder Hitzeeinwirkung geschützt wird. Spezielle Kühlvorrichtungen sind nur bei extremen Temperaturen von 40 °C und mehr notwendig. Verfalldatum beachten!

Was braucht man zum Insulinspritzen?

- Das bzw. die entsprechenden Fläschchen mit Insulin.
- Plastikinsulinspritzen mit eingeschweißter Nadel, bei sauberer Behandlungsweise können die Spritzen mehrmals benutzt werden.
- Eine gute Möglichkeit zur einfachen Durchführung des Insulinspritzens stellen auch die Insulin-Pens dar. Sie sehen wie eine Art Füllfederhalter aus und funktionieren wie eine Spritze, die gleich das Insulinfläschchen enthält. Dosiert wird nach Vorwahl mit Knopfdruck.

Einige Pens sind z. B.:
Autopen, BD Pen, ErgoPen, Humaject, Innolet, Innovo, Novolet 3 ml, Novo Pen, Opti Pen, Opti Pen Pro, Opti Set (Stand April 2001).

Wie wird Insulin richtig aufgezogen?

- Brille – wenn nötig, aufsetzen!
- Insulinfläschchen zwischen den Handflächen rollen.
- Nehmen Sie die Insulinspritze in die Hand und bewegen Sie den Kolben ein paarmal in der Spritze.
- Die Spritze wird nun wie ein Bleistift in die Hand genommen und in den Gummistopfen des Insulinfläschchens eingestochen.
- Anschließend stellen Sie das Fläschchen mitsamt der Spritze auf den Kopf (senkrecht), so dass die Nadel sich immer in der Flüssigkeit befindet.
- Indem Sie den Kolben entlang der Skala nach unten ziehen, stellen Sie die gewünschte Insulindosis ein.
- Bitte ziehen Sie zunächst immer etwa zwei Einheiten mehr auf, als Sie benötigen.
- Halten Sie nun die Spritze gegen das Licht. Schauen Sie nach, ob Luftblasen in der Spritze sind, um diese dann durch entsprechendes Klopfen an der Spritze nach oben zu befördern.
- Zum Schluss spritzen Sie das zu viel aufgezogene Insulin zusammen mit den Luftblasen vorsichtig hinaus.

Achtung: Wenn Luft in ihrer Spritze ist, stimmt Ihre Insulinmenge nicht!

NB: Je leerer das Insulinfläschchen wird, um so mühsamer lässt sich das Insulin aufziehen. Um dies zu vermeiden, sollte zum Druckausgleich ab und zu Luft in das Fläschchen gespritzt werden.

Wohin spritzt man Insulin?

Die Spritzstellen (Außenseite der Oberschenkel, Gesäß, Bauch) sollten täglich gewechselt werden, aber nicht wahllos, sondern nach Plan. Für eine täglich möglichst gleich bleibende Wirkung empfiehlt es sich, wenn die gleichen Spritzareale zur gleichen Tageszeit benutzt werden, etwa am Morgen das Bauchareal und abends die Oberschenkel. Das Insulin wird dort ins Unterhautfettgewebe gespritzt. Dazu hebt man eine Haut-Fett-Falte ab und sticht senkrecht zum Körper hinein. Den Kolben der Spritze langsam vollständig herunterdrücken und erst nach einigen Sekunden die Spritze herausziehen. Für „Pen“-Verwender gilt dasselbe Vorgehen.

Zeigen sich an den Spritzstellen Unverträglichkeitserscheinungen, informieren Sie Ihren Arzt.

❓ Was müssen Diabetiker beachten, die Insulin spritzen?

- Es gibt keine Situation, in der der Insulin spritzende Diabetiker sein Insulin weglassen darf (z. B. Magenverstimmung)! Wenn man nichts essen kann, muss die Insulindosis in Absprache mit dem Arzt und entsprechend den Harnzucker- (bzw. Blutzucker-) Tests festgelegt werden.
- Das Insulin muss exakt dosiert werden (z. B. auch mithilfe eines „Pens“).
- Jeder insulinpflichtige Diabetiker muss die Konzentration der von ihm verwendeten Insuline kennen!
  Diesbezüglich finden sich Hinweise wie U 40 oder U 100 für 40 bzw. 100 Einheiten pro ml auf der Insulinflasche bzw. Insulinpatrone oder dem Beipackzettel.
  Niemals sollte man mit einer herkömmlichen Spritze (U 40) aus einer Pen-Ampulle (U 100) Insulin aufziehen. Allenfalls dürfen dazu spezielle U-100-Spritzen benützt werden.
- Der mit dem Arzt verabredete Spritz-Ess-Abstand muss eingehalten werden. Auch die übrigen Mahlzeiten sind auf die gewählte Insulinbehandlung abgestimmt und deshalb pünktlich einzunehmen.
- Eine Ersatzflasche bzw. Ersatzpatrone Insulin sollte man immer vorrätig haben. Auf Reisen sollte man sich nie von seinem Insulin trennen. Auch am Wohnort sollte bei längerer Abwesenheit von zu Hause das Insulin mitgenommen werden.

Kinder und Jugendliche mit Diabetes

Es gibt ungefähr eine Million diabetische Kinder in der Welt. Diese Zahl ist im Vergleich zu den Erwachsenendiabetikern gering. Die Angaben über die Häufigkeit schwanken zwar sehr, dennoch darf man damit rechnen, dass in der Bundesrepublik Deutschland zwischen 10 000 und 12 000 Kinder und Jugendliche mit Diabetes leben. Man weiß, dass die Zuckerkrankheit in jedem Alter auftreten kann. Im Säuglingsalter ist sie allerdings äußerst selten. Die Häufigkeit nimmt dann zu und erreicht um das 7. und besonders um das 12. Lebensjahr deutliche Gipfel. Dabei bestehen keine Unterschiede, ob es sich um die Diabeteshäufigkeit von Jungen oder Mädchen handelt.

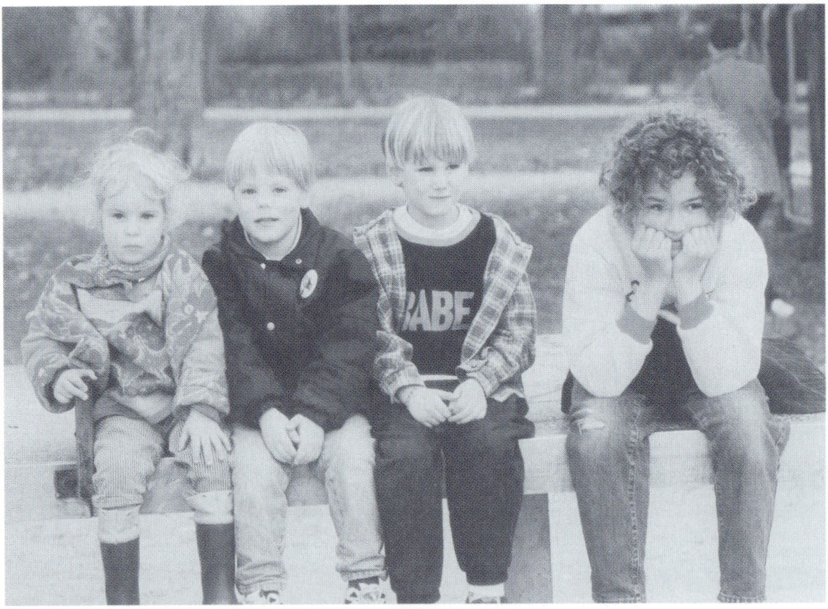

In Deutschland leben etwa 12 000 Kinder mit Diabetes, meistens Typ-1-Diabetes.

Welcher Diabetestyp steht bei Kindern im Vordergrund?

Kinder und Jugendliche haben fast immer den typischen Typ-1-Diabetes mit ausgeprägtem Insulinmangel, der Bereitschaft zu starken Schwankungen der Blutzuckerwerte und eine hochgradige Insulinempfindlichkeit. Die meisten von ihnen sind heute mit einer intensivierten Insulintherapie eingestellt (S. 131 ff.).

Es soll jedoch noch ein anderer Diabetestyp erwähnt werden, der leider auch bei Kindern stark zunimmt: Es handelt sich um das übergewichtige Kind, das durch die Unvernunft seiner Eltern und durch den eigenen Appetit allmählich so dick geworden ist, dass die Bauchspeicheldrüse die erforderliche Arbeit – Verwertung der im Übermaß zugeführten Nahrungsmittel – nicht mehr zu leisten vermag. Hier liegt sozusagen ein »Erwachsenendiabetes« im Kindesalter vor; denn wenn ein solches Kind an Gewicht abnimmt, wird es in der Regel – ebenso wie viele ältere Zuckerkranke – keinen nachweisbaren Diabetes mehr haben. Das bedeutet aber keineswegs, dass das Kind nicht gefährdet ist, in Zukunft wieder einen Diabetes mit erhöhten Blut- und Harnzuckerwerten zu bekommen. Im Gegenteil: Die familiäre Belastung und die eigene Bereitschaft, diabetisch zu werden, wurden ja durch die extreme Beanspruchung des Körpers (infolge erheblicher Gewichtszunahme) und durch die nachfolgende Blutzuckererhöhung und Harnzuckerausscheidung erkannt und sollten als Warnzeichen für die Zukunft gelten. Fast immer benötigen solche Kinder kein Insulin und verlieren durch eine Gewichtsabnahme alle Beschwerden. Auf die Sonderform des MODY-Diabetes bei Kindern wurde bereits auf S. 23 eingegangen.

Ersteinstellung und Schulung in der Klinik

Zumeist beginnt der typische Typ-1-Diabetes bei normalgewichtigen Kindern mit einer enormen Gewichtsabnahme, mit Mattigkeit, Abgeschlagenheit und Durst sowie mit verstärktem Wasserlassen. Der Arzt stellt die Diagnose anhand der erhöhten Blutzuckerwerte und wird das Kind sofort in die Klinik einweisen. Dort wird es auf Insulin eingestellt. In Einzelberatungen bzw. in Kleingruppen lernen die Kinder den Umgang mit dem Diabetes. Die gleichzeitige Schulung der Eltern ist in dieser Phase entscheidend wichtig. Außerdem kann ein Erfahrungsaustausch in den verschiedenen Elterninitiativen oder die Hilfestellung eines Psychologen wertvoll sein.

Keine falschen Hoffnungen in der »Remissionsphase«!

Häufig kann man nach der stets erfolgreichen Insulinbehandlung die Insulinmenge allmählich verringern. Man spricht von einer »Remission«, wenn der Insulinbedarf immer geringer wird und schließlich womöglich überhaupt kein Insulin mehr gespritzt werden muss. Die Remission ist aber meistens zeitlich sehr begrenzt. Nach wenigen Wochen kommt die absolute Insulinbedürftigkeit wieder zum Vorschein. Über die Vorteile einer Fortführung der Insulinbehandlung in dieser Phase als »Mini-intensivierte-Insulintherapie« wurde bereits im Insulinkapitel dieses Buches gesprochen.

In jedem Fall ist es wichtig, dass auch und gerade in der Remissionsphase die Blutzuckerwerte – am besten durch Selbstkontrolle – regelmäßig überwacht werden. Die Insulinbehandlung kann dann sofort nachziehen. Eine »Heilung« des Diabetes ist allerdings nicht zu erwarten!

Die kritische Phase während der Pubertät

Eine weitere anstrengende Phase – die schwierigste überhaupt – wird bei den Kindern und Jugendlichen während der Pubertät, also während der Entwicklungs- und Reifungszeit, beobachtet.

Wahrscheinlich bewirkt das in der Hirnanhangsdrüse vermehrt gebildete Wachstumshormon eine besondere Instabilität mit großen Blutzuckerschwankungen. Danach stabilisiert sich dann die Stoffwechselsituation erfreulicherweise wieder. Als Grundregel darf gelten, dass diese Stabilisierung umso ausgeprägter ist, je mehr Mühe und Sorgfalt auf einen Ausgleich der Blutzuckerwerte in der labilen Phase verwendet wird. In dieser Zeit bedarf es sehr viel Einfühlungsvermögens vonseiten der Familie und des behandelnden Arztes, da man als junger Mensch in dieser Phase mit so vielen Dingen beschäftigt ist und der Diabetes dabei besonders stört.

Verräterischer Durst als erstes Anzeichen

Ein erster Hinweis, der an eine Zuckerkrankheit beim Kind denken lassen sollte, ist, wie erwähnt, ein starker Durst, dem man aber oft auch bei gesunden Kindern begegnet. Der »diabetische« Durst geht jedoch stets mit einer bis dahin nicht vorhandenen enormen Harnflut einher, wobei große Mengen von zumeist wasserklarem Urin ausgeschieden werden. Manche Kinder nässen dann wieder ein, obwohl sie schon längst keine Windeln mehr benötigen. Kennzeichnend sind außerdem die Gewichtsabnahme und die mangelnde Konzentrationsfähigkeit.

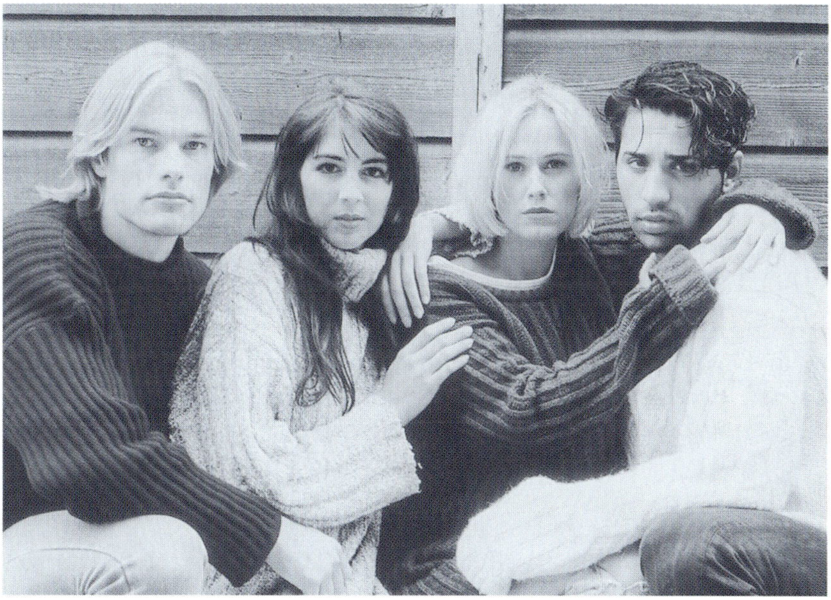

In der Pubertät treten nicht nur Probleme mit der eigenen Identität auf, auch der Blutzucker spielt in dieser Phase oft »verrückt«.

Unmittelbare Gefahr ist im Verzug, wenn die Kinder erbrechen, Bauchschmerzen haben und nach Azeton riechen (obstartiger oder nagellackartiger Geruch der Ausatemluft). Das können Vorboten des diabetischen Komas sein.

Zwei Aufgaben stehen bei der Behandlung des kindlichen Diabetes im Vordergrund: Einmal geht es darum, die lebensbedrohliche Stoffwechselentgleisung, d.h. also das diabetische Koma, zu vermeiden, und zum anderen muss die Einstellung des Diabetes so beschaffen sein, dass das Kind später als Erwachsener ein langes und beschwerdefreies Leben führen kann. Danach hat sich die Behandlung auszurichten.

Instabiler Stoffwechsel

Die Eltern von Kindern mit Diabetes können oft schwer begreifen, warum trotz richtiger Ernährung und trotz des Versuchs, mit Hilfe einer intensivierten Insulintherapie das Fehlen des körpereigenen Insulins auszugleichen, immer wieder starke Stoffwechselschwankungen auftreten. Man muss daran erinnern, dass zu viele Punkte beim Ausgleich der Blutzuckerwerte von Bedeutung sind, als dass in jedem Falle eine sehr gute

Einstellung erzielbar wäre. Neben der Nahrungs- und Insulinzufuhr spielt – besonders im Kindesalter – die körperliche Bewegung eine entscheidende Rolle.

Auch psychische Stresssituationen, z. B. Aufregung vor Schularbeiten und Prüfungen, können den Blutzucker – allerdings nur vorübergehend – erhöhen.

Was und wie viel soll das Kind essen?

Das neben dem Insulinspritzen wichtigste Problem für Kinder mit Diabetes und ihre Eltern ist die Notwendigkeit der geregelten Nahrungszufuhr, also der richtigen Ernährung. Tab. 8 auf der folgenden Seite gibt einen Anhaltspunkt über die benötigte Kalorienmenge bei Mädchen und Jungen. Zwar kann je nach Wunsch die Kohlenhydratmenge innerhalb gewisser Grenzen variiert werden, diese muss jedoch quantifiziert (= abgeschätzt) und mit der zu spritzenden Menge von Mahlzeiteninsulin mit Hilfe des BE-Faktors abgestimmt werden (für Details siehe das Kapitel über die intensivierte Insulintherapie des Typ-1-Diabetikers, S. 131 ff.).

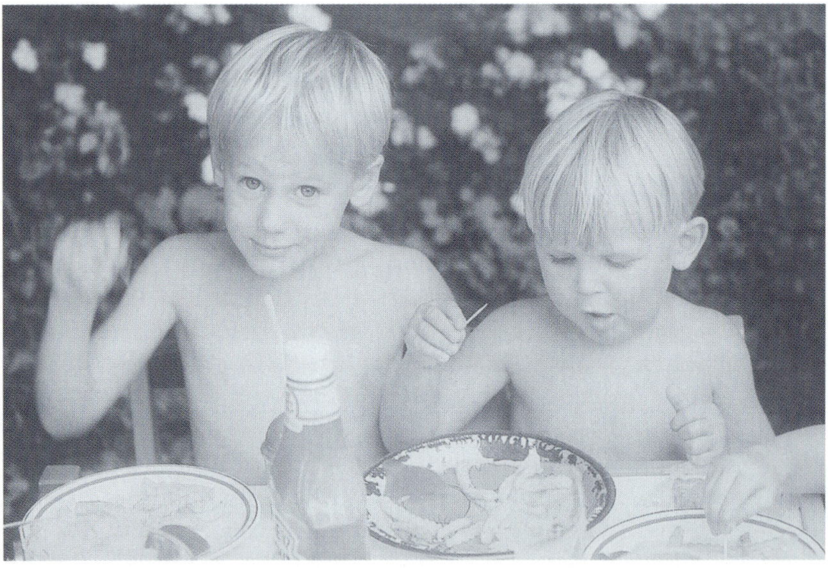

Wenn der Blutzucker gut eingestellt ist und das Kind kein Übergewicht hat, kann auch die Leibspeise »Pommes mit Ketchup« ab und zu auf den Tisch kommen.

Die Zufuhr von Fett und Eiweiß braucht bei Kindern mit Diabetes nicht berechnet zu werden – immer vorausgesetzt, die körperliche Entwicklung, d. h. die Größen- und Gewichtszunahme, verläuft normal.

Tab. 8: Anhaltspunkte für die benötigte Menge an Kalorien bei Kindern und Jugendlichen

Die Tabelle zeigt den durchschnittlichen Kalorienbedarf bis zum 18. Lebensjahr. Körpergröße und Körpergewicht sind Mittelwerte.

Jungen			Mädchen		
Größe in cm	Gewicht in kg	Kalorien	Größe in cm	Gewicht in kg	Kalorien
75	10	1000	74	10	1000
88	13	1100	87	12	1000
96	15	1200	96	14	1100
103	17	1300	103	16	1200
110	19	1400	109	18	1300
118	22	1600	116	21	1500
124	25	1600	122	24	1600
130	27	1800	128	26	1700
136	30	1900	133	29	1800
140	33	2000	139	32	1900
144	35	2100	145	36	2100
150	38	2200	152	40	2200
155	42	2300	157	45	2400
163	49	2500	160	49	2400
168	54	2800	161	51	2400
172	59	2800	162	53	2400
174	62	2800	163	54	2400
175	63	2800	163	54	2400
177	64	3000	165	55	2500
180	65	3200	170	59	2700
185	68	3400	175	64	2900
190	72	3600	180	67	3100
195	76	3800	185	70	3300

Bei den Werten der Tabelle muss unbedingt berücksichtigt werden, ob sich das Kind gerade in der Wachstumsphase befindet, da hier der Kalorienbedarf stark ansteigt. Ansonsten gilt: Es sollte das der Körpergröße entsprechende Gewicht angestrebt werden. Je nach Abweichung sollten bei Untergewichtigen 100–500 Kalorien zugelegt, bei Übergewichtigen 100–1000 Kalorien abgezogen werden. Je nach körperlicher Tätigkeit sind mitunter erhebliche Zulagen erforderlich.

Eine gesunde und ausgewogene Ernährung ist notwendig

Natürlich muss die Kohlenhydratzufuhr auf die jeweilige Insulintherapie abgestimmt werden. Gerade dies ist oft ein Problem bei Kindern, denn einerseits lässt sich die Kohlenhydrataufnahme nicht so genau planen und einhalten, andererseits möchten Kinder mit Diabetes, genauso wie andere Kinder, auch einmal Süßigkeiten essen.

Eine freie Kost, also jeglicher Verzicht auf geregelte Ernährung und damit Abstimmung von Insulin und Kohlenhydratzufuhr, muss abgelehnt werden. Auch die schon mehrfach erwähnte amerikanische DCCT-Studie hat gezeigt, dass nur bei geregelter und mit dem Insulin abgestimmter Kohlenhydratzufuhr die HbA_{1c}-Werte in den wünschenswerten Bereich gebracht werden können. Umgekehrt gilt: Je besser die intensivierte Insulintherapie, desto flexibler kann die Ernährung sein.

Bei ungenügender Diabeteseinstellung werden auch im Kindesalter Folgeschäden an Auge und Niere vorprogrammiert. Diese können bereits im jungen Erwachsenenalter mit ernsthaften Komplikationen zum Vorschein kommen. Unmittelbar jedoch kann sich eine ungenügende Diabeteseinstellung durch Wachstumsstillstand und dadurch hervorgerufene spätere Kleinwüchsigkeit bemerkbar machen. Größe und Gewicht sollten daher neben der Diabeteskontrolle ebenfalls regelmäßig überwacht werden.

Bei Ausbruch des Diabetes ist durch die vorangehende Gewichtsabnahme häufig ein deutliches Untergewicht entstanden. Daraus resultiert ein mehr oder weniger großer Nachholbedarf bei der Ernährung, der jedoch bei guter Diabeteseinstellung binnen weniger Monate ausgeglichen werden kann.

Intensivierte Insulintherapie bei Kindern

Eine intensivierte Insulinbehandlung erlaubt – wie bereits mehrfach angesprochen – im Kindes- und Jugendalter größtmögliche Flexibilität im Alltag und auch in der Ernährung.

Der Einsatz von sehr kurz wirksamen Sprintinsulinen bringt den Vorteil, dass diese Insuline grundsätzlich auch nach dem Essen gespritzt werden können. Somit kann das Mahlzeiteninsulin an die tatsächlich verzehrte Kohlenhydratmenge nach dem Essen angepasst werden. Mit dieser Maßnahme kann das Unterzuckerungsrisiko reduziert werden.

Auch können sehr schnell verdauliche Kohlenhydrate, z. B. Süßigkeiten, besser mit diesen schnell wirksamen Sprintinsulinen abgedeckt werden, ohne dass sich die Stoffwechselsituation wesentlich verschlechtert.

Allerdings werden oft die Eltern von Kindern mit Diabetes in den ersten Jahren die Insulininjektion übernehmen müssen. Andererseits gibt es Kinder mit Diabetes, die bereits vom 5. Lebensjahr an ihr Insulin selbst spritzen.

Ein weiterer Vorteil der intensivierten Insulintherapie unter Verwendung von kurz wirksamen Sprintinsulinen bei Kindern ist, dass das Unterzuckerungsrisiko generell vermindert werden kann, insbesondere in Anbetracht der schwer planbaren körperlichen Aktivität bei Kindern.

Was tun bei einer Hypoglykämie?

Die Behandlung einer Hypoglykämie im Kindesalter unterscheidet sich nur wenig von der im Erwachsenenalter (s. S. 197 ff.). Wenn das Kind bewusstlos ist, muss der Arzt gerufen werden, um Zucker intravenös einzuspritzen. Immerhin können auch die Eltern noch vor Eintreffen des Arztes in den Muskel oder in das Fettgewebe Glukagon einspritzen und damit die Unterzuckerung erfolgreich bekämpfen. Viele Kinder wachen wenige Minuten nach dieser Injektion auf, weil das Hormon Glukagon in der Lage ist, die letzten Zuckerreserven der Leber zu mobilisieren und den Blutzuckerabfall auszugleichen. Die Kinder müssen aber sofort nach dem Erwachen aus dem hypoglykämischen Schock wieder Kohlenhydrate zu sich nehmen, weil sich andernfalls die Unterzuckerung innerhalb kürzester Zeit wiederholen würde.

Die Sofortmaßnahmen bei einer Unterzuckerung finden Sie auf S. 204.

Sport nach den Mahlzeiten

Kinder mit Diabetes sollten natürlich an Spiel, Spaß und Sport teilnehmen. Selbstverständlich muss die aktuelle Stoffwechselführung mit Insulin und Kohlenhydraten richtig abgestimmt sein und dabei auch das Wirkprofil der Insuline berücksichtigt werden. Innerhalb der ersten 2 Stunden nach Injektion von schnell wirksamen Insulinen ist das Unterzuckerrisiko bei Sport deutlich erhöht. Deshalb sind vorbeugende Maßnahmen erforderlich: Entweder zusätzliche Sport-BEs oder vorherige Verminderung des schnell wirksamen Insulins (um ca. 30–50 %)

Tipp: Vor – während – nach dem Sport Blutzucker messen.

Kinder mit Diabetes sollen in der Regel vom Turnunterricht nicht befreit werden. Abgesehen von der Nützlichkeit der Muskelarbeit bei der Zuckerverbrennung würde man ihnen damit auch die Möglichkeit des Erfolgserlebnisses in Sport, Spiel und Schulausflügen nehmen. Natürlich sollen die Lehrer über den Diabetes des Kindes und insbesondere über die Notwendigkeit einer zusätzlichen Nahrungszufuhr bei Verdacht auf hypoglykämische Reaktionen informiert werden. Das folgende Merkblatt für Erzieher kann kopiert und an die Lehrer des Kindes weitergegeben werden.

Behandeln Sie Ihr Kind, als wäre es gesund

Dank der heutigen Behandlungsmöglichkeiten kann ein Kind mit Diabetes als »bedingt gesund« angesehen werden. Kinder mit Diabetes sind normal begabt und den Anforderungen der Schule ebenso gewachsen wie ihre Altersgenossen. Es ist für die Entwicklung nachteilig, wenn Eltern oder Erzieher glauben, die Kinder müssten besonders nachsichtig beurteilt oder geschont werden. Das Kind soll auf keinen Fall in eine Art Sonderstellung hineinmanövriert werden. Vielmehr ist eine möglichst umfassende Schulbildung dieser Kinder von besonderer Bedeutung für ihr späteres Leben.

Kinder, die bereits im Vorschulalter an Diabetes erkrankt sind, haben im Allgemeinen später weniger Schulschwierigkeiten, da sie sich bei Schulbeginn an die veränderte Lebenssituation angepasst haben. Die Neuerkrankung eines Schulkindes bedingt aber zumeist eine seelische Belastung und natürlich ein Unterrichtsversäumnis, wodurch oft die Leistungen abfallen. Gerade hier muss ein verständnisvolles Verhalten von Eltern und Erziehern dem Kind die Aufgabe erleichtern, sich den veränderten Verhältnissen anzupassen.

Mädchen und Jungen mit Diabetes sehen im Allgemeinen ihre Krankheit als etwas »Normales« an. Erfreulicherweise empfinden sie die Tatsache, dass sie an einer ernst zu nehmenden, lebenslang dauernden Erkrankung leiden, nicht als etwas besonders Schlimmes. Ohne dass man die Probleme des Diabetes bagatellisieren sollte, sind die Kinder in dieser Anschauung zu bestärken. Falsches Mitleid ist hier ebenso schädlich wie das Übersehen der Probleme, die der Diabetes mit sich bringt. Der Umgang der Eltern und insbesondere der Mutter mit dem Diabetes ihres Kindes beeinflusst – wie entsprechende Untersuchungen zeigen – ganz maßgeblich auch die Einstellung des Kindes gegenüber allen Behandlungsmaßnahmen.

Sommerferienlager speziell für Kinder mit Diabetes

Das Kind mit Diabetes benötigt den familiären Rückhalt in noch stärkerem Maße als ein gesundes Kind. Kinder und Eltern müssen gut geschult werden, um den auf sie zukommenden Belastungen gewachsen zu sein. Die Erholungsmöglichkeiten für Kinder und Jugendliche mit Diabetes sind leider begrenzt. Die Einrichtung von Sommerferienlagern und Freizeiten für Kinder mit Diabetes ist deswegen besonders zu begrüßen. Auskunft hierüber erteilen der Deutsche Diabetiker-Bund und der Bund diabetischer Kinder und Jugendlicher (Adressen s. S. 330).

Das Kind soll sich im Ferienlager erholen und dort erkennen, dass es viele andere Kinder mit den gleichen Problemen gibt. Natürlich muss der Diabetes dabei exakt kontrolliert und korrigiert werden. Dies ist für die betreuenden Ärzte bei der großen Zahl von Kindern, die alle einen labilen Diabetes haben und nun in andere Lebensbedingungen kommen, oft nicht einfach. Die Eltern sollten deswegen – trotz aller berechtigten Sorge um ihr Kind – bei Besuchen im Ferienlager stets berücksichtigen, was dort von den Betreuern geleistet werden muss. Insbesondere sollte man wissen, dass der Stoffwechsel gerade in den ersten Tagen infolge der Umstellung auf die neuen Verhältnisse sehr labil sein kann. Eltern, die in dieser Zeit ständig die Kinder besuchen und deren schlechten Stoffwechselwerte beklagen, gefährden mit diesem Verhalten die Fortsetzung des geregelten Betriebs im Ferienlager.

Umgekehrt muss natürlich nach der Rückkehr des Kindes ins Elternhaus zunächst wieder eine Anpassung an die häuslichen Gewohnheiten erfolgen. Trotz dieser Einschränkungen kann man die psychologischen Vorteile, die die Kinder durch das Erlebnis eines solchen Ferienlagers haben, nicht hoch genug veranschlagen.

Dauerheime für Kinder mit Diabetes sind hingegen nur bei ganz speziellen Situationen zu empfehlen. Trotz aller Bemühungen der Betreuer kann die Familie mit ihrem Zusammenhalt und ihrem Zusammengehörigkeitsgefühl auch in den bestgeführten Heimen nicht ersetzt werden.

Merkblatt

Kinder mit Diabetes – Merkblatt für Erzieher

Von H. Mehnert und J. Schaub

Der Diabetes mellitus (Zuckerkrankheit) ist eine Erkrankung, die auch in frühen Lebensjahren auftreten kann. Jede Lehrerin und jeder Lehrer muss damit rechnen, irgendwann einmal den Problemen eines jungen Menschen mit Diabetes gegenüberzustehen.

Die folgenden Hinweise sollen den Umgang mit jungen Diabetikern erleichtern:

Was Sie über Diabetes wissen sollten

1. Der Diabetes eines Kindes soll für Lehrer und Mitschüler kein Geheimnis bleiben.
2. Diabetes ist nicht ansteckend.
3. Gespräche mit den Eltern des diabetischen Kindes sollen klären, inwieweit das Kind ärztlicherseits als voll belastbar angesehen wird.
4. Diabetes ist bei richtiger Behandlung weder in geistiger noch in körperlicher Hinsicht leistungsmindernd. Das gilt in der Regel auch für die Teilnahme am Turnunterricht, an Wandertagen und Ferienlagern. Jedoch soll die Teilnahme am Aufenthalt in Schullandheimen und Ferienlagern von der Sicherung des Kindes mit Diabetes im Hinblick auf seine besondere Stoffwechselsituation (Stabilität im Zuckerstoffwechsel, persönliche Schulung des Kindes, schnelles Erreichen eines Arztes für den Notfall) abhängig gemacht werden.
5. Wenn die vom Arzt verordneten Insulineinheiten nicht verabreicht werden, tritt eine Überzuckerung ein, die zum diabetischen Koma führen kann. Überzuckerung hat schwerwiegende Folgen, wenn keine rechtzeitige Hilfe durch den Arzt erfolgt.
6. Diabetiker sollen keine besondere Nachsicht genießen.
   Ausnahmen: Das Kind muss während der Schulzeit seine vorgeschriebenen Mahlzeiten pünktlich einnehmen. Dies sollte vom Lehrer überwacht werden. Ebenso darf das Kind bei Unterzuckererscheinungen jederzeit während des Unterrichts essen.
   Die Neuerkrankung eines Schulkindes kann zu Problemen führen, weil durch den Krankenhausaufenthalt der Unterricht eine Zeitlang versäumt wurde und weil besonders am Anfang die neue Situation der »Krankheit« das Kind psychisch belastet. Über diese Situation muss das Kind hinweggebracht und als »bedingt gesund« in den Schulbetrieb eingeordnet werden.

Merkblatt

Unterzuckerreaktionen – was tun?

Fast alle Kinder und Jugendlichen mit Diabetes müssen täglich mehrfach Insulin spritzen. Eine der Insulininjektionen erfolgt morgens zu Hause vor dem ersten Frühstück. Die Hauptwirkung des Insulins, die Senkung des Blutzuckers, macht sich zumeist im Laufe des Vormittags, also während der Unterrichtszeit bemerkbar. Gelegentlich kommt es dabei zu sog. Unterzuckerreaktionen, die das Kind fast immer rechtzeitig bemerkt und bekämpfen kann.

Anzeichen der Unterzuckerung	Gegenmaßnahmen
Blässe, Schwitzen, Zittern, Sprachstörungen, Unkonzentriertheit, Kopfschmerzen, Benommenheit, Schläfrigkeit, Verwirrtheit, Merkschwäche, Sehstörungen, Herzklopfen, unkontrollierte Reaktionen, Bewusstlosigkeit (selten)	Rasche Zufuhr von Kohlenhydraten auch während des Unterrichts: 4 Plättchen Traubenzucker oder 8 bis 10 Drops Traubenzucker oder 200 ml Fruchtsaft oder normale Cola

Nach einer Unterzuckerreaktion soll das Kind lückenlos beaufsichtigt bleiben. Das gilt besonders für den Weg von der Schule nach Hause.

Häufige Unterzuckerreaktion:

Benachrichtung der Eltern; ärztliche bzw. klinische Überprüfung der verordneten Insulindosis ist angezeigt.

Vorbeugende Maßnahmen gegen Unterzuckerung:

Regelmäßige Nahrungszufuhr, z. B. auch während einer längeren Prüfungsarbeit. Dem diabetischen Schüler ist durch Vorgespräche die Scheu vor dem Essen im Unterricht zu nehmen.
Die Mitschüler sind über diesen besonderen Umstand aufzuklären.

Psychologische Führung des Kindes mit Diabetes

Die Zusammenarbeit zwischen Lehrern und Eltern ist im Falle des Kindes und Jugendlichen mit Diabetes von besonderer Bedeutung. Der Diabetes kann und soll nicht als Ausrede für schlechte Leistungen in der Schule dienen. Wenn aber durch eine kritische Entwicklung der Erkrankung Schulversäumnisse entstehen, muss versucht werden, dem Kind über diese Situation hinwegzuhelfen: Es muss ein Mittelweg zwischen Überbewertung und Bagatellisierung der Erkrankung gefunden werden. Die Erfüllung dieser Aufgabe durch Eltern, Ärzte und Lehrer ist eine wichtige Voraussetzung für die psychologische und körperliche Entwicklung des Kindes und Jugendlichen mit Diabetes.

Keine Katastrophe für die Familie

Das Kind mit Diabetes – eine Katastrophe für die Familie? Nein! Wenn die Eltern sich in die Behandlung qualifizierter Diabetesärzte bzw. Kinderdiabetologen und nicht in die Hände von Wunderheilern begeben und wenn die richtige Einstellung zu den Problemen der Kohlenhydratzufuhr, der Insulininjektion und den Selbstkontrollen besteht, dann wird auch (und gerade!) das Kind mit Diabetes das sein, was Kinder in harmonischen Familien immer sind: ein Glück für ihre Eltern und kein Außenseiter unter den Geschwistern.

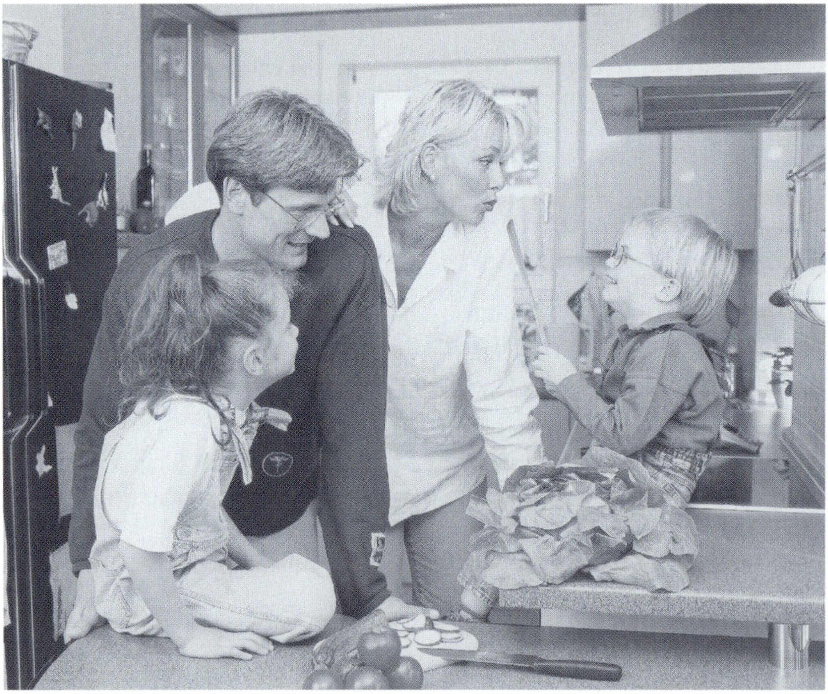

Beim gemeinsamen Kochen lernen die Kinder, wie gut „gesundes Essen" schmeckt.

Mutter werden trotz Diabetes

Eine Diabetikerin hat dank des medizinischen Fortschritts heute annähernd die gleiche Chance, ein gesundes Kind zur Welt zu bringen, wie eine stoffwechselgesunde Frau. Damit dieses Ziel aber erreicht werden kann, müssen die Maßnahmen im folgenden Kasten befolgt werden:

Ein Baby trotz Diabetes? – Heute kein Problem mehr

1. Die Schwangerschaft sollte geplant sein.
2. Eine Diabeteseinstellung mit praktisch normalen Blutzuckerwerten sollte bereits vor der Empfängnis bestehen und während der gesamten Schwangerschaft beibehalten werden.
3. Eine Diabeteseinstellung mit praktisch nicht normalen Blutzuckerwerten sollte möglichst umgehend und konsequent korrigiert werden. Evtl. auftretende Erkrankungen wie Harnwegs- oder Nierenbeckenentzündung oder eine »Schwangerschaftsvergiftung« (= EPH-Gestose mit Flüssigkeitsansammlungen, Bluthochdruck und Eiweißausscheidung) müssen ebenfalls möglichst umgehend, am besten stationär, behandelt werden.
4. In der Spätschwangerschaft, d. h. ab der 32. Schwangerschaftswoche, sollte das noch ungeborene Kind engmaschig von einem Geburtshelfer oder an einer geburtshilflichen Abteilung überwacht werden.
5. Eine Diabetikerin wird prinzipiell nicht mehr vorzeitig entbunden. Unter engmaschiger Kontrolle des Kindes wird vielmehr abgewartet, bis Wehen von selbst eintreten. Die Geburt wird jedoch vorzeitig eingeleitet, wenn Zeichen für die Gefährdung des Kindes erkennbar sind.
6. Das Neugeborene sollte bei Geburt von einem Kinderarzt untersucht und, wenn nötig, behandelt werden. In jedem Fall muss innerhalb von 30 Minuten nach der Geburt eine Blutzuckermessung beim Kind erfolgen.

Die besten »Ergebnisse« werden erzielt, wenn die schwangere Diabetikerin während der ganzen Zeit von einem Team aus Diabetologen, Geburtshelfern und Kinderarzt betreut wird, das in der Behandlung von Schwangeren mit Diabetes besondere Erfahrung hat.

Die Tatsache, dass Diabetikerinnen schwanger werden können, erscheint uns heute selbstverständlich. Sie war es lange Zeit nicht. Eine neuere Statistik über etwa 10 000 Schwangerschaften in der Bundesrepublik belegt aber, dass mindestens 1 Prozent aller schwangeren Frauen Diabetikerinnen sind, was ungefähr dem Bevölkerungsanteil der in Frage kommenden Altersgruppe entspricht.

Schlechte Diabeteseinstellung: Risiken für das Kind

Die lebensgefährlichen Risiken für die werdende Mutter liegen beim Diabetes nur geringfügig höher als für stoffwechselgesunde Frauen. Allerdings kommt es bei Diabetikerinnen häufiger zu Komplikationen während der Schwangerschaft. Die Säuglingssterblichkeit ist nur dann noch um ein Vielfaches höher im Vergleich zur Sterblichkeit Neugeborener von Müttern ohne Diabetes, wenn der Diabetes nicht genügend gut eingestellt ist. Man spricht bei gut eingestelltem Diabetes von einem fast gleichen »perinatalen« Risiko. Unter »perinatal« bzw. der Perinatalperiode versteht man dabei den Zeitraum nach der 28. Schwangerschaftswoche bis zum 7. Tag nach der Geburt; eine normale Schwangerschaft dauert 40 Wochen.

Missbildungsrate normalisierbar

Die Rate von Missbildungen beträgt bei Kindern diabetischer Mütter 5 Prozent im Vergleich zu 1,8 Prozent bei denen gesunder Frauen. Auch diese Rate lässt sich »normalisieren«, wenn die Diabetikerin schon zu Schwangerschaftsbeginn, also zum Zeitpunkt der Empfängnis, optimal eingestellt ist. Dies haben entsprechende Studien eindeutig belegt. Umgekehrt konnte auch gezeigt werden, dass eine gesteigerte Missbildungsrate nur bei Patientinnen mit erhöhten HbA_{1c}-Werten in der Frühschwangerschaft auftritt. Die Organe des Embryos entwickeln sich nämlich schon bald nach der Zeugung. So beginnt das Herz bereits in der dritten Woche nach der Zeugung zu schlagen. Zu diesem Zeitpunkt wissen aber die meisten Frauen noch nicht, dass sie schwanger sind.

Strenge Anforderungen an die Diabeteseinstellung

Der optimalen Diabeteseinstellung während der Empfängnis und dann während der gesamten Schwangerschaft kommt demnach eine überragende Bedeutung zu, damit eine Diabetikerin genauso mit einem gesunden Kind rechnen kann wie eine Nichtdiabetikerin.

Streben Sie während der Schwangerschaft folgende Werte an:

- Blutzuckerwerte zwischen 60 und 120 mg%, Nüchternblutzucker dabei unter 90 mg%
- Urin frei von Zucker und Azeton
- HbA_{1c}-Werte im Normbereich

Blutzuckerspitzen bis 140 mg% sind noch akzeptabel. Auch bei nichtdiabetischen Frauen liegen die Nüchternblutzuckerwerte in der Schwangerschaft niedriger als außerhalb.

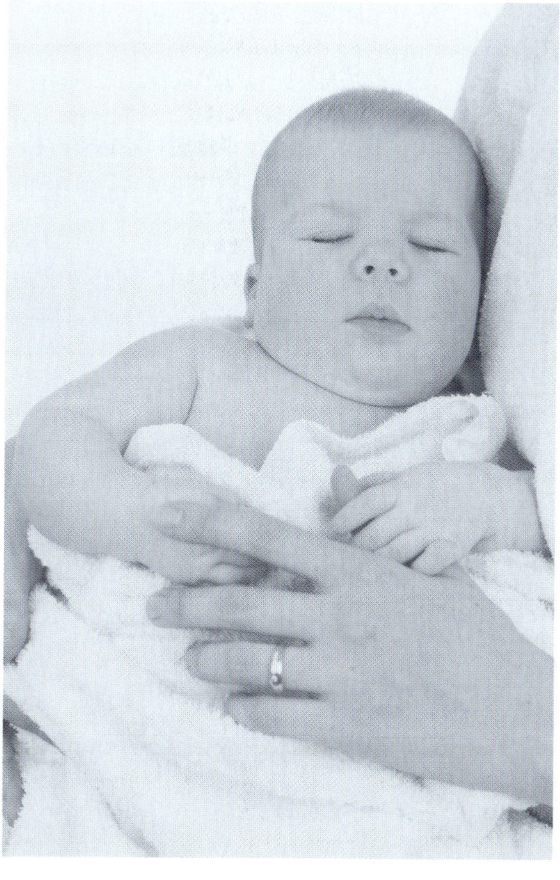

Mutterglück – bei gut eingestelltem Diabetes kein Problem.

Wie hoch das Risiko für das Kind einer Typ-1-Diabetikerin ist, später selbst an einem Typ-1-Diabetes zu erkranken, wurde bereits im Kapitel »Ursachen und Entstehung des Diabetes« ab S. 22 dargestellt. Es ist insgesamt gering (ca. 3 bis 5 Prozent) und hängt zudem maßgeblich von der erblichen Diabetesbelastung des Ehemanns ab. Die Wahrscheinlichkeit für das Kind einer diabetischen Mutter, ohne väterliche Belastung bis zum 20. Lebensjahr zuckerkrank zu werden, beträgt nur etwa 1 Prozent!

Die Schwangerschaft planen

Wer sich für eine Schwangerschaft entscheidet, muss sich also entsprechend vorbereiten. Am besten bespricht man die anstehenden Probleme rechtzeitig vor der Schwangerschaft mit den Ärzten, die im weiteren Verlauf die Behandlung und Überwachung übernehmen sollen. Zentren, an denen ein erfahrenes Team von Geburtshelfern, Kinderärzten und Diabetesexperten zusammenarbeitet, garantieren die größten Erfolgschancen. Abgesehen von der von Anfang an guten Einstellung haben Diabetikerinnen ohne Gefäßveränderungen (erkennbar beispielsweise am Befund des Augenhintergrundes) die besten Aussichten. Bei Fehlen solcher Gefäßschäden scheinen die Dauer des Diabetes und das Alter der Patientinnen bei Beginn des Diabetes keine dominierende Rolle zu spielen.

Wenn die Krankheit erst während der Schwangerschaft auftritt

Auch Frauen, die »nur« unter der Stoffwechselbelastung einer Schwangerschaft (s. u.) Diabetes entwickeln, müssen diesen genauso ernst nehmen wie Typ-1-Patientinnen mit bekanntem Diabetes, auch wenn ein Schwangerschaftsdiabetes nach Geburt des Kindes häufig wieder verschwindet. (Etwa 10 Prozent der Frauen allerdings entwickeln einen Typ-1-Diabetes, der eine Fortführung der Insulintherapie nach der Schwangerschaft erforderlich macht. Auch die übrigen Frauen sind diabetesgefährdet: Innerhalb von 10 Jahren kommt bei etwa 50 Prozent ein Typ-2-Diabetes zum Ausbruch!)

Durch einen unerkannten oder ungenügend behandelten Schwangerschaftsdiabetes sind die werdende Mutter und ihr Kind praktisch im gleichen hohen Maß gefährdet wie früher Typ-1-Diabetikerinnen, sofern der Diabetes während der Schwangerschaft nicht ausreichend eingestellt war. Nur das Missbildungsrisiko für das Kind ist nicht höher, da sich der Diabetes erst im Laufe der Schwangerschaft entwickelt und in der Phase, in der beim Embryo die Organe angelegt werden, noch nicht besteht.

Schwangerschaftsdiabetes ist nicht selten!

Die Ärzte sprechen in diesem Zusammenhang von Gestationsdiabetes und meinen damit jeden während einer Schwangerschaft erkannten Diabetes. Die Möglichkeit, dass dieser schon vor der Schwangerschaft unerkannt bestanden hat, ist somit nicht ausgeschlossen. Gestationsdiabetes ist ausgesprochen häufig, er tritt bei 1 bis 3 Prozent aller Schwangeren auf. Wegen der enormen Wichtigkeit muss bei jeder werdenden Mutter anhand von Blutzuckermessungen nach einem Gestationsdiabetes gefahndet werden.

Ein Gestationsdiabetes tritt besonders oft bei familiärer Belastung mit Typ-2-Diabetes auf. Vermutlich kommt die Veranlagung für diese Form von Diabetes erstmalig während der Schwangerschaft zum Vorschein. Es ist deshalb ein spezielles Anliegen dieses Buches, dass in Familien mit bekanntem Diabetes kein Gestationsdiabetes übersehen wird.

Was ist bei »Risikofrauen« zu tun?

Bei gefährdeten Frauen sollte nach den Richtlinien der Deutschen Diabetes-Gesellschaft wie folgt vorgegangen werden:

- Im ersten Schwangerschaftsdrittel sollten die Blutzuckerwerte nach dem Essen unter 120 mg% sein. In Zweifelsfällen: Durchführung einer oralen Glukosebelastung.
- In jedem Fall: Glukosebelastung in der 24. bis 28. und in der 32. bis 34. Schwangerschaftswoche. Ein Gestationsdiabetes liegt nach den 2001 verabschiedeten Kriterien der Deutschen Diabetes-Gesellschaft vor, wenn nach einer Belastung mit 75 g Glukose mindestens zwei der folgenden drei Blutglukosegrenzwerte (mit einer laborgenauen Methode gemessen!) erreicht oder überschritten werden.

	Kapillarblut aus der Fingerbeere		Venöses Plasma	
	mg %	mmol/l	mg %	mmol/l
nüchtern	≥ 90	≥ 5,0	≥ 95	≥ 5,3
nach 1 Stunde	≥ 180	≥ 10,0	≥ 180	≥ 10,0
nach 2 Stunden	≥ 155	≥ 8,6	≥ 155	≥ 8,6

- Bei erhöhten Werten: Einleitung der Therapie.

Die Behandlung erfolgt nach den gleichen Richtlinien und Blutzuckerkriterien wie für »normale« Diabetikerinnen während der Schwangerschaft. Werden die entsprechenden Werte unter einer Diabeteskost nicht erreicht, muss zusätzlich mit Insulin – z. B. in Form von Normalinsulin vor den Hauptmahlzeiten – bis zur Entbindung behandelt werden. Aus vielerlei Gründen sollte von einer Behandlung mit Blutzucker senkenden Tabletten während einer Schwangerschaft Abstand genommen werden, auch wenn eine Fruchtschädigung nicht mit Sicherheit nachgewiesen ist.

Der Stoffwechsel ändert sich während der Schwangerschaft

Der Eintritt in die Schwangerschaft verändert fast immer die Stoffwechselsituation auch bei Typ-1-Diabetikerinnen. Nicht selten wird im ersten Schwangerschaftsdrittel eine Neigung zu Unterzuckerungen beobachtet, besonders wenn Erbrechen – an dem auch stoffwechselgesunde Frauen zu diesem Zeitpunkt häufig leiden – eine geregelte Nahrungszufuhr erschwert. In dieser Zeit sollte nicht Auto gefahren werden. Gemeinhin werden die Gefahren einer Hypoglykämie für das werdende Kind überschätzt; die Versorgung des Feten – so bezeichnet man die Leibesfrucht in der Medizinsprache – wird während einer Unterzuckerung kaum beeinträchtigt. Das bedeutet auch nicht, dass man der Volksregel folgen und »für zwei essen« soll. Tatsächlich nimmt der Kalorienbedarf nur geringfügig zu, lediglich der Eiweißanteil muss auf 1,5 g Eiweiß pro Kilogramm Sollgewicht angehoben werden (außerhalb der Schwangerschaft 0,8 g Eiweiß). Die Kohlenhydratmenge braucht 18 bis 22 BE – je nach Sollgewicht – in der Regel nicht zu übersteigen. Ferner muss auf die Zufuhr von genügend Eisen und Kalzium geachtet werden.

Der Insulinbedarf steigt meistens an

Ein Mehrbedarf an Insulin besteht oft schon mit Beginn der Schwangerschaft und wird jedenfalls im weiteren Verlauf deutlich. Im Allgemeinen hat dies zur Folge, dass schwangere Diabetikerinnen eine Insulininjektion pro Tag mehr benötigen als vor der Schwangerschaft. Meist müssen Typ-1-Diabetikerinnen eine intensivierte Insulinbehandlung mit 4 bis 5 Spritzen pro Tag oder mit einer Insulinpumpe durchführen. Die täglich mehrmaligen Blutzucker-Selbstkontrollen helfen auch im Fall einer Schwangerschaft, die richtigen Entscheidungen in Bezug auf die für den Ausgang so wichtige gute Stoffwechselkontrolle zu treffen. HbA_{1c}-Werte sollten monatlich bestimmt werden. Harnzuckerkontrollen während der Schwangerschaft sind überholt, weil sich die angestrebten Blutzuckerbereiche von unter 90 mg% vor dem Essen und unter 120 mg% nach dem Essen damit nicht überprüfen lassen.

Wann immer eine größere Stoffwechselentgleisung oder gar ein diabetisches Koma droht, muss die Patientin umgehend stationär aufgenommen werden. Ein Koma während der Schwangerschaft endet für das Kind im Mutterleib meist tödlich.

Überwachung durch Internist und Geburtshelfer

Schwangerschaft bei bestehendem Diabetes ist beschwerlich, nicht zuletzt wegen der notwendigen häufigen ärztlichen Kontrollen. Die Blutzuckerwerte müssen zusammen mit den Aufzeichnungen über die häuslichen Selbstkontrollen einmal wöchentlich bis zweiwöchentlich gemeinsam mit dem Arzt durchgegangen werden. Frauenärztliche Beratung sollte in der ersten Schwangerschaftshälfte alle 2 bis 4 Wochen und danach wöchentlich erfolgen, entsprechend den sog. Mutterschaftsrichtlinien, die für alle Schwangeren gültig sind.

Die Überwachung von Blutdruck, Urinstatus, Gewicht und Leibesumfang gehört zu den Routinemaßnahmen bei jeder Sprechstunde. Von Zeit zu Zeit müssen die Höhe des Blutfarbstoffs gemessen, weitere Blutwerte bestimmt und eine innere Untersuchung durchgeführt werden. Der Frauenarzt leitet auch die umgehend erforderliche Behandlung ein, falls sich ein Harnwegsinfekt, eine Blutdruckerhöhung oder eine krankhafte Wassereinlagerung (sog. Schwangerschaftsvergiftung = EPH-Gestose) entwickelt. Der Augenhintergrund sollte alle 4 bis 8 Wochen gespiegelt werden, da in der Schwangerschaft das Auftreten einer Netzhauterkrankung (s. S. 224) manchmal begünstigt oder eine bestehende verschlimmert wird. Eine etwa notwendig werdende Lichtkoagulationsbehandlung gefährdet das Kind nicht.

Am Geburtsvorbereitungskurs teilnehmen

Schwangeren mit Diabetes ist eindringlich zur frühzeitigen Teilnahme an einem Geburtsvorbereitungskurs zu raten. Die Schwangere erlernt dort – zusammen mit ihrem Partner – in erster Linie Entspannungs- und Atemübungen. Auch hat sie die Möglichkeit, Probleme und Ängste in der Gruppe zu besprechen. Stand früher das Ziel einer schmerzärmeren und bewusster erlebten Entbindung im Vordergrund der Geburtsvorbereitung, so hat in den letzten Jahren mehr und mehr die Beziehung zum Kind und zum Partner an Bedeutung gewonnen. Die Entspannungs- und Atemübungen sowie die Gespräche wirken auch stressabbauend. Sie sind somit im Hinblick auf ein vermehrtes Auftreten einer EPH-Gestose (s. oben) und auf die Gefahr von Frühgeburten bei Frauen mit Diabetes vorbeugend und therapeutisch zu werten. Gerade die EPH-Gestose und Frühgeburten sprechen für eine Teilnahme an Geburtsvorbereitungskursen. Hingegen erlebt man immer wieder, dass Schwangeren bei Auftreten von Erkrankungen von solchen Kursen abgeraten wird. Die Entspannungs-

und Atemübungen sollten, auch wenn die Frau schon im Krankenhaus ist, so auch in der Spätschwangerschaft, auf jeden Fall bis zur Geburt fortgesetzt werden.

So wird das ungeborene Baby überwacht

Mit der Ultraschalldiagnostik wird praktisch von Beginn an die Größenzunahme des Kindes sowie die Fruchtwassermenge in der Gebärmutter in 14-tägigen Abständen verfolgt. Außerdem kann mit einem speziellen (Duplex-)Ultraschallverfahren die Durchblutung in der Plazenta (= Mutterkuchen) überprüft werden.

In der Spätschwangerschaft muss das Kind besonders engmaschig vom Geburtshelfer überwacht werden, ab der 38./39. Schwangerschaftswoche ist aus diesem Grund dann häufig die stationäre Aufnahme angezeigt. Gegen Ende der Schwangerschaft kann nämlich der Mutterkuchen seine Funktionstüchtigkeit einbüßen, so dass das Kind unter Umständen im Mutterleib abstirbt. Im Vordergund stehen tägliche Kontrollen (u. U. 2- bis 4-mal) der kindlichen Herzfrequenz (»CTG«). Andererseits wird der Geburtshelfer versuchen, die Entbindung möglichst hinauszuschieben, damit das Kind ausreift und bei der Geburt lebenskräftig ist. Die Geburt auf natürlichem Weg wird angestrebt, was heute sehr oft auch gelingt. Ein Kaiserschnitt wird nur dann durchgeführt, wenn das Kind übergroß oder akut gefährdet ist.

Verhalten bei vorzeitigen Wehen

Falls vor Beendigung der 36. Schwangerschaftswoche regelmäßige Wehen auftreten, müssen Wehen hemmende Medikamente, z. B. Magnesium und Partusisten (als Tropf oder in Tablettenform), gegeben werden. Leider steigen unter Partusisten die Blutzuckerwerte oft dramatisch an. In diesem Fall muss eine stationäre Aufnahme erfolgen und der betreuende Diabetesarzt zugezogen werden, da die Insulindosen oft drastisch gesteigert werden müssen.

Blutzuckerkontrolle auch während der Geburt

Beim Einsetzen der Geburt, d. h. sobald die Wehen regelmäßig auftreten und die Hebamme die Aufforderung erteilt, dass keine Nahrung mehr aufgenommen werden darf, sollten stündliche Blutzucker-Selbstkontrollen durchgeführt, aber kein Insulin mehr verabreicht werden. Bei Blutzuckerwerten unter 70 mg/dl muss 5-prozentige Glukoselösung im »Tropf« zugeführt werden. Wenn die Blutzuckerwerte sich bei 100 mg/dl eingependelt haben, sollte das Eintropfen der Glukoselösung gestoppt werden. Zum Geburtszeitpunkt sollte der Blutzucker idealerweise zwischen 80 und 100 mg/dl liegen.

Das Baby ist da: Blutzucker, Stillen, Rooming-in

Das Kind sollte gleich nach der Geburt eine Traubenzuckerlösung infundiert oder zu trinken bekommen. In den ersten Tagen bedarf es intensiver Überwachung durch einen Kinderarzt. Das weitere Vorgehen hängt von den Blutzuckerwerten ab, die nach der Geburt und im Abstand von drei Stunden bestimmt werden. Diabetikerinnen kann durchaus zum Stillen und zum Rooming-in geraten werden. Auch wenn ein Kaiserschnitt nötig war und das Kind für 2 bis 3 Tage zur Überwachung und Behandlung vorübergehend in eine Kinderklinik verlegt werden musste, ist das heutzutage möglich.

Der Insulinbedarf der zuckerkranken Wöchnerin sinkt unmittelbar nach der Geburt drastisch ab, manchmal so stark, dass 1 bis 2 Tage überhaupt kein Insulin gegeben werden darf. Nach einer Woche ist in der Regel ein Stand etwas niedriger als vor der Schwangerschaft erreicht. Während des Stillens kann der Insulinbedarf besonders niedrig sein. In jedem Fall sollte die Mutter vor jedem Anlegen des Kindes an die Brust selbst Kohlenhydrate zu sich nehmen, z. B. in Form von Milch.

Weitere Familienplanung

Groß und oft beschwerlich ist also der Aufwand, den Diabetikerinnen treiben müssen, um gesunde Kinder zu bekommen. Gesunde Kinder verlangen aber auch nach einer zumindest bedingt gesunden Mutter. Ist eine Diabetikerin trotz ihrer Stoffwechselkrankheit glücklich Mutter geworden, sollte auch gerade dieser Gesichtspunkt bei der weiteren Familienplanung sorgsam erwogen werden, auch bei weiterem Kinderwunsch. **Im Übrigen sollte jede Schwangerschaft einer Diabetikerin möglichst eine geplante Schwangerschaft sein.**

Empfängnisverhütung

Alle empfängnisverhütenden Methoden haben Vor- und Nachteile. Bevor Sie sich für eine bestimmte Methode entscheiden, sollten Sie folgende Gesichtspunkte berücksichtigen:

- Wie sicher ist diese Methode?
- Mit welchen Nebenwirkungen muss ich rechnen?
- Ist diese Methode auch für mich als Diabetikerin geeignet?
- Wird die Methode von beiden Partnern akzeptiert?

Besprechen Sie dieses Thema auf alle Fälle mit Ihrem Diabetesarzt und Ihrem Gynäkologen – lassen Sie sich beraten.

Hier eine Aufstellung **zur Sicherheit der verschiedenen Methoden** bei korrekter Anwendung:

Tab. 9: Sicherheit einiger Verhütungsmethoden bei korrekter Anwendung (modifiziert nach Deparade 1998)

Zuverlässigkeit	Methode	Versagerquote*
sehr hoch	Sterilisation	0,02
	Pille	0,1–0,4
hoch	Spirale	0,5–3,5
mittelmäßig	Mini-Pille	2–3
	Diaphragma	2–7
	Kondom	3,5–7
	Eisprung-Test (Urin-Selbsttestung auf Hormone)	6
unzuverlässig	Natürliche Familienplanung (Temperatur- und Zervixschleimbeobachtung)	10–23
	Scheidenzäpfchen	10–36

* Anzahl ungewollter Schwangerschaften pro 100 Frauen/Jahr. Das bedeutet: Wenn 100 Frauen diese Methode 1 Jahr lang anwenden, entspricht die Zahl der ungewollten Schwangerschaften der »Versagerquote«.

Der Alltag: Partnerschaft, Familie, Beruf

Es besteht wohl kein Zweifel: Die heutige Diabetesbehandlung mit der ständig an Bedeutung zunehmenden strukturierten Schulung der Diabetiker einschließlich der unerlässlichen Stoffwechselselbstkontrolle hat entscheidend zu einer besseren Integration der Menschen mit Diabetes in den Alltag beigetragen. Andererseits können Diabetiker nicht in allen Belangen wie andere Menschen leben. Wenn jemand täglich an die richtige Ernährung, Blutzucker senkende Tabletten oder Insulin sowie Selbstkontrollen zu denken hat, dann ist das kein »normales Leben« im üblichen Sinn. Allerdings sollten Diabetiker nicht in das andere Extrem verfallen und sich angesichts ihrer chronischen Stoffwechselkrankheit in eine gesellschaftliche Außenseiterrolle drängen lassen. Leider werden Diabetiker in vielen Alltagssituationen diskriminiert. Doch: Viel können sie selbst dazu beitragen, damit sich dies bessert.

Mitleid ist nicht gefragt

Zuallererst: Eine gute Diabeteseinstellung, die dem Lebensrhythmus angepasst ist, ist unabdingbar. Dann kann man auch etwas leisten und braucht sich nicht mit bzw. hinter seiner Krankheit zu verstecken, weder in der Familie noch im Beruf. Gute Leistungsfähigkeit fördert entgegenkommendes Verständnis für die besondere Situation eines Diabetikers. Wer dagegen auf das Mitleid seiner Umgebung aus ist, der stempelt sich selbst zum »armen Kerl«. Mit einem solchen pflegt man nur unter Vorbehalten Umgang: Er wird zum Außenseiter.
Gleichberechtigter Partner in der Gesellschaft zu sein, dazu gehört neben der richtigen Einstellung zur eigenen Krankheit aber mehr. Der Diabetiker soll seine Position kennen und entsprechend handeln.

Gesunde Ernährung für die ganze Familie

In der Familie gibt es meist die geringsten Schwierigkeiten. In vielen Haushalten hat es sich vorteilhaft eingebürgert, dass die ganze Familie mehr Wert auf eine gesunde und vollwertige Ernährung legt, die es dem

Diabetiker in der Familie leicht macht, seine speziellen Rahmenvorgaben einzuhalten. Einmal weniger wird ihm so seine Außenseiterposition bzw. sein Sonderstatus bewusst. Dieses Vorgehen erspart obendrein unnötige Sonderausgaben, die Haushaltskasse wird dadurch geschont, und der Diabetiker bleibt integriert.

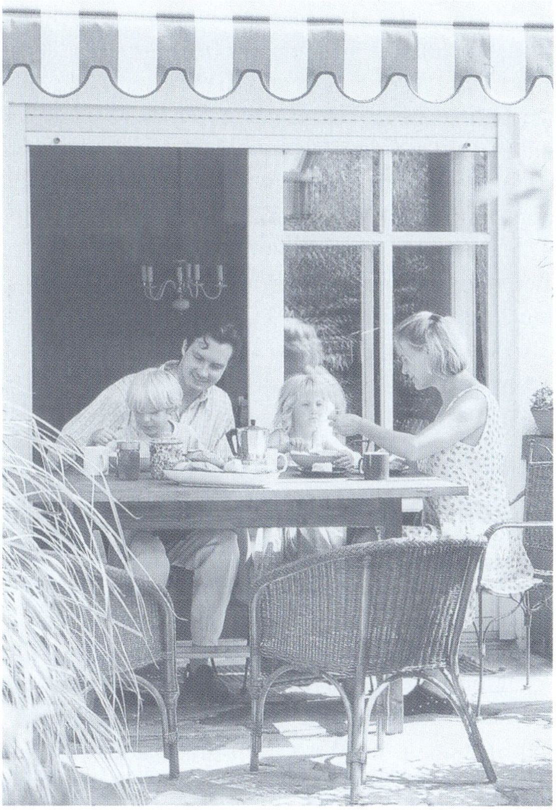

Die ganze Familie kann das essen, was für den Diabetiker geeignet ist, da es sich um eine vollwertige und ausgewogene Kost handelt.

Was der Partner wissen sollte

Der nichtdiabetische Partner sollte über den Diabetes und die damit verbundenen Besonderheiten Bescheid wissen und ihn akzeptieren. Am besten nimmt er ebenfalls einmal an einer Diabetikerschulung teil. Der Partner muss unbedingt wissen, was bei einer Unterzuckerung zu tun ist, und sollte daran denken, dass im Notfall auf den Seiten 204 und 205 dieses Buches die Sofortmaßnahmen genannt sind. Ansonsten geht es um das Verständnis, dass der Partner Diabetes hat und einige Besonderheiten im Alltag berücksichtigen muss. Jeder Mensch hat eine Vielzahl von persönlichen Merkmalen, und bei Menschen mit Diabetes gehört der Diabetes einfach dazu. Das Risiko für etwaige Kinder, im späteren Leben manifest zuckerkrank zu werden, ist relativ gering, sofern der nichtdiabetische Partner nicht Träger diabetischer Erbanlagen ist. Die Wahrscheinlichkeit für ein solches Kind, bis zum 25. Lebensjahr an einem Typ-1-Diabetes zu erkranken, liegt bei 1 bis 2 Prozent, wenn die Mutter Typ-1-Diabetikerin ist, und etwa doppelt so hoch, wenn der Vater Typ-1-Diabetes hat. Der große Unsicherheitsfaktor bei derartigen statistischen Aussagen besteht aber darin, dass man Erbanlagen für Diabetes beim nicht zuckerkranken Partner heute noch nicht feststellen kann, sondern sich dabei auf das Vorkommen von Diabetes in der Familie stützen muss. Die Kinder zweier zuckerkranker Ehepartner sind besonders diabetesgefährdet. In der Praxis liegt der Prozentsatz der späteren Erkrankungen bei 60 Prozent. In einer ähnlichen Größenordnung liegt die Vererblichkeit des Diabetes auch in den Familien mit MODY-Diabetes (s. S. 23).

Diabetesvorsorge auch bei den Nachkommen

Auf die Probleme, die eine Diabetikerin bei einer Schwangerschaft erwarten, sind wir schon auf S. 287 ff. eingegangen. Für alle Kinder eines diabetischen Elternteils gilt, dass sie auf keinen Fall übergewichtig werden dürfen. Übergewicht fördert auch im Kindesalter den Ausbruch eines Diabetes. Die Verantwortung im Sinne dieser Diabetesvorsorge für seine Nachkommen muss jeder Mensch mit Diabetes sehr ernst nehmen. Durch Messung der am Anfang dieses Buches dargestellten Antikörper gegen die eigenen Insulin produzierenden Zellen in der Bauchspeicheldrüse (Inselzellantikörper, Insulinantikörper, s. S. 24/25) kann man neuerdings frühzeitig Hinweise für das Risiko eines später auftretenden Typ-1-Diabetes finden. Allerdings sind diese Tests bislang auf wenige Diabeteszentren beschränkt.

Den richtigen Beruf wählen

Auch am Arbeitsplatz und im Berufsleben gilt es, die Probleme richtig anzupacken. Über allem muss der Leitsatz stehen: »Eine qualifizierte Ausbildung in einem für Diabetiker geeigneten Beruf gibt die größtmögliche Sicherheit für die Zukunft.«

Diesem übergeordneten Grundsatz ist auch der Ausschuss »Soziales« der Deutschen Diabetes-Gesellschaft bei seiner Neufassung der Empfehlungen zur Berufswahl und -ausübung gefolgt. Unter dem Blickwinkel der modernen, flexiblen Diabeteseinstellung mit täglichen Selbstkontrollen und Anpassung der Behandlung ist es danach nicht mehr vertretbar, Diabetiker von vornherein – bis auf ganz wenige Ausnahmen (s. u.) – von bestimmten Berufen auszuschließen. Vielmehr können und sollen in der Regel Diabetiker ohne schwerwiegende andere Krankheiten oder Komplikationen alle Berufe und Tätigkeiten ausüben, zu denen sie nach Neigung, Begabung, praktischen Fähigkeiten und Ausbildung geeignet sind. Gerade bei Menschen, deren Diabetes sozusagen mitten in das Berufsleben hineinplatzt, ist es wichtig, dass nicht auch in diesem Bereich der Diabetes eine zu dominierende Rolle spielt, sondern dass sie nach wie vor in ihrem gewohnten Berufsleben Halt und – hoffentlich – auch eine gewisse Befriedigung finden.

Glücklicherweise ist ein Berufswechsel nur in Ausnahmefällen notwendig (s. u.). Die Beratung über die Berufsausübung sollte für jeden Diabetiker, speziell für junge Patienten vor der Berufswahl, individuell und in enger Zusammenarbeit mit einem diabetologisch besonders erfahrenen Arzt erfolgen. Zusätzliche Krankheiten oder Komplikationen sind gesondert zu bewerten.

Am einfachsten haben es die nicht insulinbedürftigen Typ-2-Diabetiker. Auch auf längere Sicht ist bei dieser Form von Diabetes keine ernsthafte Beeinträchtigung der Arbeitsfähigkeit zu erwarten, vor allem, wenn die Diabetesbehandlung konsequent und einschließlich der Stoffwechselkontrollen durchgeführt wird.

Berufliche Einschränkungen für Insulin spritzende Diabetiker

Einschränkungen können sich allerdings bei Insulin spritzenden Diabetikern ergeben. Dabei geht es vor allem um das Problem plötzlich auftretender Unterzuckerungen mit einer möglichen Einschränkung des Bewusstseins. Berufe und Tätigkeiten, bei denen eine Gefährdung des Diabetikers selbst oder von anderen Personen durch solche Hypoglykämien nicht ausgeschlossen ist, können und sollen von Diabetikern nicht ausgeübt werden. Beispiele dafür sind:

- Arbeiten mit Absturzgefahr, z. B. auf einer Baustelle,
- die berufliche Personenbeförderung (von mehr als 8 Personen, gilt für Taxifahrer generell),
- verantwortliche Überwachungsfunktionen (z. B. Tätigkeiten an Maschinen mit Unfallgefährdung, an Hochspannungsanlagen oder als Schrankenwärter),
- berufsmäßiger Waffengebrauch.

Regelung von Umschulungsmaßnahmen

Wer in solchen Berufen mit einer möglichen Fremd- oder Eigengefährdung während einer Hypoglykämie tätig ist und an einem insulinbedürftigen Diabetes erkrankt, gehört zu den alles in allem wenigen Ausnahmen, bei denen eine Umschulung oder der Wechsel an einen anderen Arbeitsplatz unvermeidlich ist. Besonders belastend kann dabei sein, dass durch einen solchen notwendigen Wechsel in der beruflichen Tätigkeit sich der Monatsverdienst oft ganz wesentlich vermindert. Diesen Problemen ist leider bei weitem noch nicht genügend Rechnung getragen worden. Der Deutsche Diabetiker-Bund e. V. und der Ausschuss »Soziales« der Deutschen Diabetes-Gesellschaft wollen sich hier in nächster Zeit besonders engagieren. Ganz generell werden Umschulungsmaßnahmen durch das Arbeitsförderungsgesetz und das Bundes-Sozialhilfegesetz geregelt.

Mit gutem Wissen über den Diabetes, regelmäßiger Selbstkontrolle des Stoffwechsels und entsprechender Selbstanpassung der Behandlung, insbesondere der Insulindosierung, lassen sich auch berufsbedingte Unregelmäßigkeiten weitgehend ausgleichen. Unter diesen Voraussetzungen ist eine Umschulung nicht notwendig, und evtl. Einbußen im finanziellen Bereich können vermieden werden.

Einstellung in den öffentlichen Dienst

Seit 1959 existieren »Richtlinien für die Einstellung von Diabetikern in den öffentlichen Dienst«. Sie wurden zuletzt 1982 vom Ausschuss »Soziales« der Deutschen Diabetes-Gesellschaft überarbeitet. Sie sind vom Bundesminister des Inneren mit Rundschreiben vom 31. 8. 1982 (AZ: -DI1-210107/5) empfehlend an die Obersten Bundesbehörden weitergeleitet worden. Diese Richtlinien sind nachfolgend abgedruckt. Gleichzeitig wurde vom Bundesminister des Inneren darauf hingewiesen, dass für schwerbehinderte Diabetiker die gleichen Maßstäbe gelten, die allgemein der Einstellung von Schwerbehinderten in den öffentlichen Dienst zugrunde gelegt werden.

Betriebsdienst der Deutschen Bahn AG

Selbst für den Betriebsdienst bei der Deutschen Bahn AG sind die Auflagen für Diabetiker bei der Neufassung der Empfehlungen 1988 wesentlich vermindert worden. Auch hier schlägt mittlerweile das Prinzip der individuellen Beurteilung durch, wobei die Bahn AG natürlich berücksichtigen muss, dass bei der Beschäftigung von Diabetikern Risiken im Betriebsdienst ausgeschlossen werden müssen. (Unter Betriebsdienst versteht man alle Maßnahmen und Handlungen, die erforderlich sind, um Züge zu bilden, zu befördern und aufzulösen. Das Bedienen der Zusatzanlagen und die Abwicklung von Betriebsunfällen zählen zum Betriebsdienst.)

Eine gute Diabeteseinstellung vorausgesetzt, haben Patienten ohne Insulin- oder Sulfonylharnstoffbehandlung keine weiteren Auflagen, auch wenn sie andere Tabletten einnehmen; Patienten unter Sulfonylharnstoff nur dann, wenn sie hypoglykämiegefährdet sind. Insulinbehandelte Diabetiker sind zwar grundsätzlich untauglich für Tätigkeiten im Betriebsdienst, sie können aber bei guter Stoffwechseleinstellung tauglich für Verkehrs- oder Werkstättendienst sein. Alle Beurteilungen verlangen entsprechende Zeugnisse des behandelnden Arztes bzw. eines Diabetologen.

Grad der Behinderung – ein Widerspruch?

Es erscheint widersprüchlich, dass Diabetiker einerseits fast alle Berufe ausüben dürfen, andererseits aber durch das entsprechende Gesetz als Schwerbehinderte eingestuft werden können. Nach dem Schwerbehinderten-Gesetz von 1.5.1974 in der neuen Fassung von 1996 können Diabetiker bei den Versorgungsämtern ein Verfahren zur Feststellung des Grades der Behinderung einleiten (früher: Minderung der Erwerbsfähigkeit, MdE). Diese »Anhaltspunkte« geben Richtlinien für den Grad der Behinderung (GdB) in Prozent, je nach Diabetestyp, Art der Behandlung und Einstellung der Stoffwechsellage. Anhand der Aufstellung kann sich jeder Betroffene unschwer orientieren.

Exkurs

Richtlinien für die Einstellung von Diabetikern in den öffentlichen Dienst

1 Der generelle Ausschluss des Diabetikers von pensionsberechtigten Anstellungen im Staatsdienst und vergleichbaren Institutionen ist aus medizinischen Gründen nicht gerechtfertigt.

2 Für die Einstellung in die genannten Tätigkeiten kommen alle arbeitsfähigen Diabetiker in Betracht, deren Stoffwechselstörung mit Diät allein, mit Diät und oralen Antidiabetika und/oder Insulin auf Dauer gut einstellbar ist. Durch eine gute Stoffwechselkontrolle wird das Risiko für das Auftreten diabetesspezifischer Komplikationen verringert.

3 Diabetische Bewerber um solche Stellen sollten frei von diabetesspezifischen Komplikationen an Augen und Nieren sein. Die Feststellung solcher Befunde hat durch fachärztliche Augenhintergrunduntersuchung (Funduskopie) sowie durch den kompletten Harnstatus und die Bestimmung des Kreatininwertes im Serum zu erfolgen.

4 Diabetiker, die rein diätetisch behandelt werden, können jede Tätigkeit ausüben, zu der sie nach Vorbildung und Leistung auch sonst geeignet wären. Insulinbehandelte Diabetiker sollten nach Möglichkeit keine Tätigkeiten verrichten, die unregelmäßige Arbeitszeiten erfordern. Sie sollten ferner nicht zu Tätigkeiten herangezogen werden, die beim Eintritt hypoglykämischer Reaktionen Gefahren für sie selbst oder ihre Umwelt mit sich bringen, z. B. als Fahrer öffentlicher Verkehrsmittel.

5 Diabetische Bewerber müssen ein ärztliches Zeugnis vorweisen, aus dem die Qualität der Stoffwechselführung, der Nachweis regelmäßiger und langfristiger Stoffwechselkontrollen sowie die Bereitschaft zur Kooperation hervorgehen. Zur Beurteilung der Einstellungsqualität werden die unter Punkt 6 genannten Grenzwerte für die Blutzuckerkonzentration zugrunde gelegt. Zusätzlich kann die Bestimmung des glykosylierten Hämoglobins (HbA_1 oder HbA_{1c}) herangezogen werden. Die Eignung des Bewerbers soll in der Regel durch ein fachärztliches Gutachten geklärt werden, das von einem diabetologisch erfahrenen Arzt oder in einer Diabetesklinik erstellt werden sollte.

6 Die Beurteilung der Qualität der Stoffwechselführung soll individuell erfolgen. Ein überwiegend ausgeglichener Stoffwechselzustand sollte dokumentiert sein. Es ist erforderlich, wenigstens drei Blutzuckerwerte zu geeigneten Zeiten im Tagesverlauf zu messen. Die Maximalwerte sollten bei insulinbehandelten Diabetikern 1 bis 2 Stunden nach den Mahlzeiten nicht wesentlich über 220 mg% Glukose liegen, bei diät- und tablettenbehandelten nicht über 160 mg%.

Schwerbehinderte im Sinne des Gesetzes sind Personen, die körperlich, geistig oder seelisch behindert und infolge ihrer Behinderung in ihrer Erwerbsfähigkeit nicht nur vorübergehend um wenigstens 50 von Hundert (v.H.) gemindert sind.

Nachfolgend ist der entsprechende Auszug aus der MdE/GdB-Tabelle wiedergegeben.

Tab. 10: Minderung der Erwerbsfähigkeit (Grad der Behinderung) bei Diabetes mellitus

Diabetes mellitus	MdE / GdB
durch Diät oder durch Diät und orale Antidiabetika gut ausgleichbar, ohne Komplikationen	0–10 v.H.
weniger gut ausgleichbar, mit größeren Toleranzschwankungen	20 v.H.
mit Insulin und Diät ausgleichbar, ohne Komplikationen	30 v.H.
mit Insulin schwer einstellbar (hierzu gehört meist der im Kindesalter aufgetretene Diabetes mellitus)	40–60 v.H.
Organkomplikationen sind zusätzlich zu bewerten	

Gleichgestellte im obigen Sinne, die infolge ihrer Behinderung in ihrer Erwerbsfähigkeit nicht nur vorübergehend um weniger als 50 von Hundert, aber wenigstens um 30 von Hundert gemindert sind, sollen auf ihren Antrag vom Arbeitsamt den Schwerbehinderten gleichgestellt werden, wenn sie infolge ihrer Behinderung ohne diese Hilfe einen geeigneten Arbeitsplatz nicht erlangen oder nicht behalten können. Die Gleichstellung kann zeitlich befristet werden.

Die Beurteilung der Minderung der Erwerbsfähigkeit durch den Diabetes erfolgt durch ärztliches Gutachten unter Berücksichtigung der Diabeteskomplikationen und der Begleiterkrankungen.

Vor- und Nachteile abwägen

Mit einer solchen Minderung der Erwerbsfähigkeit sind – je nach Ausmaß – Vorteile verbunden, z.B. im steuerlichen Bereich, bei der Anzahl der jährlichen Urlaubstage oder auch hinsichtlich eines Kündigungsschutzes. Selbstverständlich nimmt jedermann gern Vorteile für sich in Anspruch, noch dazu, wenn er an einer lebenslangen Krankheit – wie

Diabetes – leidet. Vielleicht ließen sich solche Vorteile auch besser auf andere Weise regeln. Jedenfalls steht eine ganze Reihe von Patienten der Praxis, als Insulin spritzender Diabetiker mit etwas labilem Stoffwechsel, aber ohne Komplikationen oder sonstige Erkrankungen als »Schwerbehinderter (GdB 50% und mehr)« eingestuft zu werden, durchaus skeptisch gegenüber. Es macht einen schon ein wenig nachdenklich, wenn man das amtliche Siegel »schwerbehindert« aufgedrückt bekommt. Auch haben sich in Einzelfällen Bescheinigungen über eine Schwerbehinderung bei Abschlüssen von Kranken- oder Lebensversicherungen, bei der Suche nach einem Arbeitsplatz oder bei Problemen mit dem Führerschein als negativ herausgestellt. Wie immer gilt es auch hier, Vor- und Nachteile abzuwägen.

Hingegen sollte man bei zusätzlichen Erkrankungen oder Folgeschäden die gesetzlichen Möglichkeiten sicherlich nützen.

Wie werden Kinder eingestuft?

Kinder mit Diabetes werden in die Gruppe der mit Insulin schwer einstellbaren Diabetiker eingestuft, bei denen eine Minderung der Erwerbsfähigkeit von 40 bis 60 Prozent anerkannt wird. Darüber hinaus ist laut Rundschreiben des Ministeriums für Arbeit und Sozialordnung vom 22.12.1976 für Diabetiker bis zur Vollendung des 16. Lebensjahres »Hilflosigkeit« anzunehmen, da wegen der Gefahr hypoglykämischer Schocks, zwecks strenger Einhaltung der Diät und zur Dosierung des Insulins etc. eine ständige Überwachung erforderlich ist. Gegebenenfalls wird diese Einstufung bis zur Vollendung des 18. Lebensjahres verlängert. Der Ausdruck »Hilflosigkeit« ist sicherlich ein irritierender Begriff aus dem Steuer- und Sozialrecht, bedeutet aber, dass die Eltern eines Kindes mit Diabetes beim zuständigen Finanzamt einen Steuerfreibetrag von jährlich bis zu 7 200,– DM geltend machen können.

Verhalten am Arbeitsplatz

Mit den modernen Behandlungsmöglichkeiten gibt es sowohl für Typ-1- als auch für Typ-2-Diabetiker keinen grundsätzlichen Hinderungsgrund, normal am Arbeitsleben teilzunehmen. Manche legen das dahingehend aus, dass man als Diabetiker »alles« machen könne und müsse und vielleicht noch ein wenig mehr. Man könnte das auch ein Überkompensieren der Krankheit nennen. Andere hingegen schützen ihren Diabetes vor,

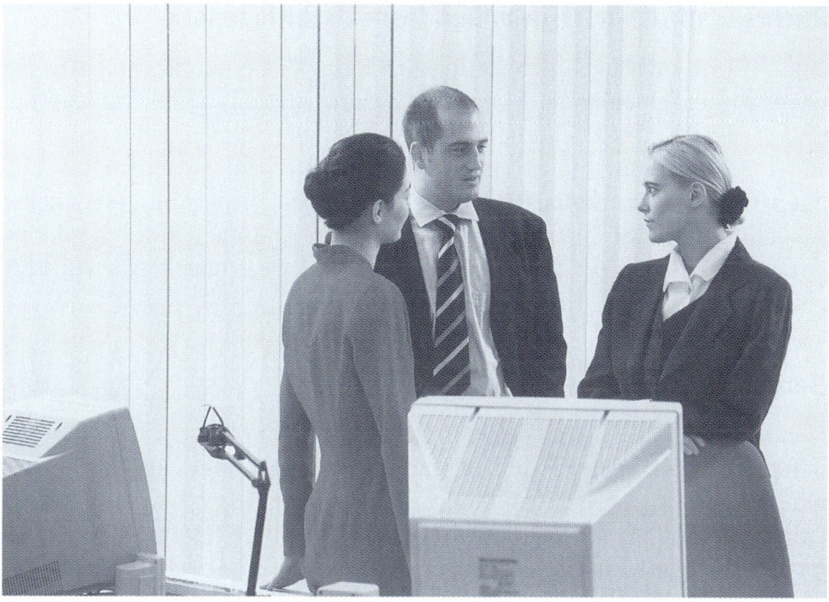

Ein offenes Gespräch mit den Kollegen über Ihren Diabetes fördert das Verständnis für Ihre Situation.

wann immer sie etwas nicht tun wollen; sie werden leicht zum Außenseiter in einer Gruppe bzw. in der Gesellschaft. Hier als Diabetiker jeweils den goldenen Mittelweg zu finden, ist wahrlich nicht einfach, aber letztlich ausschlaggebend für die persönliche Zufriedenheit im Arbeitsalltag. Die Gesellschaft ihrerseits aber ist aufgerufen, den Diabetiker am Arbeitsplatz als Kollegen – wenn auch mit bestimmten besonderen Bedürfnissen – zu akzeptieren und in die Solidargemeinschaft der Berufstätigen ohne Vorbehalte zu integrieren. Diabetes ist kein sichtbarer Makel. Er sollte aber auch kein unsichtbarer sein.

Vorsorge bei den Kollegen und für die Mahlzeiten

Freilich gibt es auch objektive Schwierigkeiten. Es können ja auch während der Arbeit Unterzuckerungen eintreten, die eine Hilfe durch Kollegen erforderlich machen. Man sollte deshalb vorher darüber sprechen, was in einem solchen Fall zu tun ist.

Rechtsanspruch nach dem Bundessozialhilfegesetz

Seit 1. April 1974 haben zuckerkranke Menschen einen Rechtsanspruch nach dem Bundessozialhilfegesetz. Die Unterstützung reicht von der ambulanten oder stationären Behandlung und den Hilfen zu einer angemessenen Schulbildung bis zu nachgehenden Hilfen zur Sicherung der Eingliederung in das Arbeitsleben, soweit das Arbeitsförderungsgesetz keine Anwendung findet. In speziellen Einzelfällen sind nach einer Sonderbegutachtung Hilfen zur Überwindung des Schulwegs oder »Hilfe zur Pflege« möglich.

Berentung nur in Ausnahmefällen

Erst wenn alle Versuche gescheitert sind, einen an Komplikationen leidenden Diabetiker durch klinische Behandlung in besonderen Diabetesabteilungen, nachfolgenden Heilverfahren oder durch Umschulung arbeitsfähig zu halten, wird heutzutage die vorzeitige Berentung eingeleitet. Diese Fälle sind laut Statistik der Angestelltenversicherung glücklicherweise recht selten.

Die sozialen Krankenversicherungen übernehmen die Kosten für die Diabetesbehandlung uneingeschränkt. Ebenso verhält es sich bei privatversicherten Diabetikern, wenn sie nach Abschluss des Vertrags zuckerkrank werden. Wollen Diabetiker in eine private Versicherung eintreten, können sie nach entsprechender Begutachtung und Zahlung eines Risikozuschlags aufgenommen werden.

Wann immer es einem Diabetiker möglich ist, sollte er auch eine Lebensversicherung abschließen, wie es bei verschiedenen Versicherungsgesellschaften möglich ist.

Auto und Führerschein

Um zunächst gleich ein Vorurteil auszuräumen, das vor einigen Jahren immer wieder behauptet wurde: Diabetiker stellen *kein* allgemeines Risiko für die Sicherheit im Straßenverkehr dar! Allerdings sollte diese statistische Aussage diabetische Kraftfahrer nicht dazu verleiten, sich nun sorglos und ohne Vorkehrungen in den Straßenverkehr zu stürzen. Allzu leicht gibt es sonst Ärger mit dem Führerschein.

Richtlinien für den diabetischen Fahrschüler

Für Fahrschüler mit Diabetes hat der Bundesverkehrsminister sehr genaue Richtlinien im Gutachten »Krankheit und Kraftverkehr« erlassen, das zuletzt 1996 in überarbeiteter Form erschienen ist. Diese neue Version berücksichtigt die zweite EG-Richtlinie vom 29. 7. 1991, die zum 1. 7. 1996 in Kraft getreten ist. Dabei geht es vor allem um die potenzielle Gefährdung des Straßenverkehrs durch Hypoglykämien. Die Erteilung der Fahrerlaubnis geschieht nach den folgenden allgemeinen Richtlinien mit anschließenden Leitsätzen:

- **Fahrerlaubnis für die Führerscheinklassen A, A1, B, BE, C1 (Gruppe 1)**
  Zuckerkranken Bewerbern oder Fahrzeugführern kann eine Fahrerlaubnis vorbehaltlich des Gutachtens einer zuständigen ärztlichen Stelle und einer regelmäßigen für den betreffenden Fall geeigneten ärztlichen Kontrolle erteilt oder erneuert werden.
- **Fahrerlaubnis für die Führerscheinklassen C, C1E, D, D1, DE, D1E (Gruppe 2)**
  Zuckerkranken Bewerbern oder Fahrzeugführern dieser Gruppe, die mit Insulin behandelt werden müssen, darf eine Fahrerlaubnis nur in sehr außergewöhnlichen Fällen aufgrund eines ausführlichen Gutachtens einer zuständigen ärztlichen Stelle und vorbehaltlich einer regelmäßigen ärztlichen Kontrolle erteilt oder erneuert werden.

Leitsätze:

- Wer als Diabetiker zu schweren Stoffwechselentgleisungen mit Hypoglykämien mit Kontrollverlust, Verhaltensstörungen oder Bewusstseinsbeeinträchtigungen oder Hyperglykämien mit ausgeprägten Symptomen, wie z.B. Schwäche, Übelkeit, Erbrechen oder Bewusstseinsbeeinträchtigungen, neigt, ist nicht in der Lage, den gestellten Anforderungen zum Führen von Kraftfahrzeugen beider Gruppen gerecht zu werden.

- Wer nach einer Stoffwechseldekompensation erstmals oder wer überhaupt neu eingestellt wird, ist so lange nicht in der Lage, den gestellten Anforderungen zum Führen von Kraftfahrzeugen beider Gruppen gerecht zu werden, bis die Einstellphase durch Erreichen einer ausgeglichenen Stoffwechsellage (incl. der Normalisierung des Sehvermögens) abgeschlossen ist.
- Bei ausgeglichener Stoffwechsellage sind Diabetiker, die mit Diät, oralen Antidiabetika oder mit Insulin behandelt werden, in der Lage, Kraftfahrzeuge der Gruppe 1 (Führerscheinklassen A, A1, B, BE, C1) sicher zu führen.
- Wer als Diabetiker mit Insulin behandelt wird, ist in der Regel nicht in der Lage, den gestellten Anforderungen zum Führen von Kraftfahrzeugen der Gruppe 2 gerecht zu werden. Ausnahmen setzen außergewöhnliche Umstände voraus, die in einem ausführlichen Gutachten im Einzelnen zu beschreiben sind. Regelmäßige ärztliche Kontrollen sind dabei erforderlich.
- Diabetiker, die mit oralen Antidiabetika vom Sulfonylharnstofftyp behandelt werden, sind in der Lage, den gestellten Anforderungen zum Führen von Kraftfahrzeugen der Gruppe 2 gerecht zu werden, wenn vor der Genehmigung eine gute Stoffwechselführung ohne Hypoglykämien über etwa 3 Monate vorlag.
- Das verkehrsmedizinische Risiko kann sich im Verlauf der Diabeteserkrankung ändern, daher sind nach einer Erstbegutachtung in geeigneten Zeitabständen, z.B. zwischen 6 Monaten und 3 Jahren, Nachbeurteilungen empfohlen.

Drei Gefahrengruppen für eine Hypoglykämie

In dem genannten Gutachten werden nach verkehrsmedizinischen Aspekten drei Gruppen von Diabetikern entsprechend ihrer Behandlungsart und Kontrollbedürftigkeit unterschieden:

1. **Mit Diät behandelte Diabetiker** (hierunter fallen auch die Diabetiker, die neben der Diät Biguanide und/oder Pharmaka zur Resorptionsver-

zögerung der Kohlenhydrate einnehmen, z.B. Glucobay): Diabetiker dieser Gruppe können uneingeschränkt am öffentlichen Straßenverkehr teilnehmen.

2. **Mit Diät und oralen Antidiabetika vom Sulfonylharnstofftyp behandelte Diabetiker:**
   Diabetiker dieser Gruppe sind nur selten durch Hypoglykämien gefährdet. Sie können in der Regel uneingeschränkt den gestellten Anforderungen beim Führen eines Kraftfahrzeuges gerecht werden.
3. **Mit Diät und Insulin, auch mit Insulin und oralen Antidiabetika behandelte Diabetiker:**
   Diabetiker dieser Gruppe sind unabhängig von der Höhe der erforderlichen Insulindosis und auch unabhängig von der Durchführungsart der Insulinbehandlung (z.B. Behandlung mit Insulininfusionssystemen) hypoglykämiegefährdet. Sie sind darum in der Regel nicht in der Lage, den gestellten Anforderungen gerecht zu werden, Kraftfahrzeuge der Gruppe 2 (d.h. LKW sowie Kraftfahrzeuge zur Personenbeförderung) zu führen. Kraftfahrzeuge der Gruppe 1 (Klasse A, A1, B, BE, C1) können sie jedoch führen, wenn bei ihnen davon auszugehen ist, dass sie auftretende Hypoglykämien und Hyperglykämien bemerken und erfolgreich behandeln können.

Auflagen für die Stoffwechselkontrolle

Folgende Auflagen für die Stoffwechselkontrolle werden im Gutachten »Krankheiten und Kraftverkehr« gemacht:

Gefahrengruppe 1

Regelmäßige Stoffwechselkontrollen und Beratungen durch den Arzt im Abstand von etwa 12 Wochen, Stoffwechselselbstkontrollen mit Dokumentation der Befunde.

Gefahrengruppe 2

Regelmäßige Stoffwechselkontrollen und Beratungen durch den Arzt im Abstand von etwa 8 Wochen, Stoffwechselselbstkontrollen mit Dokumentation der Befunde.

Gefahrengruppe 3

Regelmäßige Stoffwechselkontrollen und Beratungen durch den Arzt im Abstand von etwa 6 Wochen, Stoffwechselselbstkontrollen mit Dokumentation der Befunde.

Was Sie sonst noch wissen sollten

Zusätzlich sollten Sehfunktion und Allgemeinzustand überprüft sein. Ein teurer Eignungstest für Diabetiker, nicht selten auch als »Depperl-Test« bezeichnet, muss nicht mehr abgelegt werden. Es liegt eine Empfehlung vor, dass zusätzlich eine Kontrollkarte (Diabetikerausweis) mit Untersuchungsdaten mitgeführt werden soll, ebenso wie die Richtlinien für Kraftfahrzeug fahrende Diabetiker. (In Berlin verweist ein Eintrag im Führerschein auf die Verpflichtung, eine Kontrollkarte mitzuführen.)

In besonderem Maße müssen natürlich Folgeschäden am Auge (diabetische Netzhauterkrankung) Berücksichtigung finden, soweit sie mit einem Verlust an Sehkraft einhergehen. Hier entscheiden also regelmäßige Untersuchungsergebnisse des Augenarztes über die Verkehrstauglichkeit. Eine bestehende Netzhauterkrankung heißt nicht unbedingt Verzicht auf einen Führerschein.

Ärztliches Zeugnis erforderlich

Diabetische Führerscheinbewerber müssen ein Zeugnis ihres behandelnden Arztes bzw. ihrer behandelnden Ärzte vorlegen, aus dem die Art des Diabetes, die Qualität der Einstellung, die Häufigkeit der Selbstkontrollen sowie die Hypoglykämiegefährdung hervorgeht. Solche Zeugnisse können unter Umständen in regelmäßigen Abständen erforderlich sein.

Keine Meldepflicht bei nachträglichem Diabetes

Für Diabetiker, die ihren Diabetes erst nach Erwerb ihres Führerscheins entwickeln, bestehen derzeit (Stand 1998) keine Auflagen für eine nachträgliche Meldung und entsprechende Überwachung. Ausnahmen sind spezielle Führerscheingruppen, die generell regelmäßigen Untersuchungen unterzogen werden und dabei den Diabetes angeben müssen, sowie Autofahrer, die wegen ihres Diabetes am Steuer auffällig geworden sind (s. unten).

Vorsorge für den »Fall des Falles«

Jeder Diabetiker, vor allem der Insulin spritzende Patient, muss sich darüber im Klaren sein, dass er beim Auftreten einer Hypoglykämie im Straßenverkehr gefährdet ist und unter Umständen einen Unfall verursachen kann. Er wird wie ein Gesunder strafrechtlich voll verantwortlich behandelt, obwohl während der Unterzuckerung sein Bewusstsein getrübt gewesen sein kann, wenn er nicht nachzuweisen vermag, dass er alle nur erdenklichen Vorkehrungen dagegen getroffen hat, dass er in regelmäßiger ärztlicher Überwachung stand und dass er gut eingestellt war. Auch Aufzeichnungen über die Selbstkontrolle können dabei hilfreich sein. Ist es trotz Einhalten aller Vorsichtsmaßregeln zu einer schweren Hypoglykämie mit Unfallfolge gekommen, wird dem Betreffenden vorübergehende Unzurechnungsfähigkeit oder verminderte Zurechnungsfähigkeit zugebilligt. Sinngemäß wird auch bei anderen – sehr seltenen – Delikten verfahren, die während einer Unterzuckerung mit Bewusstseinseinschränkung begangen worden sind. Im Fall eines Verkehrsdeliktes kann der Führerschein einbehalten werden, damit einer Wiederholung vorgebeugt wird.

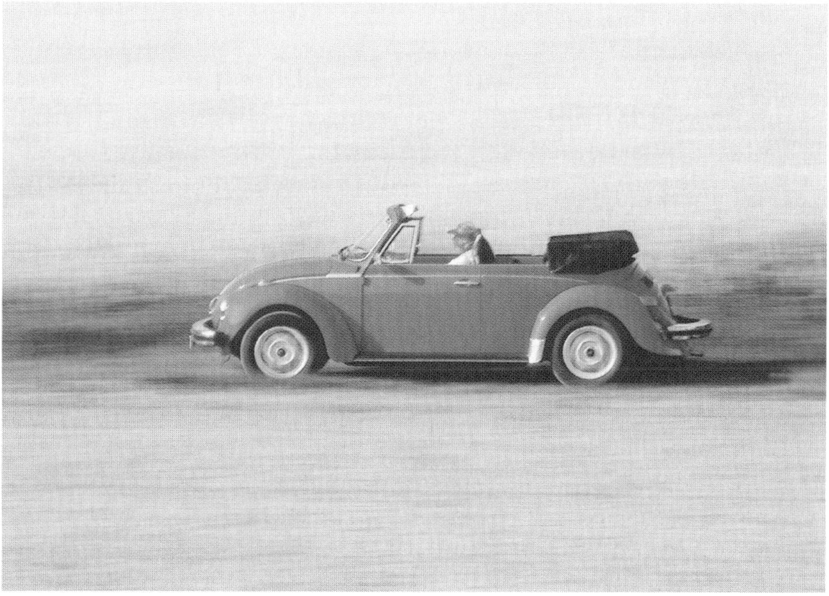

Merkblatt

Regeln für Auto fahrende Diabetiker

- Wie soll sich der Diabetiker im Straßenverkehr verhalten? Im Folgenden sind die Richtlinien der Deutschen Gesellschaft für Verkehrsmedizin, die in Zusammenarbeit mit dem Ausschuss »Kraftfahrerernährung« der Deutschen Gesellschaft für Ernährung erstellt wurden, sowie die Richtlinien für Insulin spritzende Kraftfahrer nach Schöffling und Mitarbeitern zusammengefasst.
- In erster Linie garantiert eine ausgeglichene Stoffwechsellage, dass Unterzuckerungen nur selten auftreten.
- Testen Sie vor Antritt einer längeren Autofahrt Ihren Blutzucker. Ist er zu niedrig, beugen Sie durch Zufuhr von zusätzlichen Kohlenhydraten einer Hypoglykämie vor.
- Spritzen Sie vor einer Fahrt niemals mehr als die übliche Insulinmenge. Halten Sie die vorgeschriebene Tageszeit für die Injektion gewissenhaft ein.
- Essen Sie vor einer Autofahrt niemals weniger Kohlenhydrate als sonst. Nehmen Sie lieber etwas mehr Kohlenhydrate auf.
- Bei Verdacht auf eine beginnende oder abklingende Hypoglykämie darf eine Autofahrt nicht angetreten werden!
- Halten Sie auch bei längeren Autofahrten immer an Ihrer gewohnten Ernährung fest, das gilt sowohl für die Haupt- als auch für die Zwischenmahlzeiten. Sie sollten nach jeder Stunde eine »Kleinigkeit« essen, alle zwei Stunden eine Bewegungspause machen und eine bestimmte Menge an Kohlenhydraten zu sich nehmen. Nehmen Sie die vorbereiteten Zwischenmahlzeiten mit ins Auto.
- Schnell wirksame Kohlenhydrate in Form von Traubenzucker müssen im Auto griffbereit sein. Auch die Mitreisenden müssen wissen, wo sie im Notfall zu finden sind.
- Halten Sie beim geringsten Verdacht auf eine Unterzuckerung sofort an. Nehmen Sie schnell verfügbare Kohlenhydrate zu sich (Traubenzucker, Zucker, Cola, süßen Fruchtsaft) und warten Sie ab, bis Sie die Hypoglykämie überwunden haben. Auch nachdem die Unterzuckerung vorüber ist, sollten Sie sicherheitshalber noch 15 Minuten bis zur Weiterfahrt abwarten.
- Trinken Sie niemals vor oder während der Fahrt Alkohol!
- Vermeiden Sie Nachtfahrten oder sehr lange Autofahrten, die den gewohnten Lebensrhythmus und damit die Diabeteseinstellung stören.
- Fahren Sie Ihr Fahrzeug nicht bis zur maximalen Geschwindigkeit aus; eine Begrenzung der eigenen Geschwindigkeit gibt Ihnen und anderen mehr Sicherheit im Straßenverkehr.

Diabetiker auf Reisen

Es gibt Diabetiker, die aus Angst, ihr Diabetes könnte entgleisen, niemals verreisen. Die Leser dieses Buches sollten nicht – oder nicht mehr? – dazugehören. Nach entsprechender Vorbereitung kann jeder gut eingestellte Zuckerkranke auf Reisen und in Urlaub gehen. Im Grunde gilt es dabei nur, das bisher in diesem Buch Gelernte folgerichtig in der Praxis anzuwenden.

Insulin an die Aktivität im Urlaub anpassen

Oberstes Gebot: Der Stoffwechsel darf nicht entgleisen. Diabetiker mit intensivierter Insulintherapie tun sich am leichtesten, die Blutzuckerwerte flexibel anzupassen, also im Urlaub ruhig auch einmal auszuschlafen. Auch für tablettenbehandelte Patienten ist das in der Regel kein Problem. Patienten mit konservativer Insulintherapie müssen ihren üblichen Tagesfahrplan wesentlich strikter einhalten.

Empfehlenswert ist es auch, wenn Sie sich die Auswirkungen körperlicher Aktivität auf den Diabetes und was man dabei beachten muss, erneut vergegenwärtigen (s. Kapitel »Sportlich aktiv und fit« ab S. 206), da Reisen und Urlaub meist mit gesteigerter Muskelarbeit verbunden sind. Der arbeitende Muskel aber verbrennt wesentlich mehr Traubenzucker als der ruhende, so dass der Blutzucker gesenkt und womöglich durch ein Allzuviel das Auftreten von Unterzuckerungen begünstigt wird. Es heißt also, den Stoffwechsel einer gesteigerten körperlichen Aktivität anzupassen. Grundsätzlich kommt dafür sowohl eine Erhöhung der Kohlenhydratzufuhr als auch eine Verminderung der Insulin- oder Tablettenmenge in Betracht. In Extremfällen benötigen – wie schon erwähnt – manche Patienten, zum Beispiel beim intensiven Skifahren oder Bergsteigen, nur die Hälfte bis zwei Drittel ihrer sonst üblichen Insulindosis. Weitere Einzelheiten sind im Kapitel »Sportlich aktiv und fit« ausgeführt. In jedem Fall müssen alle Maßnahmen der Anpassung mittels der Selbstkontrolle auf ihre Richtigkeit überprüft werden. Davon sollten Sie sich keineswegs »beurlauben«. Eine Checkliste zur Reisevorbereitung finden Sie auf Seite 318.

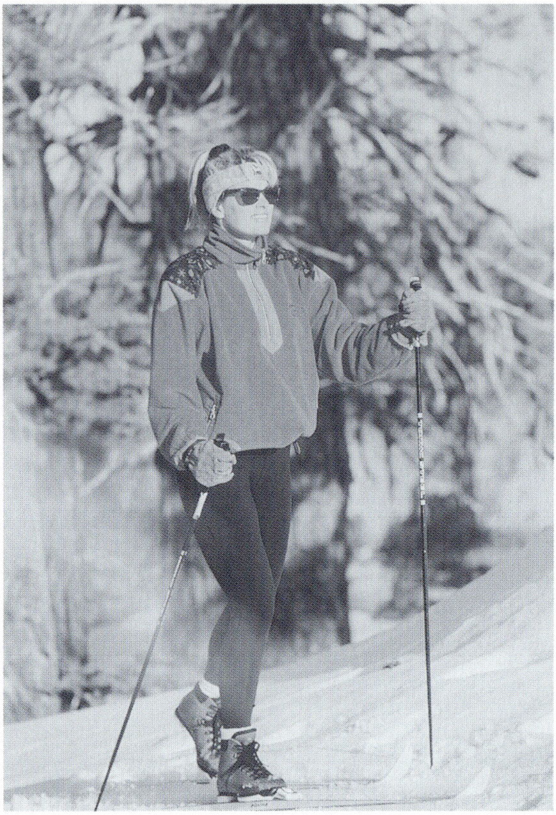

Im Skiurlaub wird sich Ihr Blutzucker anders verhalten als beim Ausspannen am Swimmingpool. Passen Sie Ihre Insulindosen an die Aktivität an.

Wer mag: Reisen speziell für Diabetiker

Der informierte Diabetiker braucht wohl keine Diabetiker-Pauschal-Reisen. Für Interessierte werden aber auch komplette Ferienreisen einschließlich Verpflegung für Diabetiker angeboten, beispielsweise auch vom Deutschen Diabetiker-Bund (s. S. 323) oder im Diabetes Journal (s. S. 324/325).

Freude am Essen – auch im Urlaub

Das Essen auf Reisen und im Urlaub will überlegt sein. Fahren Sie ins Ausland, informieren Sie sich bitte vorher über die dort gebräuchlichen Nahrungsmittel, Nahrungszubereitungen, speziellen Obstsorten etc. Wer Diabetikermarmelade oder diätetische Süßungsmittel benutzt, ist gut beraten, wenn er sich bereits vor Antritt der Reise entsprechend eindeckt. Besonders wichtig für den Urlaub ist, dass Sie Ihr Augenmaß mittels Küchenmaße und einer Küchenwaage im täglichen Leben genügend geschult haben. Dabei gilt es zu beachten, dass viele Speisen in fremden Ländern anders zubereitet werden.

Kummer mit dem Insulin in heißen Ländern?

Nicht selten fragen sich Diabetiker besorgt, ob Insulin in heißen Ländern vorzeitig verdirbt und seine Blutzucker senkende Wirkung verliert. In der Regel sind diese Befürchtungen unbegründet. Ab 40 °C geht Insulin kaputt. Direkte Hitze- oder Sonneneinstrahlung sollte vermieden werden. In einer Tasche im Fahrgastraum eines Autos oder im Rucksack kann man Insulin aber ohne weiteres mitführen. In besonders heißen Gegenden sollte man eine kleine Kühltasche, eine Thermoskanne oder einen Styroporbehälter zur Aufbewahrung benutzen, ein Kühlschrank ist also keineswegs Voraussetzung. Auf allen Reisen empfiehlt es sich, den Diabetikerausweis mitzuführen einschließlich eines Vermerks, wie sich dritte Personen im Falle einer Unterzuckerung zu verhalten haben. Einen entsprechenden Hinweis u. a. in Deutsch, Englisch, Französisch, Spanisch finden Sie auf den Seiten 320–322.

Kein größeres Risiko bei Impfungen

Für Reisen in verschiedene Länder sind Impfungen vorgeschrieben. Sie sind für Diabetiker mit dem gleichen Risiko behaftet wie für Nichtdiabetiker. Bei einer heftigen Impfreaktion können die Blutzuckerwerte vorübergehend etwas ansteigen, was Sie als nunmehr erfahrener Diabetiker und geübter »Selbstkontrolleur« mühelos abfangen.

Auf Zeitverschiebung reagieren

Menschen mit Diabetes sind für gewöhnlich genauso tauglich für Flugreisen wie jedermann. Bei schweren Herz- oder Lungenkrankheiten sollten Sie jedoch vorher Ihren Arzt fragen – wie jeder Nichtdiabetiker auch. Probleme für die Diabeteseinstellung können sich ergeben, wenn Sie an einem Tag mehrere Zeitgrenzen überfliegen und Ihr Reisetag dementsprechend um mehrere Stunden kürzer oder länger wird. Einzelheiten müssen im individuellen Fall mit dem Arzt abgesprochen werden; das prinzipielle Vorgehen sollte jedoch klar sein. Verlängert sich der Tag

Merkblatt

Checkliste für die Reise

Diese Liste dient Ihnen bei den Urlaubsvorbereitungen als »Gedächtnisstütze«, was Sie alles einpacken sollten.

Handgepäck

- Insuline/Blutzucker senkende Tabletten
- Spritzen/Pens (Ersatznadeln)
- Teststreifen (Blutzucker, Azeton, Harnzucker)
- Messgerät (Ersatzbatterien)
- Stechhilfe, Lanzetten
- Diabetes-Tagebuch
- Traubenzucker in ausreichender Menge
- ggf. Glukagon
- Diabetikerausweis mit Übersetzung in Landessprache (s. S. 320–322 ff.)
- Attest für Kontrollen am Flughafen/an der Grenze (Betreff: Notwendigkeit des Mitführens von Insulinspritzen)
- Zwischenmahlzeiten
- bei Inlandsurlaub: Chipkarte Ihrer Krankenkasse

Hauptgepäck

- Vorräte: Insulin/Blutzucker senkende Tabletten
- Insulinfläschchen U 40 und U-40-Spritzen oder U-100-Spritzen, falls Pen defekt
- Teststreifen (Blutzucker, Azeton, Harnzucker)
- Traubenzucker
- Kohlenhydrat-Austauschtabelle
- evtl. Süßstoff

Ansonsten nicht vergessen

- Reiseticket/Autopapiere
- Reisepass/Personalausweis
- Devisen/Reiseschecks/Kreditkarte
- Wörterbuch
- Medikamente gegen Durchfall und Erbrechen
- Sonnenschutzmittel

Denken Sie daran:

- Bewegung senkt den Blutzucker
- Hitze/Sonnenbäder können die Insulinwirkung beschleunigen

beträchtlich, braucht man mehr Insulin; evtl. wird eine zusätzliche Insulininjektion nötig. Umgekehrt verringert sich die Insulindosis – womöglich um eine oder mehrere Insulininjektionen –, wenn die Flugrichtung den Reisetag stark verkürzt. Am einfachsten lässt sich die Zeitverschiebung mit kurz wirksamen Insulinen steuern. (Nicht vergessen: möglichst engmaschig den Blutzucker kontrollieren!) »Informiert sein« heißt es auch hier. Vor allem darf man die Abstimmung mit der Ernährung nicht vergessen.

Natürlich kann man als Diabetiker auf Reisen auch einmal erkranken; was man dabei besonders zu berücksichtigen hat, ist im Kapitel »Der kranke Diabetiker« ab S. 245 erklärt. Wir wünschen Ihnen aber, dass Sie die dort gegebenen Ratschläge möglichst nicht in Anspruch nehmen müssen. Vielmehr: Gute Reise und angenehmen Urlaub!

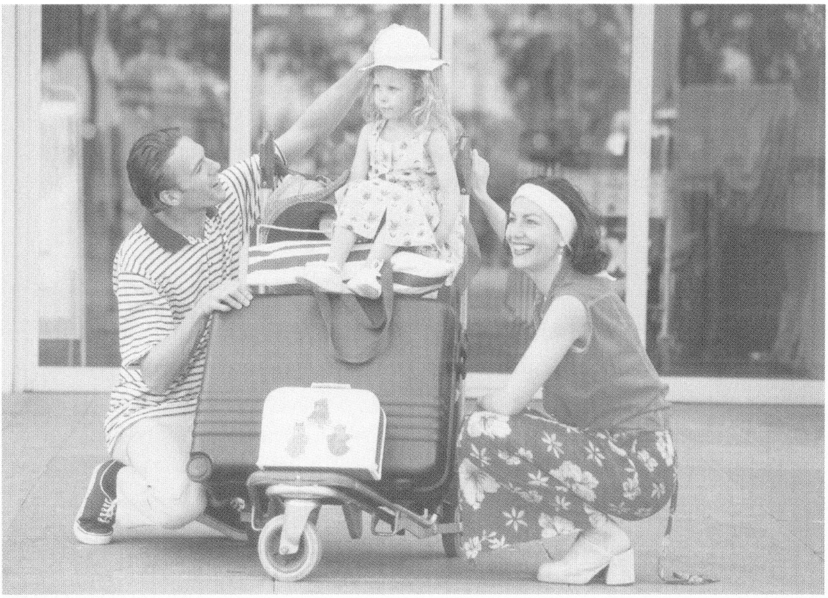

Übersetzungshilfe für Ihren Diabetikerausweis

Auch im Ausland ist es wichtig, dass Sie im Falle einer Hypoglykämie oder Bewusstlosigkeit als Diabetiker erkannt und »verstanden« werden. Trennen Sie vor Reiseantritt diese Seite aus dem Buch heraus, markieren Sie den Absatz mit der Sprache Ihres Urlaubslandes und tragen Sie die Seite stets mit sich.

Deutsch

»Ich bin zuckerkrank und werde mit Insulin behandelt. Im Fall von Unwohlsein, anomalem Verhalten oder Bewusstseinsverlust geben Sie mir mehrere Stücke Zucker zu essen, Bonbons, Brot oder ein sehr süßes Getränk. Wenn ich nicht schlucken kann oder nicht sehr schnell zu mir komme, sollte man mir umgehend Glukagon injizieren. Dazu benachrichtigen Sie meine Familie oder einen Arzt oder lassen Sie mich sofort ins Krankenhaus bringen.«

Dänisch

»Jeg har sukkersyge ob bliver behandlet med insulin. Skulle jeg faa et ildebefindende, opföre mig paa unormal maade eller besvime, bedes De give mig et stykke sukker eller en meget sødet drink. Hvis jeg ikke kan synke eller hvis jeg ikke hurtigt kommer til bevidsthed bedes De tilkalde laegen for at give mig en glucagon indsprøjtning, eller hurtigst muligt faa mig bragt paa hospitalet.«

Englisch

»I am a diabetic and take insulin injections. In case I seem to be ill or behave abnormally or lose consciousness, give me some sugar or something very sweet to drink. If I can't swallow or if I don't regain consciousness quickly I need a glucagon injection. Therefore, please get in touch with my family or a doctor, or have me brought to a hospital.«

Französisch

»Je suis diabétique et sous traitement insulinique. En cas de malaise, de comportement anormal ou d'évanouissement veuillez me donner du sucre, des bonbons, du pain ou une boisson très sucrée. Si je ne peux plus avaler ou si je ne reprends pas connaissance rapidement, on doit me donner une injection de glucagon. Veuillez avertir ma famille ou un docteur ou bien me transporter d'urgence a l'hôpital.«

Holländisch

»Ik ben suikerpatient en wordt met insuline behandeld. Als ik onwel wordt, me abnormaal gedraag of flauw val, geef me dan suiker of een sterk gesuikerde drank. Als ik niet kan inslikken of niet snel bijkom, moet men meteen mij een glucagon injective geven. In dit geval, waarschuw mijn familie, een geneesheer of vervoer mij onmiddelijk naar een ziekenhuis.«

Italienisch

»Sono diabetico e sono curato con l'insulina. In caso di malore, di comportamento anormale o di svenimento fatemi prendere zucchero o una bevanda assai zuccherata. Se non sono in grado in inghiottire o se non riprendo rapidamente is sensi e il caso di farmi immediatemente una puntura di glucagon. A tale scopo avvertite mia familia, o un medico, a fatemi transportare all'ospedale.«

Serbisch/Kroatisch

»Ja sam diabéticar i lečen sam insulinom. U slučaju mučnine, nenormalnog stanja ili gubitka svesti, dajte mi nekoliko kocki šečera ili neko vrlo zasladeno piče. Ako ne mogu da gutam ili ne dolazim brzo svesti potrebno je, bez ikakvog odlaganja, dati mi injekciju glukagona. Radi toga, obavestite odmah moju porodicu ili lekara, ili me hitno odnesite u bolnicu.«

Norwegisch

»Jeg har sukkersyke og blir behandlet med insulin. Skulle jeg få et illebefinnende, oppföre meg unormalt eller besvime, bes De gi meg sukker eller en meget söt drikk. Hvis jeg ikke kan svelge eller hvis jeg ikke kommer raskt til bevissthet, bes De tilkalle en lege for å gi meg en glucagon innspröytning, eller hurtigst mulig få meg brakt på sykehus.«

Portugiesisch

»Eu sou diabético e trato-me com insulina. Em caso de mau estar, comportamento anormal ou desmaio, dêmme açucar ou uma bebida muito açucarada. Se eu não poder engolir ou se não recuperar ràpidamente, agradecia que me dessem uma injecção de glucagon. Para isso informem a minha familia, chamem um médico ou transportem-me de urgência a um hospital.«

Schwedisch

»Jag är sockersjuk och blir behandlad med insulin. Skulle jag bli illamående, uppföra mig onormalt eller svimma, bedes Ni ge mig socker eller en mycket söt dryck. Om jag inte kan svälja eller om jag inte snabbt kommer till medvetande, bedes Ni tillkalla läkare för att ge mig en glucagoninsprutning eller snabbast möjligt få in mig på sjukhus.«

Spanisch

»Soy diabético y bajo tratamiento de insulina. En caso de mareo, de comportamiento anormal, o de pérdida de conocimiento, hágaseme absorber azúcar o alguna bebida muy azucarada. Si me fuera imposible tragar, o si no recobrara rápidamente el conocimiento conviene hacerme en seguida una inyección de glucagon. Para ello, prevéngase inmediatamente a mi familia, a un médico, o hágaseme tranportar con toda urgencia al hospital.«

Tschechisch

»Isem diabetik dostávám insulin. Kdyby mi nebylo dobře, kdybych se neobvykle choval, kdybych ztrácel vědomi, dejte mi přeslazený nápoj, několik kostek cukru/mám je u sebe/, nebo alespou housku nebo chleba. Kdybych už nemohl polykat nebo se neprobiral k vědomi, dopravte mne rychle do nejbližši nemocnice k lékaři. Mám u sebe glukagon k injekci do svalu.«

Ungarisch

»Cukorbajos vagyok es insulinnal kezelnek. Rosszullét abnormális viselkedés vagy ájulás esetén, etessenek velem cukrot vagy erösen cukrozott italt. Ha nem tudnék nyelni, vagy nem térnék magamhoz hamarosan, azonnali glucagon injekcióra van szükségem. Ez esetben kérem ezt azonnal vagy a családomnak jelezni, vagy egy orvosnak, vagy vigyenek be azonnal korházba.«

Attest für Pumpenträger

(nach R. Renner)

Ärztliches Attest

Herr/Frau ...., geb. am ...., hat Diabetes mellitus und wird mit einer Pumpe, die dem Körper das lebenswichtige Hormon Insulin kontinuierlich zuführt, behandelt. Batterien, Insulinampullen, Katheter, Blut- und Harnzuckerteststreifen zur Selbstkontrolle, ein Blutzuckermessgerät – sowie Insulinspritzen für den Fall eines Insulinpumpendefekts – muss Herr/Frau .... auf Reisen immer mit sich führen.

Der Deutsche Diabetiker-Bund stellt sich vor

In der Bundesrepublik Deutschland gibt es den Deutschen Diabetiker-Bund (Anschrift: Danziger Weg 1, 58511 Lüdenscheid), der in einzelne selbstständige Landesverbände untergliedert ist. Warum – wird sich mancher fragen – existiert überhaupt eine solche Vereinigung? Ist es nicht schon genug, wenn man als Einzelner einen Diabetes hat? Müssen sich dann auch noch viele Diabetiker in einer Vereinigung zusammenschließen?

Tatsächlich hat ein solcher Bund für die Selbsthilfe enorme Vorteile. Zum einen kann sich der Einzelne Hilfe von anderen Betroffenen holen, und außerdem trifft das Motto »Gemeinsam ist man stärker« des Diabetiker-Bundes voll zu. Als gemeinsame starke Lobby kann man in der Öffentlichkeit den Finger in die Wunde legen, wenn Politiker und Krankenkassen chronisch kranken Menschen unzumutbare Belastungen abverlangen, z. B. bei der Zuzahlung zu Medikamenten, speziell zum Insulin, oder bei den Blutzuckerteststreifen oder der Fußpflege und vielem anderem mehr.

Der Satzung des Deutschen Diabetiker-Bundes kann man entnehmen, dass die Ziele des Vereins parteipolitisch und konfessionell neutral sind und dass als Grundlage seiner Arbeit das Bekenntnis zum demokratischen Rechtsstaat angesehen wird. Der Zweck des Vereins ist die Förderung der Gesundheit und der sozialen Rehabilitation der in der Bundesrepublik Deutschland ansässigen Diabetiker, insbesondere durch die auf der nächsten Seite genannten Ziele und Maßnahmen. Diese Ziele sind dem Paragraphen 2 der Satzung des Deutschen Diabetiker-Bundes entnommen, die im Übrigen – wie jede Satzung eines eingetragenen Vereins – dann noch Angaben über die Mitgliedschaft, die Beiträge, über Gewinn und Vermögensbildung, Mitgliederversammlung usw. enthält. Ein weiteres Ziel des Diabetiker-Bundes ist es, durch Erfahrungsaustausch praktische Ratschläge zu geben und für den Alltag mit Diabetes zu motivieren. Gerade in Situationen, in denen man als Diabetiker meint, es geht nicht mehr weiter, kann der Gedankenaustausch und das Gespräch mit anderen Betroffenen Mut und Kraft zum Weitermachen geben.

Ziele des Deutschen Diabetiker-Bundes e.V.

- Förderung der Diabetesforschung, Koordinierung wissenschaftlicher und praktischer, medizinischer und ernährungsphysiologischer Erkenntnisse in Zusammenarbeit mit den ärztlichen und wissenschaftlichen Organisationen
- Anregung und Förderung von Einrichtungen und Maßnahmen zur Verbesserung der ärztlichen und diätetischen Betreuung sowie der Schulung der Diabetiker
- Anregung und Förderung von Einrichtungen und Maßnahmen zur Verbesserung der Diabetesprophylaxe und der Früherkennung des Diabetes
- Wahrnehmung berechtigter Interessen der Diabetiker insbesondere auf versicherungs-, versorgungs-, steuer-, verkehrs-, arbeits-, und sozialrechtlichem Gebiet
- Information und Schulung der Diabetiker auf medizinischem und diätetischem Gebiet durch Publikationen und Veranstaltungen
- Unterrichtung der Öffentlichkeit, insbesondere der Bundes- und Landesbehörden, Sozialversicherungsträger, Krankenkassen, Arbeitgeber und Lehrkräfte, über die Probleme des Diabetes
- Förderung der wohlfahrtspflegerischen Maßnahmen für Diabetiker

Die Deutsche Diabetes-Union

Deutscher Diabetiker-Bund und Deutsche Diabetes-Gesellschaft arbeiten eng zusammen. Gemeinsam haben sie 1985 die »Deutsche Diabetes-Stiftung – Stiftung zur Bekämpfung der Zuckerkrankheit« gegründet. 1990 wurde zudem die »Deutsche Diabetes-Union« ins Leben gerufen, die auch den Bund diabetischer Kinder und Jugendlicher mit einschließt und die vor allem nach außen aktiv werden soll, wenn es in Deutschland oder auch in der Europäischen Gemeinschaft um Diabetes geht.

Diabetes-Journal: eine Zeitschrift für Diabetiker

Das offizielle Organ des Deutschen Diabetiker-Bundes und der Deutschen Diabetes-Union ist das Diabetes-Journal. Wer aktiv und fit sein will, sollte das monatlich erscheinende Diabetes-Journal regelmäßig lesen und über den Verlag Kirchheim & Co., Kaiserstraße 41, 55015 Mainz, bestellen. Die gleichzeitige Mitgliedschaft im Deutschen Diabetiker-Bund ist nicht Voraussetzung für den Bezug der Zeitschrift; in den meisten Landesverbänden berechtigt jedoch die Mitgliedschaft zu einem günstigeren Bezugspreis. Im Diabetes-Journal erfahren Sie kompetent das Allerneueste rund um den Diabetes. Jedes Heft hat einen Themenschwerpunkt, z.B. »Neue Medikamente in Erprobung«, »Der Fortschritt der Insulinpumpen«, »Sexualität«, »Vorsorge für die Niere«, »Reisen und Urlaub« u.v.a.m. Natürlich gibt es Beratung zu sozialen Themen, die speziell Diabetiker betreffen, und das Diabetes-Journal mit seiner hohen Auflage ist eine stark beachtete Lobby in der Politik. Das Diabetes-Journal ist natürlich „online“ im Internet (www.diabetes-journal-online.de), betreibt ein Call-Center und hält viele wichtige Informationen jederzeit bereit.

Wo findet was statt?

Ferner informiert der Deutsche Diabetiker-Bund in jedem Heft über Veranstaltungen und sonstige Aktivitäten, die Diabetes-Union berichtet von den Gesprächen mit dem Bundesgesundheitsminister, und schließlich gibt es die Rubrik »Diabetes life« – dort ist nachzulesen, welche Erfahrungen andere Mitbetroffene mit ihrem Diabetes gemacht haben. Warum also nicht dem Deutschen Diabetiker-Bund beitreten und das Diabetes-Journal abonnieren? Einen entsprechenden Antrag finden Sie auf der nächsten Seite.

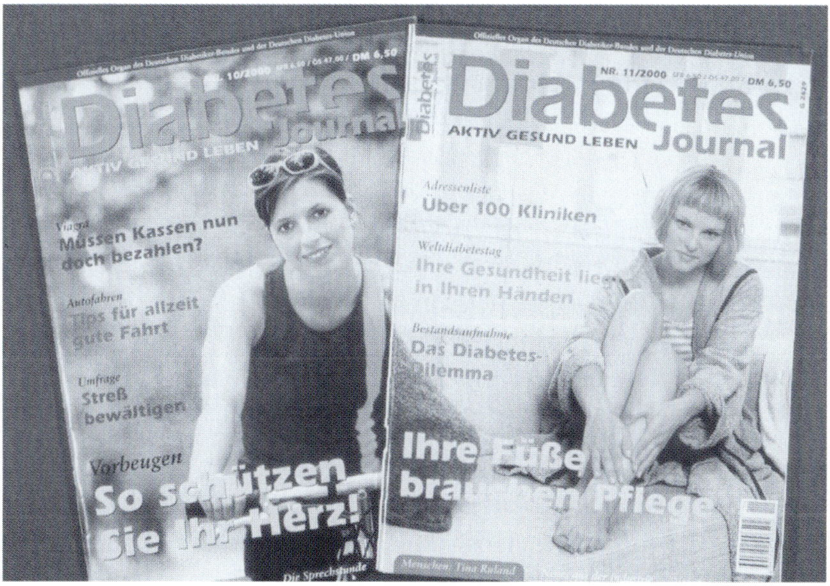

Das »Diabetes-Journal« informiert über aktuelle Themen, die für Diabetiker interessant sind.

An: Deutscher Diabetiker-Bund e.V.
Danziger Weg 1
58511 Lüdenscheid
Tel.: (0 23 51) 98 91 53

Aufnahme-Antrag

(Bitte in Blockschrift ausfüllen)

Vor- und Zuname: ______________________

Geb.-Datum: ______________________

Bei Minderjährigen
der/die gesetzliche/n Vertreter:

Geb.-Datum: ______________________

Straße: ______________ **Tel.:** ______________

PLZ.: __________ **Wohnort:** ______________

Bundesland: ______________________

❍ * Ich beantrage die **Mitgliedschaft im für mich zuständigen Landesverband des Deutschen Diabetiker-Bundes.** (Jahresbeitrag nach dessen Satzung)

❍ * Ich beantrage die **Kombination** von Mitgliedschaft im Deutschen Diabetiker-Bund und Bezug des *Diabetes-Journals* (Sollte dies beim zuständigen Landesverband noch nicht möglich sein, gilt dieser Antrag als Bestellung beim Verlag)

(* = Zutreffendes bitte ankreuzen)

Dieser Aufnahmeantrag wird an den für Sie zuständigen Landesverband weitergegeben.

Meine Mitgliedschaft soll mit dem __________ 20____ beginnen.

Datum: __________ **Unterschrift:** ______________

Bücher zum Weiterlesen

Zum Thema Diabetes

Diabetes ist meine Sache. Hilfen zum Umgang mit Angst, Wut und Traurigkeit. Hirsch, A.; Kirchheim 1999

Diabetes-Journal. Das Buch. Informationen, Adressen, Ansprechpartner. Nuber, G.; Kirchheim 1999

Diabetes und Leistungssport: Du kannst es! Kraft, D.; Kirchheim 1997

Diabetes und Sport ohne Probleme. Praktische Hinweise für diabetische Kinder und Jugendliche sowie deren Eltern. Kemmer, F.W.; Kirchheim 1998

Diabetes & Soziales. Ein praktischer Ratgeber für alle Diabetiker und ihre Angehörigen. Malcherczyk, L., Finck, H.; Kirchheim 1999

Endlich Nichtraucher. Carr, A.; Goldmann 1998

Ich bin Diabetikerin – und freue mich auf mein Kind. Deparade, C.; Kirchheim 1998

Insulinpumpenfibel oder ... bei dir piept's ja. Thurm, U.; 3. Auflage 1999. Zu beziehen über: Disetronic Medical Systems GmbH, Otto-Volger-Str. 7c, 65843 Sulzbach/Ts.

Kalorien mundgerecht (ohne Autorenangabe). Umschau/Braus 1998

Mit Diabetes komm' ich klar. Zurück zum inneren Gleichgewicht mit Positiver Psychotherapie. Peseschkian, N.; TRIAS 2001

Wie behandle ich meinen Bluthochdruck? Blutdruckmessung, Ernährung, Medikamente. Mühlhäuser, I., Sawicki, O., Didjurgeit, U.; Kirchheim 1997

Zum Thema Ernährung und Abnehmen

Abwechslungsreiche Diät bei Diabetes. Lübke, D., Willms, B.; TRIAS 2001

BE-Tabelle für die 433 wichtigsten Lebensmittel und Fertigprodukte. Heusch, M., Lemloh, A.; TRIAS 2000

Kohlenhydrat- und Fettaustausch-Tabelle für Diabetiker. Standl, E., Loser, M., TRIAS 1998

Wirksame Hilfe bei Adipositas. Hauner, D., Hauner, H.; TRIAS 2001

Zum Thema Blutdruck, Herz und Kreislauf

Bluthochdruck senken ohne Medikamente. Midekke, M., Pospisil, E., Völker, K.; TRIAS 2000

Bluthochdruck bei Frauen: Was Ihnen jetzt hilft. Koch, L.; TRIAS 2001

Das kranke Herz. Informationen und Rat für Betroffene. Alles über Herz- und Kreislauf-Erkrankungen. Ein Patientenbuch der Deutschen Herzstiftung. Klepzig, H.; TRIAS 1997

Der große TRIAS-Ratgeber Herzinfarkt bei Frauen. Hoffbauer, G.; TRIAS 2001

Gefäßerkrankungen vorbeugen und behandeln. Wie es zu Gefäßerkrankungen kommt. Die wichtigsten Untersuchungen und Behandlungsmöglichkeiten. Das A und O: eine gesunde Lebensweise. Undeutsch, K.; TRIAS 1997

Schnell informiert bei Bluthochdruck. Ein Patientenbuch der Deutschen Herzstiftung. Undeutsch, K.; TRIAS 1998

Vitalkost für Ihr Herz. Ein Patientenbuch der Deutschen Herzstiftung. Hamm, M., Gohlke, H., Merklin, A.; TRIAS 1998

Zum Thema Psyche und Stressbewältigung

Blitzschnell entspannt. 100 verblüffend leichte Wege, wie Sie in Sekunden innere Ruhe finden und neue Kraft schöpfen. Sonntag, R.; TRIAS 1998

Blitzschnell entspannt. 17 verblüffend leichte Wege, wie Sie in Sekunden innere Ruhe finden und neue Kraft schöpfen. Sonntag, R.; TRIAS Relax-CD

So einfach ist Autogenes Training. Wie Sie das klassische Entspannungsverfahren leicht erlernen. Wilk, D.; TRIAS 2000

So einfach ist Autogenes Training. Wie Sie das klassische Entspannungsverfahren leicht erlernen. Wilk, D.; TRIAS Relax-CD

Stressfrei durch Progressive Relaxation. Mehr Gelassenheit durch Tiefenmuskelentspannung nach Jacobson: So nutzen Sie die Erfolgsmethode. Ohm, D.; TRIAS 1999

Stressfrei durch Progressive Relaxation. Mehr Gelassenheit durch Tiefenmuskelentspannung nach Jacobson: So nutzen Sie die Erfolgsmethode. Ohm, D.; TRIAS Relax-CD

Adressen, die weiterhelfen

Verbände – Selbsthilfegruppen

Deutscher Diabetiker-Bund e.V.
Bundesgeschäftsstelle
Danziger Weg 1
58511 Lüdenscheid
Tel. 0 23 51 / 98 91 53
Fax 0 23 51 / 98 91 50
E-Mail:
DeutscherDiabetikerBund.BV@t-online.de
Internet:
http://www.diabetikerbund.de
Hier erfahren Sie auch die Adresse des für Sie zuständigen Landesverbandes

Bund diabetischer Kinder und Jugendlicher e.V.
Hahnbrunner Str. 46
67659 Kaiserslautern
Tel. 06 31 / 7 64 88
Fax 06 31 / 9 72 22
E-Mail: Diabeteskl@aol.com

Deutsche Diabetes-Gesellschaft (DDG) e.V.
Berufsgenossenschaftliche Klinik Bergmannsheil
Bürkle-de-la-Camp-Platz 1
44789 Bochum
Tel. 02 34/ 93 09 56
Fax 02 34/ 93 09 57
E-Mail: DeutscheDiabetesGes.DDG@t-online.de
Internet: http://www.deutsche-diabetes-gesellschaft.de

Deutsche Diabetes-Stiftung
Internet: www.diabetesstiftung.de

Deutsche Gesellschaft für Ernährung (DGE) e.V.
Postfach 93 02 01
60457 Frankfurt/Main
Tel. 0 69/9 76 80 30
Fax 0 69/97 68 03 99
Internet://www.dge.de

International Diabetic Athletes Association (IDAA) Deutsche Sektion der IDAA
Landwehrstr. 58
80336 München
Tel. und Fax 0 9/53 15 43
E-Mail: uturm@medinn.med.uni-muenchen.de

Arbeitskreis der Pankreatektomierten
Krefelder Str. 52
41539 Dormagen
Tel. 0 21 33/4 23 29
Fax 0 21 33/4 26 91
Internet: http://home.t-online.de/home/jgolgath/index.htm

Bundesverband Insulinpumpenträger e.V.
Reinekestr. 31
51145 Köln
Tel. 0 22 03/2 58 62
Fax 0 22 03/2 71 00

Förderkreis Eltern diabetischer Kinder und Jugendlicher e.V.
Im Braumenstück 32
67659 Kaiserslautern
Tel. 0 63 01/3 05 41

Insuliner
Anneliese Kuhn-Prinz
Narzissenweg 17
57548 Kirchen-Freusburg
Tel. 0 27 41/93 00 40
E-Mail: insuliner@t-online.de
Internet: http://www.diabetes-forum.com/insuliner/index.htm

Deutsche Gesellschaft zur Bekämpfung von Fettstoffwechselstörungen und ihren Folgeerkrankungen DGFF (Lipid-Liga) e.V.
Waldklausenweg 20
81377 München
Tel. 0 89/7 19 10 01
Fax 0 89/7 14 26 87
E-Mail: Lipid-Liga@t-online.de
Internet: http://www.lipid-liga.de

Bundeszentrale für gesundheitliche Aufklärung (BZgA)
Ostmerheimer Straße 220
51109 Köln
Tel. 02 21/8 99 20
Fax 02 21/8 99 23 00
E-Mail: info@bzga.de
Internet: http://www.bzga.de

Selbsthilfenetz
Internet: www.selbsthilfenetz.de

Deutsche Liga zur Bekämpfung des hohen Blutdrucks e.V.
Berliner Straße 46
69120 Heidelberg
Tel. 0 62 21/41 17 74
Fax 0 62 21/40 22 74
E-Mail: Hochdruckliga@t-online.de
Internet: http://www.paritaet.org/hochdruckliga

Presse

Kirchheim Verlag
Tel.: 06131/96070-28
Fax: 06131/96070-70
Internet: www.kirchheim-verlag.de
E-Mail: Info@kirchheim-verlag.de

Diabetes Journal
Internet: www.diabetes-journal-online.de

Sonstige Internet-Adressen zum Thema Diabetes

www.diabetesforum.de
www.diabeticus.com
www.medicus.de
www.derdiabetiker.de
www.diabetes-info.com
www.diabetesweb.de
www.diabetes-line.de
www.diabetes-webring.de
www.diabetes.com
www.diabetico.com
www.diabetes-nrd.de
www.diabetes-zentrum.de
www.insuliner.de
www.addk.de
www.diabetesarzt.de
www.diabetes-risikotest.de
www.diabetesschuhe.de
www.schuhfachhandel.de
www.ictec.de
www.dge.de
www.dainet.de
www.nutrition-consulting.de
www.bmgesundheit.de
www.ratiopharm.de
www.fit-for-travel.de

Pharmaindustrie

Aventis
Tel.: 069/305-84211
Fax: 069/305-84212
Internet: www.aventis.com

Berlin-Chemie
Tel.: 030/6707-0
Fax: 030/6707-2635

Novo-Nordisk
Tel.: 06131/903-0
Fax: 06131/903-250
Internet: www.novonordisk.de

Lilly
Tel.: 0130/822225
Fax: 06172/273-283

Disetronic
Tel.: 06196/5050-0
Fax: 06196/505050
Internet: www.disetronic.de
E-Mail: disetronic@t-online.de

Minimed
Tel.: 06131/9611770
Fax: 06131/9611790
Internet: www.minimed.com

Bayer Vital GmbH
Tel.: 0800/7261880
Fax: 02203/568524
Internet: www.bayervital.de
www.bayer-healthvillage.com
www.diabeteshaus.de

Braun
Tel.: 05661/713867
Fax: 05661/753643
Internet: www.braun.de

Lifescan
Tel.: 0800/7255007
Fax: 0800/8585777
Internet: www.lifescan.com

MediSense
Tel.: 0800/5199519
Fax: 0800/1835477
Internet: www.medisense.de

Menarini
Tel.: 02131/91663-0
Fax: 02131/91663-20

Roche
Tel.: 0180/2671244
Fax: 0621/7594463
Internet: www.roche.de

Becton Dickinson
Tel.: 06221/395555
Fax: 06221/305183

Sachverzeichnis

Abgeschlagenheit 181
Abmagerungskur, extreme 74
Abnehmen 60
Abstoßungsreaktion 194
Abwehrhaltung 44
Abwehrsystem 24 ff
Acarbose 84 f
– Hypoglykämie-Behandlung 201
– Kombinationsbehandlung 92
– Nebenwirkung 86
– Tabletteneinnahme 94
ACE-Hemmer 222
Acesulfam-K 80
Actos 90
Adrenalin 31, 199
Adressenliste 327 f, 333 f
Aggressivität 198
Aktivität, körperliche s. Körperliche Aktivität
Akupunktur 195
Albuminausscheidung 226
Alkohol 262
– Kaloriengehalt 56
– Nervengift 229
Alkoholgenuss 82 f
– Insulinempfindlichkeit 141
– nach körperlicher Aktivität 215
– Leberverfettung 232
– Unterzuckerung 83, 152
Allergie 118
Alpha-1-Blocker 222
Alpha-Glukosidasehemmer (s. auch Acarbose) 84 ff
– Wirkungsweise 254
Altersdiabetes 19
Altinsulin s. Normalinsulin
Amaryl 87 f, 94
– Wirkungsweise 254
Ameisenlaufen 229, 235
Aminosäure 70, 99
Analoginsulin 98 f, 102 ff, 134 f
Angehörige 202
Angiotensin 222
Angst 43 f, 46, 198
Anstrengung, körperliche 156 f
Antibabypille 296
Antikörper 24, 30
Antikörpertest 26
Antioxidantien 72
Arbeit, körperliche 75
Arbeitsplatz 306 f
Arterienverkalkung 219
Arteriosklerose 219
– Schutz 65
Aspartame 80
Aspirin 223
ASS (Azetylsalizylsäure) 223
Atmung, schwere, tiefe 181
AT1-Rezeptor-Antagonisten 222
Attest, ärztliches 322
Augenhintergrunduntersuchung 224, 227, 264
– Schwangerschaft 294
Augenmuskellähmung 231
Augenspiegel 224
Ausdauersport 208
Autofahren 309 ff, 314
Autoimmunkrankheit 18, 24
Avandia 90
Azeton 126
– in der Atemluft 181, 185
– im Urin 93, 181, 183 f
–– Bestimmung 126 f
–– Insulintherapie 246 f
–– körperliche Bewegung 212
Azetylsalizylsäure 223

Ballaststoffe 58 f, 71 f
Banane 248
Bandscheibenvorfall 210

Basalinsulin 131, 133 f
– Insulinpumpe 145
– Insulintherapie, intensivierte 142
Bauchschmerzen 181, 185
Bauchspeicheldrüse 32 f
– Erkrankung 31, 82
– Verpflanzung 195 f
Bauchspeicheldrüsenextrakt 195
Bauchspeicheldrüsen-Gewebe, Antikörper 24 f
Bauchspritzstelle 116 f
BE (Broteinheit) 61 ff
BE-Faktor 135 ff, 143
– Abrunden 155
– Aufrunden 155
Bein, Schwellung 118
Berentung 308
Beruf 300 ff
Berufswahl 301
Berufswechsel 301
Berührungsempfindlichkeit, extreme 229
Betablocker 222
– nach Herzinfarkt 223
Beta-Zelle 33
Betriebsdienst der Deutschen Bahn 303
Bewegung, körperliche 29, 206 ff, 268 f
–– Auswirkung 253
Bewegungsmangel 28
Bewusstlosigkeit 183
– Erste Hilfe 205
– Unterzuckerung 198
Bewusstseinstrübung 198
Bier 58, 82
– alkoholfreies 59, 81
Biguanide 84, 86 f
– Kombinationsbehandlung 92
– Wirkungsweise 254
Blähung 79, 86
Blasenentleerung, unvollständige 230
Blasenlähmung, diabetische 230 f
Blässe 198
Blauer Fleck 114 f
Blutdruck
– diastolischer 221
– hoher 221
– niedriger 221
– normaler 221
– systolischer 221
Blutdruckmessgerät 223
Blutdruckmessung 222 f
Blütenpollen 195
Blutfette 28, 264
Blutfettwert
– erhöhter 220
– Senkung 71
Blutgefäß, Erweitern 222
Bluthochdruck 28, 220 ff
– Behandlung 222
– Schwangerschaft 287
Bluttest 26
Blutzirkulation, gestörte 220
Blutzucker 32, 34
– Maßeinheit 34 ff
– Medikamenteneinfluß 249
– Regulierung 57
Blutzuckeraufnahme, gesteigerte 90
Blutzuckerfühler 189, 191 ff
– Messempfindlichkeit 193
Blutzuckerkontrolle während der Geburt 295 f
Blutzucker-Korrektur-Regel 140 f
Blutzuckermessgerät 122 ff
– Fehlmessung 123
– Kostenübernahme 122
– Messgenauigkeit 123
Blutzuckerschwankung 276
Blutzucker-Selbstkontrolle 121 ff, 258
– mit Blutzuckermessgerät 123 f
– Feststellen von Unterzucker 129
– ohne Gerät 122 f
– Häufigkeit 127 ff
– bei Insulinpumpentherapie 189 f
Blutzuckerwert 32
– durchschnittlicher 48 f
– Einfluß
–– der aufgenommenen Kohlenhydrate 57 ff
–– der Ballaststoffe 71 f
–– von Getränken 81
– hoher 252 f
–– nach dem Essen 39
–– Insulintherapie, intensivierte 140 f, 147 f

-- nach körperlicher Aktivität 215
-- bei Krankheit 245 ff
-- Sofortmaßnahme 180
-- Ursache 170, 179 f, 257
-- Zeichen 181 f, 256 f
- niedriger 141, 198
-- bei Krankheit 248
- Nierenschwelle 34 f
- Normwert 34, 252
- Senkung 257 f
-- Alkohol 59
-- Gewichtsabnahme 253
-- Insulin 36, 140
-- körperliche Bewegung 207, 253
-- medikamentöse 85
-- Sulfonylharnstoffe 88
- Umrechnung in Millimol pro Liter 36
BMI (Body-Mass-Index) 74
Body-Mass-Index 74
Brechdurchfall 246, 248
Brennen 229, 235
Broca-Formel 74
Brot 62
Broteinheit 61 ff, 261
- langsam resorbierbare 211
- schnell resorbierbare 211
Bundessozialhilfegesetz 308
B-Zellen 32 f, 88
- künstliche 192

Calcium 81
Carbamazepin 230
Cholesterin 223, 227, 264
- Serumspiegel 50
Clinistix 125
Clownerie 199
Colagetränk 248
Cortisol 30 f
Coxsackieviren B4 26
CSII (kontinuierliche subkutane Insulininfusion) 188
CTG 295
Cyclamat 80

Dawn-Phänomen 103, 138
- Insulinpumpe 190
DCCT-Studie (Diabetes Control and Complication Trial) 15
Delle 115
Depotfett 56
Depression 44
Deutsche
- Diabetes-Gesellschaft 333
- Diabetes-Union 16, 324
Deutscher Diabetiker-Bund 16, 323 ff
-- Adresse 333
-- Aufnahme-Antrag 329
Dextro-Energen 200
Diabetes mellitus 32 ff, 252
-- Auslösung
--- infektbedingte 29
--- medikamentenbedingte 30 f
-- Behandlung 84 ff
-- Diagnose 39
-- Familienplanung 296
-- Grad der Behinderung 303, 305
-- Häufigkeit 20 f
-- Heilbarkeit 40
-- insulinabhängiger 37 f
-- jugendlicher s. Typ-1-Diabetes
-- kindlicher 274 ff
--- Ernährung 278 ff
--- Insulintherapie, intensivierte 280 f
--- Merkblatt für Erzieher 284 f
--- Stoffwechselschwankung 277 f
-- manifester 39
-- nicht insulinabhängiger 37 f
-- Schwangerschaft 30, 287 ff
-- subklinischer 21, 40 f
-- Symptome 256
-- Typ-1 s. Typ-1-Diabetes
-- Typ-2 s. Typ-2-Diabetes
-- Umweltfaktor 27
-- Ursache 22 ff, 252
-- Vererbung 22 ff, 27 f, 300
-- versteckter 29
-- Vorbeugen 41
-- Vorsorgeuntersuchung 227 f, 264
Diabeteseinstellung 121
- gute 15, 42, 48 ff, 298
-- Einfluß auf Folgeschäden 52 f, 229
-- Gefahrenvorbeugung 51 f

Diabeteseinstellung, gute
-- HbA_{1c}-Wert 49
-- Insulineinsparung 53
- schlechte 93, 141
- Schwangerschaft 287 ff
- Sehstörung 117
- bei Zeitverschiebung 317, 319
Diabetesentgleisung s. Stoffwechselentgleisung
Diabetes-Journal 324 ff, 328
Diabeteskost 260 ff
Diabetestyp 2a 255
Diabetestyp 2b 255
Diabetesvorsorge 300
Diabetiker 40
- Abwehrhaltung 44
- Akzeptieren der Krankheit 45 ff
- Auto fahrender 311, 314
- Betriebsdienst der Deutschen BAhn 303
- Diabetesvorsorge bei den Nachkommen 300
- mit Diät behandelter 310 f
- Eignungstest 312
- Einstellung in den öffentlichen Dienst 302 ff
- Fahrerlaubnis 309 f
- insulinspritzender 306, 310
-- Einschränkung, berufliche 301 f
- kranker 245 ff
- Rechtsanspruch nach dem Bundessozialhilfegesetz 308
- schwer einstellbarer 119
- Umschulungsmaßnahme 302
- Verkehrsdelikt 312 f
- Verkehrstauglichkeit 312
Diabetikerausweis 218, 250, 312
- Übersetzungshilfe 320 ff
Diabetikermarmelade 262
Diabetiker-Nahrungsmittel 80, 262 f
Diabetikerschulung 47, 252 ff
Diabetiker-Tagebuch 129 f
Diabetikertee 195
Diabur-Test-5000 125
Dialyse 194
Diamicron 87
Diaphragma 296
Diastabol 85
Diastix 125
Diätbier 82
Diätprodukt 80
Disaccharide 85
Diuretika 222
Druckempfindlichkeit 238
Durchblutungssteigerung 244
Durchblutungsstörung 235 f
- Anzeichen 236, 265
- Training 240, 243
- Vorbeugen 208
Durchfall 87, 197
- Insulintherapie 246
- Kohlenhydratzufuhr 248
- Neuropathie 230
Durst 18, 181
- beim Kind 276 f

Ei 67
Einfachzucker 58, 85
Einnässen 276
Eisenspeicherkrankheit 31
Eiweiß 56 f, 70 f
- im Harn 225 f
- pflanzliches 70
- tierisches 70
- verzuckertes 49
Eiweißausscheidung in der Schwangerschaft 287
Elektrolytmischung 248
Eltern 282 f
Empfängnisverhütung 296 f
Empowerment 47
Energiebedarf 55, 75
Energiegewinnung 56
Energiespender 34
Engegefühl 220
Entwässerungsmedikament 222
EPH-Gestose 287, 294
Erbanlage 300
Erbrechen 181
- Magenentleerung, verlangsamte 230
- Unterzuckerung 197
Erektionshilfe 231

Erektionsstörung 231
Ernährung 78
- des diabetischen Kindes 278 ff
- gesunde 54 ff, 260 ff
-- für die ganze familie 298 f
Ernährungsberatung 55
Ernährungskreis 56
Erwerbsfähigkeit 305
Erzieher 284 f
Euglucon N 87 f, 94

Fahrschüler, diabetischer 309 f, 312
Fallfuß 231
Familie 298 ff
Familienplanung 296
Ferienlager 283
Fett 56, 65 ff
- Berechnung 261
- pflanzliches 65
- tierisches 65
- verstecktes 65
Fettabbau 183
Fett-Austauschtabelle 67 ff
Fettdepot 75
Fettgewebe 253
Fettgewebsgeschwulst 118
Fettgewebsschwund 115, 118
Fettleber 232
Fettsäure
- einfach ungesättigte 65
- freie 212
- mehrfach ungesättigte 65
Fettsenker 223
Fettstoffwechsel 36 f
Fettstoffwechselstörung 28, 82
Fettsucht 27
Fettverbrennung, exzessive 126
Fetus 293
Fieber 245
Fisch 69
Fischfett 65
Fleisch 67 f, 71
Flugreise 317
Flüssigkeitsansammlung 91
- Schwangerschaft 287
Flüssigkeitszufuhr 74
Folgeerkrankung, diabetische 42, 219 ff, 263 f
-- Schutz 52 f
-- Vorsorgeplan 228
Fruchtsaft 200
Fruchtzucker 57, 59, 79
Fruchtzuckermarmelade, kalorienreduzierte 79
Fructosamin-Test 49
Fructose 58
Frühgeburt 294
Führerschein 309 f
Führerscheinbewerber, diabetischer 309 f, 312
Funduskopie s. Augenhintergrunduntersuchung
Furunkulose 232
Fuß
- Fehlbelastung 240
- Inspektion 228, 236 f
- kalter 236
Fußdeformierung 238, 266
Fußgymnastik 238, 241 ff
Fußnagel 239
Fußnerv, Prüfen 240
Fußpflege 235 ff, 239, 264 f
Fußpilzinfektion 238
Fußpuls, fehlender 236
Fußverletzung 266
- Vorbeugen 237 f, 240

GAD (Glutaminsäure-Decarboxylase) 25
Gähnen, häufiges 199
Gallenkolik 232
Gallenstein 232
Gangrän 220
Geburt, Blutzuckerkontrolle 295 f
Geburtsvorbereitungskurs 294 f
Gefäßschaden 28, 219 ff
- Vorbeugen 52 f, 227 f
Gefäßstatus 227
Gefühlsstörung 235 f
Gefühlsverlust 229
Gehirn, Zuckermangel 198

Gehübung 243
Gemüse 60, 63, 73
Gemüsesaft 64
Gendefekt 23
Gesäßspritzstelle 116
Geschäftemacher 195
Geschmacksträger 56
Gestationsdiabetes 30, 291 f
Gesundheitspass Diabetes 227, 250
Getränk 81 ff
- alkoholhaltiges 59
- nicht-alkoholisches 262
Getreide 62, 73
Gewichtsabnahme 18
- beim Kind 277
- Stoffwechselentgleisung 181 f
- therapeutische 37, 40 f, 53
-- Einfluß auf den Blutzuckerwert 253
-- Regeln 60
Gewichtszunahme 56
- Glinide 90
- Insulinsensitizer 90 f
- Sulfonylharnstoffe 89
Glargin 103
- Insulintherapie, intensivierte 133, 138, 142
Glaskörper, Entfernung 225
Glaskörperblutung 209
Glibenclamid 87 f, 94
Glimeperid 84
Glinide 84, 89 f
- Kombinationsbehandlung 92
- Tabletteneinnahme 94
Glitazone 90
Glucobay 85
Glucokinase-Gen 23
Glucophage 86
Glukagon 31, 199
Glukagonspritze 202 f, 205
Glukose (s. auch Traubenzucker) 34, 36, 58
Glukosebelastung, orale 39
-- Schwangerschaft 292
-- Typ-2-Diabetes 28
Glukosefreisetzung 36
Glukose-Sensor 191
Glukosetoleranz, gestörte 21, 39
Glukosidase 85
Glutaminsäure-Decarboxylase 25
Glykogen 36, 58
Glykogenreserve 214
Grad der Behinderung 303, 305
Grundnährstoff 56
Gruppenschulung 21
Guanidin 84
Gutachten, fachärztliches 304

Haemoglukotest-20–800 122
Haemoglukoteststreifen 123
Haferflocken 248
Hämochromatose 31
Hämoglobin 48
- Abfall 91
Harn, Azetonbestimmung 126 f
Harnsperre 230
Harnstatus 227
Harnträufeln 230
Harnzucker 32, 35
- Ergebnis, verfälschtes 249
- hoher 126, 181 f
- Selbstkontrolle 125 f
-- Häufigkeit 127 f
Harnzuckerfreiheit 258
Haushaltszucker 58
Haut
- bläuliche 236
- pergamentartige 236
- trockene 236
Hautabschilferung 239
Hautinfektion 232 f
Hautpigmentierung 26
HbA_{1c}-Wert 48 ff
- Definition 259
- Senkung
-- Alpha-Glukosidasehemmer 85
-- Glinide 89
-- Insulinsensitizer 90
-- Insulintherapie, intensivierte 134
-- Metformin 87
-- Sulfonylharnstoffe 88

HbA$_1$-Wert 49
HDL-Cholesterin 264
Heißhunger 198
Hepatitis 31
Herzfrequenz, kindliche 295
Herzinfarkt 220, 223 f
Herzklopfen 198
Herzkrankzgefäß, Schädigung 220
Herz-Kreislauf-Erkrankung 210
Hilflosigkeit 44, 306
HLA-Faktor DR3 24
HLA-Faktor DR4 24
Hochleistungssport 209
Honig 58, 79
Hormonkrankheit 31
Hornhaut 239
Hornhautschwiele 236
Hülsenfrüchte 60, 63
Humalog 102, 138, 141
– Spritz-Ess-Abstand 143
Humaninsulin 98 ff, 271
Hungern 126
Hyperglykämie 253
Hypertonie s. Bluthochdruck
Hypoglykämie s. Unterzuckerung

IA$_2$ (Inselantigen 2) 25
IAA (Insulinautoantikörper) 25
ICA 25
IDDM (insulin dependent diabetes mellitus) 37
Immunsystem 24 ff
– Beeinflussung 196 f
Impfung 317
Impotenz 231
Inaktivität, körperliche 28
Indometacin 249
Infekt 26, 29
– fieberhafter 245
Infektneigung, hohe 181
Injektion, schmerzhafte 108
Injektionsstelle 115
Inselantigen 2 25
Inselzellantikörper 24 f
Insulin 95 ff
– Aufbau, chemischer 98 f
– Aufbewahren 106 f, 271, 317
– Blutspiegel
– – erhöhter 27
– – beim Nichtdiabetiker 131
– Blutzuckersenkung, prozentuale 140
– dependent diabetes mellitus 37
– Freisetzung 87 f
– Hormongegenspieler 31
– inhaliertes 119 f
– kurz wirkendes 100 f, 270
– langsam wirkendes 100 f
– neutrales 100 f
– richtig aufziehen 112, 272
– – mischen 113
– – spritzen 114
– schnell wirkendes 132, 140, 165 f, 270
– sehr kurz wirkendes 104
– tierisches 100 f
– Überdosierung 106, 119
– Umgang 105 ff
– unbrauchbar gewordenes 107
– Verträglichkeit 117 f
– Wirkprofil 104
– Wirkung 36 f, 99, 253
– zinkverzögertes 103, 138, 142
Insulinabgabe, Funktionsdefekt 28
Insulinampulle 105 f
Insulin-Analog 98 f
– sehr-kurz wirkendes 102
– 24 Stunden wirkendes 103 f
– Vorteil 134 f
Insulinautoantikörper 25
Insulinbedarf 98, 146
– erhöhter 170
– erniedrigter 137, 170
– Schwangerschaft 293
– der Wöchnerin 296
Insulindosisanpassung 147 ff
– bei körperlicher Aktivität 156, 212 ff
– bei Krankheit 246
– Typ-2-Diabetes 169 ff, 173 ff
– im Urlaub 315
Insulin-Einheit 105
Insulinempfindlichkeit 137

Insulinempfindlichkeit, geringe 140 f
– hohe 140 f, 207
Insulinfreisetzung 89
Insulininfusionspumpe s. Insulinpumpe
Insulininjektion 271
– durch Angehörige 116
– Einstichstelle 116 f, 272
– Unterlassung 119
– Verschieben, zeitliches 168
– Wissenswertes 115
Insulinkonzentration 105, 113
Insulin-Liste 100 f
Insulinmangel 91, 207, 253
– absoluter 32, 183
– körperliche Bewegung 212
– relativer 32, 34, 37
Insulinödem 118
Insulinpatrone 188
Insulin-Pen 105, 271
– Spritztechnik 115 f
– Überblick 111
Insulinpräparat 99 ff
– Verfallsdatum 106
Insulinproduktion, verringerte 28
Insulinpumpe 105, 186 ff
– Attest, ärztliches 322
– Basalinsulin 145
– Basalrate 132, 188
– Funktionsweise 188
– Indikation 190
– Insulintherapie, intensivierte 132, 145
– Komplikation 189
– Mahlzeiteninsulin 188
– Neuerung 191
– Pumpenpause 191
– Stoffwechselentgleisung 189
– Zusatzrate 132
Insulinresistenz 27 f
– antikörperbedingte 118
– Hämochromatose 31
– Ursache 179
– Vermindern 90
Insulinresorption
– schnelle 115
– verlangsamte 115
Insulinsensitizer 84, 90 f
– Wirkungsweise 254
Insulinspritze (s. auch Insulininjektion) 106, 108, 271
– Mehrfachverwendung 108
Insulintherapie
– Blutzucker-Selbstkontrolle 127 f, 258
– funktionelle (FIT) 186
– intensivierte 18, 96, 131 ff
– – Aktivität, körperliche 156 ff, 213 f
– – Basalinsulin 138, 142
– – BE-Faktor 135 ff, 143
– – Blutzucker-Selbstkontrolle 121
– – Blutzuckerwert
– – – hoher 140 f, 147 ff
– – – niedriger 141
– – Blutzuckerzielbereich 138 f
– – Diabetes, kindlicher 280 f
– – Dosisanpassung 147 ff, 213 f
– – – bei Krankheit 246
– – Ernährung 145 f
– – Insulinbedarf 146
– – mit Insulinpumpe 132, 145
– – Korrekturdosis 139 ff
– – – negative 142
– – Korrekturinsulin 138
– – Kurzzeitdiabetes 144 f
– – Mahlzeiteninsulin 135 ff, 143
– – NPH-Verzögerungsinulin 149 f
– – Schwangerschaft 139
– – Spätmahlzeit 144
– – Sprintinsulin 134 f, 149 ff
– – Spritzen nach dem Essen 141
– – Spritz-Ess-Abstand 143 f
– – Unterzuckerung 141, 147 f, 150 ff
– – Voraussetzung 135 ff
– – Vorteil 134
– – Zwischenmahlzeit 143, 159
– konservative 161 ff
– im Krankheitsfall 245 ff
– Mahlzeitenanzahl 77 f
– Mahlzeiten-bezogene 174
– Nebenwirkung 118
– Remission 276
– Spritztechnik 108 ff

– Typ-2-Diabetes 19 f, 93, 161 ff, 255, 270 ff
– Vorsichtsmaßnahme 273
Insulinzusatzrate 188
Insulitis 25
Internet-Adresse 328
Isomalt 79

Joule 57
Jubin 201
Juckreiz 181, 232 f
Jugendlichendiabetes 274 ff

Kaiserschnitt 295 f
Kalorienbedarf 279
Kaloriengehalt 56
Kälte, Einfluß auf die Insulinresorption 115
Kältegefühl 236
Kalzium-Antagonisten 222
Kartoffeln 63
Käse 67
Ketoazidose 38, 184, 212
Ketonkörper 212
Ketose 38
Kilokalorie (kcal) 57
Kind
– diabetisches 274 ff
–– Grad der Behinderung 306
–– psychologische Führung 285
–– Schulschwierigkeit 282
–– Sommerferienlager 283
–– Sport 281 f
–– Untergewicht 280
–– Unterzuckerung 281, 285
– Kalorienbedarf 279
– übergewichtiges 275, 279
Knie, weiche 198
Kohlenhydrat-Austauschtabelle 62 ff
Kohlenhydrate 56 ff, 260 f
– Austausch 61
– Berechnung 261
– Blutzuckererhöhung 57 ff
– Kaloriengehalt 56, 62 ff
– Verdauung, verlangsamte 85 f
Kohlenhydratportion 61
Kohlenhydratstoffwechsel 36
Koma, diabetisches 18, 181 ff
–– drohendes 126, 181
–– Schwangerschaft 293
–– Symptome 256 f
Kombinationsbehandlung 91 ff
Konzentrationsfähigkeit, mangelnde 277
Konzentrationsstörung 198
Kopfschmerzen 198
Körperfett 36
Körpergewicht 74 f
Körperliche Aktivität 206 f
–– Ausgangsblutzucker 211 f
–– Ausrüstung 218
–– Blutzuckeranstieg 212, 215
–– Einschränkung, gesundheitliche 209 f
–– Insulindosisanpassung 212 ff
–– Insulinempfindlichkeit 140
–– Pulsregel 209
–– Vorbereitung 210 ff
–– Zusatz-BE 211
Korrekturdosis, negative 142
Korrekturinsulin 135
Kortisol 199
Krampfanfall 198
Krankenhausaufenthalt 250 f
Krankenversicherung 308
Krankheit 245 ff
– chronische 43
– Insulinempfindlichkeit 141
Krankheitsbewältigung 43 f
Kreatinin 227
Kribbeln 198, 229, 236
Kuchen 160
Küchenmaß 61
Kündigungsschutz 305
Kurzzeitaktivität 213

LADA-Diabetes 18, 26
Laktazidose 87
Laktose 58
Langerhanssche Inseln 32 f
–– Verpflanzung 194
Langzeitbelastung 213 f
Lantus 103, 151 f
– Sport 156 ff

Laserstrahlen 225
Latent Autoimmune Diabetes in the Adult 18, 26
Laufen 208
LDL-Cholesterin 223, 264
Lebenserwartung 48
Lebensmittel, Nährwertberechnung 80 f
Lebensqualität 46, 48
Lebensversicherung 308
Leberentzündung, chronische 232
Lebererkrankung 82
Leberglykogen 36
Leberverfettung 232
Leberzirrhose 31
Leistungsfähigkeit 75, 298
Leistungssport 75
Lichtstrahlen 225
Light-Getränk 81, 262
Lightprodukt 80
Lipidstatus 228
Lymphozyten 25 f

Magenentleerung, verlangsamte 230
Magnesium 295
Mahlzeitenanzahl 76 ff, 261
Mahlzeiteninsulin 131, 135 ff
– Berechnung 143
– Insulinpumpe 188
Makroangiopathie 38, 219
– Aspirineinnahme 223
– Risikofaktor 220 f
Makula 224
Maltit 79
Maltose 58
Malzbier 81
Malzzucker 58 f, 82
Marcumar 249
Masern 26
Mastfettleber 232
Maturity onset diabetes in young people 23
Medikamente
– blutdrucksenkende 222
– Diabetes-Auslösung 30 f
– Einfluß auf den Blutzucker 249
– das Immunsystem unterdrückende 195 f
– insulinsparende 91
Medikamenteneinnahme 94
Merkblatt für Erzieher 284 f
Mescorit 86
Metabolisches Syndrom 28 f, 87
Metformin 84, 86 f
– Dosierung 87
– Tabletteneinnahme 94
Micral-Test S 226
Miglitol 85
Mikroalbuminurie 226
Mikroaneurysma 224
Mikroangiopathie 219, 224
– Nierenerkrankung 225 f
– Risikofaktor 220
Mikrodialyse-Nadel 193
Mikrofilamenttest 238
Milch 81
Milchprodukte 62, 71
– Fettgehalt 67
Milchzucker 58 f
Minderung der Erwerbsfähigkeit 303, 305
Mineralstoffe 72
Mini-intensivierte-Insulintherapie (Mini-ICT) 144 f
Minimed-Sensor 193
Mischinsulin 100, 103, 270 f
– Dosisanpassung bei Krankheit 246
– Spritz-Ess-Abstand 103
Missbildungsrate, gesteigerte 288
Missempfindung 235
MODY-Diabetes 23
Molke 59
Müdigkeit 181
Mukoviszidose 31
Mumps 26
Muskelarbeit 207
Muskelauffülleffekt 156
Muskelglykogen 36
Muskellähmung, vorübergehende 231
Mutter, diabetische 290

Nadellänge 108
Nahrung 56 f

Nahrungsfett s. Fett
Nahrungsmittel 55
– ballaststoffreiche 71
– Fettgehalt 67 f
– stärkehaltige 59, 260
– zuckerhaltige 260
Nährwertberechnung 80 f
Nasenspray 196
Nateglinide 89 f
Nebennierenhormon 199
Nebennierenrindenhormon 30
Necrobiosis lipoidica 233
Neohesperidin 80
Nephropathie 225
Nervengift 229
Nervenschmerz 181
Nervenstörung, diabetische 229 ff
– – Alkohol-Trinkverbot
– – Anzeichen 235 f, 264 f
– – Behandlung 230
– – Sport 210
Nervensystem, Untersuchung 227 f
Nervosität 198
Netzhaut, Ablösen 209
Netzhauterkrankung, diabetische 224 f
– – Verkehrstauglichkeit 312
Neugeborene 296
– Blutzuckermessung 287
Neuropathie, diabetische 229
NIDDM (non insulin dependent diabetes mellitus) 37
Nierenerkrankung 70
– diabetische 225 f
Nierenschwelle 32, 34 f
– Bestimmung 259
– Definition 258
– persönliche 125
Nierenverpflanzung 195
Nierenversagen 226
Nikotin 229
Nikotinamid 196
Nikotinsäure 249
Non insulin dependent diabetes mellitus 37
Normalgewicht 74
Normalinsulin 96, 100 ff
– Blutzuckersenkung, prozentuale 140
– Dosisanpassung 213
– Insulinpumpe 132
– Insulintherapie, intensivierte 132 ff, 138
– Korrekturdosis 140
– Spritz-Ess-Abstand 102
– Typ-2-Diabetes 163 ff
– Wirkprofil 104
– Wirkungseintritt 102
Notarzt 203
Not-BE 201
Novo Rapid 102, 138, 141
– – Spritz-Ess-Abstand 143
Novolet-Fertigpen 105
Novonorm 89
NPH (neutrales Protamin Hagedorn) 102
NPH-Insulin 100 ff, 138
– Hypoglykämie 144
NPH-Mischinsulin 103 f
– Typ-2-Diabetes 162 ff
NPH-Verzögerungsinsulin 270
– Insulintherapie, intensivierte 149 f
– Wirkprofil 104
Nüchternblutzucker
– erhöhter 39, 165 f, 172, 176
– Normalwert 252
– bei der Schwangeren 289
Nüsse 64

Oberschenkelspritzstelle 116 f
Obst 58, 63 f
Obstsaft 64
Öffentlicher Dienst 302 ff
Öl 65
Omega-3-Fettsäure 65
Operation 251
Ovulationshemmer 31

Pankreatitis 31
Partnerschaft 298 ff
Partusisten 295
Pedografie 240
Pelzigkeitsgefühl 198
Pen 105, 108 ff, 271

Pen, Spritztechnik 115 f
– Überblick 111
Pen-Ampulle 106
Pen-Nadel, Mehrfachverwendung 108
Penpatrone 105
Perinatalperiode 288
Personenbeförderung, berufliche 302, 311
Pflasterallergie 189
Pilzkrankheit 232
Pioglitazon 84, 90
Plastikspritze 108
Prädiabetes 41
Prostaglandin 231
Protokollbuch 129
Pubertät 276 f
Pulsregel 209

Quaddel 115

Radtour 156, 178 f, 216 f
Reduktionskost 75 f
Reflektometer 123
Reformmargarine 65
Reisen 315 ff, 318
Remission 41 f, 276
Renin 222
Repaglinide 84, 89 f
– Wirkungsweise 254
Retinopathie 224
– Behandlung 225
– proliferative 225
Rheuma-Medikament 249
Rinderinsulin 98 f, 118
Rohrzucker 200
Rollübung nach Ratschow 244
Rooming-in 296
Rosiglitazon 84, 90
Röteln 26

Saccharin 80
Saccharose 58
Saft 81
Salat 60, 63
Salizylate 249
Salz 73
Salzverlust 248
Säuglingssterblichkeit 288
Schaufensterkrankheit 220, 243
Schielen, plötzliches 229
Schlaganfall 198, 220
Schmerzempfinden, abgeschwächtes 236
Schmerzen
– beim Gehen 235
– in Ruhe 236
– stechende 235
Schmerzmittel 230
Schokolade 79
Schrumpfleber 232
Schuhwerk 237 f, 266
Schulkind 284 f
Schulschwierigkeit 282
Schulung 47, 252 ff
Schwangerschaft 30, 287 ff
– Blutzuckerzielbereich 139, 289
– Diabeteseinstellung 288 ff
– Eiweißbedarf 293
– Geburtsvorbereitungskurs 294 f
– Glukosebelastung, orale 292
– Insulinbedarf 293
– Insulinempfindlichkeit 141
– Insulintherapie, intensivierte 139
– Kohlenhydratzufuhr 293
– Planen 290
– Stoffwechselentgleisung 293
– Überwachung 294
– – des Kindes 295
– Unterzuckerung 293
– Wehen, vorzeitige 295
Schwangerschaftsdiabetes 30, 291 f
Schwangerschaftsvergiftung 287, 294
Schweineinsulin 98 f, 118
Schwellung 236
Schwerbehinderte 306
Schwerbehinderten-Gesetz 303
Schwindel 198
Schwitzen 198
Sehen, schärfstes 224
Sehnerv 224
Sehstörung 117
– Stoffwechselentgleisung 181, 233

- Unterzuckerung 198
Selbsthilfe 47, 323
Selbsthilfegruppe 327
Selbstkontrolle 121 ff
- des Harnzuckers 125 f
Semilente-Insulin 138, 142
Sensibilität, Messen 238
Sensor-Technik 123 f
Sildenafil 231
Siofor 86
Sommerferienlager 283
Sorbit 79
Spätmahlzeit 144
Sport 206 ff
- Ausrüstung 218
- Blutzuckeranstieg 215
- Einschränkung, gesundheitliche 209 f
- Insulindosisanpassung 156
- Kind, diabetisches 281 f
- Pulsregel 209
- Vorbereitung 210 f
- Vorsichtsmaßnahme 269
Sportart 208 f, 269
Sport-BE 211
Sprachstörung 198
Sprintinsulin 102
- Anstrengung, körperliche 156
- Blutzuckersenkung, prozentuale 140
- Diabetes, kindlicher 280 f
- Dosisanpassung 137, 214
- Insulintherapie, intensivierte 149 ff
- Korrekturdosis 140
- Kurzzeitsport 158
- Nachteil 135
- Vorteil 134 f
- Zwischenmahlzeit 160
Spritz-Ess-Abstand 143 f
Spritzstelle 116 f
Spritztechnik 108 ff, 114
Stärke 36, 58 f
Starlix 89
Statine 223
Stechhilfe 124
Sterilisation 296
Stethoskop 223
Stillen 296
Stoffwechsel, instabiler 277 f
Stoffwechselentgleisung 181 ff
- akute 51
- Blutzucker-Selbstkontrolle 122
- drohende 126
- Notfallplan 184
- Schwangerschaft 293
- Ursache 179
- Zeichen 181 f
Stoffwechselkontrolle, Unterzuckerungsgefahrengruppe 311
Stoffwechselkrankheit 32
Stoffwechsellage, labile 37
Stuhl, weicher 86
Sulfonylharnstoffe 84, 87 f
- Dosierung 88
- Kombinationsbehandlung 92, 168
- Nebenwirkung 89
- Tabletteneinnahme 94
- Wechselbeziehung 249
- Wirkungsweise 254
Surfen-Insulin 100 f
Süßen 79 f
Süßigkeit 79
Süßstoff 79 f, 262

Tablette, blutzuckersenkende 254 f
Tabletteneinnahme 94
Tablettentherapie, blutzuckersenkende 84 ff
-- Kombination mit Insulin 162 f
-- Sekundärversagen 161
-- Überdosierung 197
-- Unterzuckerung 199 f
Tegretal 230
Temperaturempfinden, abgeschwächtes 236
Tennis 217
Teststreifen 122 f
- Eiweiß im Urin 226
- Harnzuckerbestimmung 125
Thaumatin 80
Thiazolidiudione 90
Thioctsäure 230

Traubenzucker 34, 58
– Aufnahme in das Gewebe 36
– Blutzuckererhöhung 57
– im Obst 58
– bei Unterzuckerung 200
Traubenzuckerbaustein 57
Traubenzucker-Gel 201
Triglyzeride 227
– Blutspiegel 50
–– Senkung 86, 90
Turnunterricht 282
Typ-1-Diabetes 20
– Antikörpertest 26
– Blutzucker-Selbstkontrolle 127 ff
– Diabetes-Tagebuch 130
– Erblichkeit 22 ff, 300
– Glucobay-Therapie 86
– Hauptmerkmale 37 f
– Hautpigmentierung 26
– HbA_{1c}-Wert-Messung 49
– Immunsystem 24 ff
– Insulinmangel, absoluter 32
– Insulintherapie
–– frühe 196
–– intensivierte 18, 131 ff, 144 f
– kindlicher 275
– Krankheitsbeginn 37
– Mahlzeitenanzahl 77 f
– Nikotinamid 196
– Remissionsphase 41 f
– zeitliche Entwicklung 41
Typ-2-Diabetes
– Blutzucker-Selbstkontrolle 127 ff, 258
– Diabetes-Tagebuch 130
– Erblichkeit 22 f, 27 f
– Gefäßschäden 28
– Glinidgabe 89
– Hauptmerkmale 37 f
– HbA_{1c}-Wert-Messung 49
– Insulin, schnell wirksames 165 f
– Insulindosisanpassung 169 ff, 173 ff
–– bei Radtour 177 f
– Insulinmangel, relativer 32
– Insulinresistenz 27
– Insulintherapie 93, 161 ff, 255, 270 ff
–– Abstimmung mit den Mahlzeiten 167 f
–– Einstellung, stationäre 168
–– Mahlzeiten-bezogene 174
– Kindesalter 275
– Kombinationsbehandlung 91 f
– Mahlzeitenanzahl 77 f
– Nüchternblutzucker, erhöhter 176
– Schulung 252 ff
– 2-Spritzen-Therapie 164, 172
– 3-Spritzen-Therapie 165, 172 f
– Stoffwechseleinstellung, gute 50
– Therapie, medikamentöse 85 f
– Übergewicht 27 f
– Urinzuckermessung 127 f
Typ-2-Diabetiker
– mit Insulinbehandlung 19 f
– ohne Insulinbehandlung 19
– normalgewichtiger 255, 262
– übergewichtiger 255

Übelkeit 181
Übergewicht 27 f, 53
– Fettleber 232
– Gefäßkrankheit 220
– Insulinempfindlichkeit 140
– Kindesalter 275, 300
Ulmer Zuckeruhr 192
Umschulungsmaßnahme 302
Unterhautfettgewebe 114
Unterzuckerung 18, 197 ff
– alkoholbedingte 83, 152
– Angehörigen-Aufklärung 202
– Behandlung 85, 268
– Blutzuckermessung 129
– Blutzuckerwert 198
– Erste Hilfe 200, 204
– Gefahrengruppe 310 f
– Gegenregulation, hormonelle 198 f
– Glukagonspritze 202 f
– Insulindosisanpassung 169 f, 173
– bei Insulintherapie 118, 147 f, 150 ff
– Kindesalter 281, 285
– Kraftverkehr 310 f
– leichte 198
– medikamentenbedingte 84, 199

– nächtliche, Vermeidung 104, 141
– Not-BE 201
– NPH-Insulin 144
– Schwangerschaft 293
– schwere 198
– Unzurechnungsfähigkeit 313
– Ursache 197, 268
– Vorbeugen 52, 77, 201
– Weitsichtigkeit 233
– Zeichen 31, 198 f, 267
Urlaub 315 ff, 318

Vakuumpumpe 231
Verhaltensstörung 199
Verhütungsmethode 297
Verkehrstauglichkeit 312
Verleugnung 45
Verzögerungsinsulin 96, 102 f, 270
– Dosisanpassung 213
– Insulintherapie, intensivierte 132 ff
– richtig aufziehen 112 f
– Spritz-Ess-Abstand 103
– Typ-2-Diabetes 163 ff
Viagra 231
Vitamin C 249
Vitamine 72 f
– fettlösliche 56
Vitrektomie 225
Voglibose 85
Vollkornbrot 59, 62
Vollwertkost 71
Vorsorge 227 f
Vorsorgeuntersuchung 264

Wachstumshormon 31, 199, 276
Wachstumsstillstand 280
Wadenkrämpfe 181
Wadenschmerzen 236
Wärme, Einfluß auf die Insulinresorption 115
Wasser 74
Wasserlassen, vermehrtes 18, 181
Wehen, vorzeitige 295
Weißbrot 59
Weitsichtigkeit 233
Wild 68
Wohlbefinden 75
Wunde
– schmerzhafte 236
– schmerzlose 236
Wundheilung, schlechte 181
Wurst 69

Xylit 79

Zehenrötung, schmerzhafte 236
Zehenzwischenraum 239
Zeitverschiebung 317, 319
Zell-Aufbaustoff 65, 70
Zellulose 71
Zeugnis, ärztliches 304, 312
Zigarettenrauchen 220
Zittrigkeit 198
Zucker 34, 79, 260 f
– im Urin s. Harnzucker
Zuckeraufnahme, Verlangsamung 86
Zuckeraustauschstoff 57, 59, 79
Zuckerbelastungstest 39
– Schwangerschaft 292
– Typ-2-Diabetes 28
Zuckerfühler 189, 191 ff
Zuckergenuss 58
Zuckerhämoglobin s. HbA_{1c}-Wert
Zuckerkrankheit 40
Zuckermangel im Gehirn 198
Zuckerneubildung 86
Zuckerspritze 203
Zuckerverwertung 86
Zufallsdiabetiker 21, 23
Zutatenliste 80
Zwieback 248
Zwischenmahlzeit 77 f, 143
– Sprintinsulin 160

Notizen